Neurologic Emergencies

How to Do a Fast, Focused Evaluation of Any Neurologic Complaint

神经急危重症

快速有效评估

原著 [美] Latha Ganti
[美] Joshua N. Goldstein

主译 张琳琳 周建新

中国科学技术出版社

·北 京·

图书在版编目（CIP）数据

神经急危重症快速有效评估 / (美) 拉萨・甘蒂 (Latha Ganti), (美) 约书亚 •N. 戈尔茨坦 (Joshua N. Goldstein) 原著；张琳琳，周建新主译. — 北京：中国科学技术出版社，2021.1

书名原文：Neurologic Emergencies: How to Do a Fast, Focused Evaluation of Any Neurologic Complaint

ISBN 978-7-5046-8915-3

Ⅰ. ①神… Ⅱ. ①拉… ②约… ③张… ④周… Ⅲ. ①神经系统疾病—急性病—评估②神经系统疾病—险症—评估 Ⅳ. ① R741.059.7

中国版本图书馆 CIP 数据核字 (2020) 第 220770 号

著作权合同登记号：01-2020-6465

策划编辑 王久红 焦健姿
责任编辑 王久红
装帧设计 佳木水轩
责任印制 李晓霖

出　　版 中国科学技术出版社
发　　行 中国科学技术出版社有限公司发行部
地　　址 北京市海淀区中关村南大街 16 号
邮　　编 100081
发行电话 010-62173865
传　　真 010-62179148
网　　址 http://www.cspbooks.com.cn

开　　本 787mm × 1092mm 1/32
字　　数 324 千字
印　　张 10.5
版　　次 2021 年 1 月第 1 版
印　　次 2021 年 1 月第 1 次印刷
印　　刷 天津翔远印刷有限公司
书　　号 ISBN 978-7-5046-8915-3 / R・2642
定　　价 98.00 元

译者名单

主　译　张琳琳　周建新

译校者　（以姓氏笔画为序）

马燕娟　首都医科大学附属北京天坛医院
王　岩　首都医科大学附属北京天坛医院
王玉姝　首都医科大学附属北京天坛医院
田　野　首都医科大学附属北京天坛医院
朱　宁　首都医科大学附属北京天坛医院
朱熠冰　中国医学科学院阜外医院
刘　帅　首都医科大学附属北京天坛医院
孙秀梅　首都医科大学附属北京天坛医院
苏　芮　首都医科大学附属北京天坛医院
李文晓　山东省立第三医院
李宏亮　首都医科大学附属北京天坛医院
杨　涛　首都医科大学附属北京天坛医院
杨燕琳　首都医科大学附属北京天坛医院
何　璇　首都医科大学附属北京天坛医院
张　睿　青岛大学附属医院
张少兰　首都医科大学附属北京天坛医院

张琳琳　首都医科大学附属北京天坛医院
陈　凯　首都医科大学附属北京天坛医院
陈　晗　福建省立医院
陈光强　首都医科大学附属北京天坛医院
陈静然　首都医科大学附属北京天坛医院
罗旭颖　首都医科大学附属北京天坛医院
周　颖　首都医科大学附属北京天坛医院
周建芳　首都医科大学附属北京天坛医院
周建新　首都医科大学附属北京天坛医院
周益民　首都医科大学附属北京天坛医院
单　凯　首都医科大学附属北京天坛医院
段雨晴　首都医科大学附属北京天坛医院
徐　明　首都医科大学附属北京天坛医院
高浩然　潍坊医学院临床医学院
郭阳阳　首都医科大学附属北京天坛医院
程昆明　首都医科大学附属北京天坛医院
雷燕妮　首都医科大学附属北京天坛医院

内容提要

本书共 15 章，全面梳理急性脑卒中、急性头部外伤、晕厥、抽搐、急性视力丧失等 30 余种神经急危重症快速有效评估、诊断方案，重点规范病史采集，强调目标式体格检查，依据风险 – 获益分析筛选辅助检查，运用逻辑推导进行快速评估，让“碎片化”的临床表现，“对号入座”，准确诊断与鉴别诊断，帮助急诊科、重症科、神经内科、神经外科及相关医师按照规范化路径选择诊疗流程，从而改善患者转归，堪称“连接系统教材与临床实践的桥梁”。

原著者名单

Imoigele P. Aisiku
Brigham and Women's Hospital, Boston, MA, USA

Murtaza Akhter
Department of Emergency Medicine, University of Arizona College of Medicine–Phoenix, Maricopa Integrated Health System, Phoenix, AZ, USA

Sayed K. Ali
Aga Khan University Hospital, Nairobi, Kenya
University of Central Florida, College of Medicine, Orlando, FL, USA

Adam Benzing
University of Central Florida College of Medicine, Orlando, FL, USA

Perrin T. Considine
Department of Emergency Medicine, Maricopa Integrated Health System, Phoenix, AZ, USA

Jonathan A. Edlow
Professor of Medicine and Emergency Medicine, Harvard Medical School, Vice-chair, Department of Emergency Medicine, Beth Israel Deaconess Medical Center, Boston, MA, USA

Ogonna Felton
Department of Emergency Medicine, Yale School of Medicine, New Haven, CT, USA

Levi Filler
Department of Emergency Medicine, Maricopa Integrated Health System, Phoenix, AZ, USA

Latha Ganti
University of Central Florida College of Medicine, Orlando, FL, USA

Jin H. Han
Department of Emergency Medicine, Vanderbilt University School of Medicine, Nashville, TN, USA

Michael Hoffmann
University of Central Florida, Orlando, FL, USA

Christopher Horn
Director of Neurocritical Care, Department of Neurosciences, Wellstar Kennestone Hospital, Marietta, GA, USA

Claire S. Jacobs
Brigham and Women's Hospital, Boston, MA, USA

Aunali S. Khaku
University of Central Florida College of Medicine (UCF), Orlando, FL, USA

Sean Kivlehan
Department of Emergency Medicine, Brigham and Women's Hospital, Harvard Medical School, Boston, MA, USA

David C. Lebowitz
University of Central Florida College of Medicine, Orlando, FL, USA

Tracy Macintosh
University of Central Florida, Osceola Regional Medical Center, Kissimmee, FL, USA

John W. Martel
Tufts University School of Medicine, Boston, MA, USA

J. Brooks Motley
Maine Medical Center, Portland, Maine, USA

Vaibhav Rastogi
University of Central Florida College of Medicine, Orlando, FL, USA

Javier Rosario
University of Central Florida College of Medicine, Orlando, FL, USA

Matthew S. Siket
Department of Emergency Medicine, The Warren Alpert Medical School, Brown University, Providence, RI, USA

Amninder Singh
University of Central Florida College of Medicine, Orlando, FL, USA

Austin T. Smith
Department of Emergency Medicine, Vanderbilt University Medical Center, Nashville, TN, USA

Ellen Vollmers
Harvard Affiliated Emergency Medicine Residency, Boston, MA, USA

Amanda Webb
University of Central Florida College of Medicine, Orlando, FL, USA

Charles R. Wira
Department of Emergency Medicine, Yale School of Medicine, New Haven, CT, USA

中文版序

临床医师的经验大多建立于医学院毕业后住院医师规范化培训的基础之上。医学院的课堂教学，通常是系统化介绍医学知识，而在住院医师轮转阶段，则是训练年轻医师在面对不同患者“碎片化”临床情境时，将以往获得的系统知识“对号入座”，并准确应用于临床实践中。这个过程既需要临床教师给予有针对性的带教，也需要年轻医师反复体验并总结。

这部 *Neurologic Emergencies: How to Do a Fast, Focused Evaluation of Any Neurologic Complaint*（《神经急危重症快速有效评估》）从临床实际角度出发，总结了常见神经急危重症的诊断和鉴别诊断思路，非常适合作为连接系统神经病学教材和临床培训的桥梁，可在日常规范化培训中辅助指导住院医师，帮助其养成循证诊疗的临床工作习惯。本书的中文版特意设计为“口袋书”形式，方便随身携带，随时查阅。

相较于不断增长的医疗需求，当前的医疗资源仍显匮乏，如何恰当利用那些费用昂贵、耗时较长的辅助检查，不仅是一个医疗问题，还是一个经济问题，甚至是一个伦理问题。本书描述的各种神经急危重症临床处理常规，均依照循证医学原则，强调病史采集和体格检查，同时对化验和影像检查的适应证进行了明确的风险 - 获益分析，帮助临床医师合理选择诊疗流程及顺序。相信养成如此的诊疗习惯，定会为节约有限的医疗资源做出贡献。

本书的翻译团队中既有高年资医师又有在读研究生。各位译者对书稿进行了多次审校、修订，确保内容既忠于原著，又有恰当的意译。相信本书的中文版会更加贴近国内读者的阅读习惯。

乐为序。

首都医科大学附属北京天坛医院　院长

中华医学会神经病学分会　主任委员

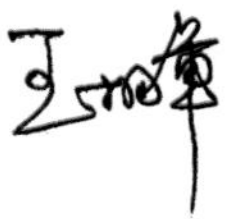

原书序

神经系统急危重症不仅是急诊室中最常见的疾病，而且也是最具破坏性的疾病之一。严重的神经系统疾病不仅涉及生死存亡，而且对幸存者的生存质量也会造成很大影响。神经系统急症的远期不良结局（如瘫痪、感觉丧失、智力丧失和性格改变等）均可改变患者的生活状态。

在美国，有 5%～8% 的急诊室就诊患者会合并神经系统疾病，包括神经创伤（如颅脑创伤和脊髓损伤）、缺血性和出血性脑卒中、癫痫持续状态、中枢神经系统感染、缺氧性脑损伤及头痛等。这些情况具有很高的疾病负担。在美国，急性缺血性脑卒中的发病率为 200/10 万，30 天死亡率为 15%～17%。脑出血的发病率约为 15/10 万，30 天死亡率高达 50%；癫痫持续状态的发病率为 40/10 万，30 天死亡率为 22%；蛛网膜下腔出血的发病率为 6/10 万，30 天死亡率为 50%。这些疾病不仅会致死、致残，而且医疗保健费用支出巨大。

对于多数神经系统急危重症，快速识别和科学治疗可明显改善患者转归。近年来，静脉内溶栓及针对大血管堵塞进行的血管内治疗，可明显改善缺血性脑卒中的转归。通过使用适当的抗癫痫药物以快速终止癫痫发作，可改善癫痫持续状态的临床结局。我们还了解到，对缺氧和低血压的快速识别和有效治疗，可明显改善颅脑创伤和脊髓损伤患者的转归。

由此提示，所有急诊科医师均应掌握神经系统急危重症诊断和治疗的相关知识及技能。鉴于此，Latha Ganti 医生和 Joshua N. Goldstein

医生共同撰写了这部有关神经系统急危重症的杰出著作。本书涵盖了神经系统急危重症的各个领域，并提供了快速识别和诊断的关键内容。Ganti 医生和 Goldstein 医生均是神经系统急症的著名专家，他们联合多位优秀的编者共同完成了本书的撰写。

希望本书能够帮助急诊医师更好地认识和治疗神经系统急危重症，进而改善患者转归。

William Barsan, MD

Professor of Emergency Medicine

University of Michigan

Ann Arbor, MI, USA

译者前言

神经系统疾病是急诊室和重症加强医疗病房（ICU）常见的急危重症。如果不能及时恰当的处理，往往会导致严重的不良结局。本书英文原版名为 *Neurologic Emergencies: How to Do a Fast, Focused Evaluation of Any Neurologic Complaint*，其中使用了两个关键形容词“fast”（快速的）和“focused”（目标明确的、有效的），概括了神经急危重症处理过程中的两个重点。全书共 15 章，对常见神经急危重症的诊断流程进行了梳理，指导临床医师按照规范化路径进行临床实践。各章风格一致，易于阅读、理解和记忆。

随着生物医学工程的进步，医师在当前的临床实践中，或多或少都存在一些“重辅助检查、轻物理诊断”的现象，尤其是对影像检查的依赖。本书重点强调了病史采集和目标式体格检查，并在此基础上合理选择辅助检查。对于患者的诊断和鉴别诊断，不是大海捞针式的拉网筛查，而是根据疾病的特殊表现进行逻辑推导。这种诊疗方式，非常值得国内临床医师借鉴。

一部好的译著，不仅应忠实于原著，还应准确表达出原著文字背后的含义。本书的译者大多是在读的硕士和博士研究生，校者则是高年资临床医师。在初稿完成后，先由各章校者进行初次审校，然后再经两位主译进行两次审校。为确保翻译的准确性，我们查阅了大量文献，并进行了多次讨论。但由于中外语言习惯及术语表述有所差异，书中可能存在一些疏漏或欠妥之处，敬请各位读者不吝赐教，以期再版时改进。

衷心感谢为本书出版提供帮助的各位同事和朋友。

首都医科大学附属北京天坛医院
重症医学科 副主任医师

首都医科大学附属北京天坛医院　副院长
首都医科大学危重症医学系　主任

补充说明

书中参考文献条目众多，为方便读者查阅，已将本书参考文献更新至网络，读者可扫描右侧二维码，关注出版社"焦点医学"官方微信，后台回复"神经急危重症"，即可获取。

致 谢

致 UCF/Osceola 地区医疗中心的各位同事、住院医师、护士和其他医务工作者，你们是我的榜样，并让我的工作非常愉快。

致我的父亲 Ganti L. Rao 医生和我已故的母亲 Prabha Ganti，你们一直鼓励我追求梦想。没有你们，我不可能成为医生和作家，也不可能取得这样的成就。

致我的孩子 Thor、Tej、Trilok、Karthik 和 Vaishnavi，你们有耐心、富有活力且优雅。我只是教会你们阅读和运算，而你们却教会我享受生活。

——Latha Ganti

致麻省总院的各位老师、导师和同事，感谢你们帮我开创学术生涯，其间充满乐趣和成就感。

致我的父母、兄弟、姐妹、朋友和所有直接或间接的亲朋好友，你们教育了我，提升了我，并给予我有意义的生活。

致我的太太 Erica，感谢你二十多年的关爱和支持，尽管我时常面对电脑而忽略周围的一切。

致我的孩子 Alexa 和 Lindsey，你们让我的生活充满了快乐、热情，还有麻烦，而且时常带给我惊喜。

——Joshua N. Goldstein

正是有了这么多人的努力工作才能成就这本书。

与我们合著的诸位编者，为每一章节都花费了大量时间和精力，同时还包含了来自他们家人的支持和帮助！

还有 Springer 出版社的编辑团队成员 Margaret、Gayathri 和 Rajeshwari，他们一直帮助我们把握正确方向，并在整个出版过程中陪伴我们。

美国急诊医师学院的 Marta Foster，鼓励我们与学院联合出版本书。

——Latha Ganti & Joshua N. Goldstein

声　明

本书的编著者均为美国急诊医师学院（American College of Emergency Physicians, ACEP）认可的学识丰富的业界知名专家。但仍有必要提醒读者，本书编著者的陈述和观点均以当时发表的推荐意见为依据，但并不能代表学院官方的意见。ACEP 深知急诊医学的复杂性，因此不会将本书视为临床预防、诊断、治疗或干预的官方观点，也不会将本书视为医务人员在任何特定时间和地点执业的标准。在法律允许的、不加限制的最大范围内，对于那些因采用、引用、依照或实施书中所述而造成的任何损害，ACEP 不承担责任。

目 录

第1章
快速重点式神经系统体格检查
The Fast and Focused Neurological Examination

Matthew S. Siket　著
王　岩　译
雷燕妮　周建新　校

一、概述

在急诊室内进行的神经系统体格检查应该是有重点、有目标的，以便能够筛查出那些轻微但是又有诊断价值的异常征象。常规情况下，任何就诊患者均需询问发病过程、用药史、既往史及家族史后进行系统化的神经系统体格检查以明确诊断。然而，由于急性脑卒中患者溶栓时间窗短，救治流程中对于到院至 CT 检查时间、到院至应用静脉溶栓时间有明确要求，许多医疗机构（包括我所在的医院）均采用"就诊直接完善 CT 检查"的诊治流程。因此，在做出及时、重要的临床决策之前，留给急诊医师体格检查的时间十分有限。尤其是面对难于诊断的神经系统急症患者时，时间非常紧迫，有必要建立一套可供急诊科医师应用的全面高效的神经系统体格检查流程，本章将对这一流程进行详细阐述。

二、基本原则

在急诊室，几乎每个班次都会用到神经系统体格检查，因此所有急诊科医师均应熟练掌握。2013 年进行的美国国家医院救护车医疗调查（National Hospital Ambulatory Medical Care Survey）显示，全美在急诊室进行的头部

CT 检查为 940 万次，约占所有急诊就诊患者的 7%[1]。而头痛和头颈部外伤的就诊量各 400 万人次，脊椎 / 脊髓外伤 130 万人次，65 岁及以上患者中因眩晕就诊超过 40 万人次。虽然对这些患者进行详细的神经系统体格检查很重要，但是由于急诊就诊时间有限，很难进行一次全面检查（如在神经科诊室进行的体格检查）。因此，急诊科医师最好将神经系统体格检查分为两部分：①重点部分，主要针对患者的主诉和既往病史进行针对性、选择性的检查；②筛查部分，主要评估神经系统其他病灶和神经损害[2]。重点部分因人而异，筛查部分则应相对标准化。相对于那些无确定的神经系统主诉，但是存在潜在急性神经系统疾病病因的患者，体格检查应该更加系统全面。例如，在对以排尿困难为主诉的患者进行体格检查时，很难检测到同向性偏盲；但是在以头痛、头晕、肌力异常为主诉的患者中，神经系统体格检查记录为“无明显异常”是不合理的。表 1–1 列出了急诊室最常见的神经系统主诉。

表 1–1　常见的神经系统急症主诉

虚弱无力（局部或整体）	麻木感 / 感觉异常
头痛	颈 / 背疼痛
头晕 / 眩晕	视觉改变
抽搐	言语不清
意识错乱 / 精神状态改变	头部损伤

三、初始评估

在某些紧急情况下，最初的神经系统体格检查可以通过一个简单的筛查来决定下一步的诊疗计划，例如，启动脑卒中小组，即刻获得神经影像学资料，当然还有为失去保护性反射的患者开放气道。对于这些病例，在系统询问病史之前，监测生命体征和简要评估神经系统功能更加重要。例如，当怀疑患者存在颅脑损伤和（或）意识水平下降时，初始的体格检查应该评估气道、呼吸、循环（ABC），然后评估意识水平，通常使用 Glasgow 昏迷量表（Glasgow coma scale，GCS）（表 1–2）。对怀疑有缺血性脑卒中的患者，应该在院前或初次接触患者时进行 FAST 评估（face，arm，speech，test assessment），或严重程度评估量表如 LAMS 量表（Los Angeles motor scale）评估。表 1–3 列出的是一个更为全面的院前脑卒中评估量表，应该在院前或首次接触患者时实施。NIHSS 量表（National Institutes of Health stroke scale）是一个广泛应用的、可重复实施的神经功能损害评分表。在美国，所有经认证的脑卒中中心都要对所有缺血性脑卒中患者进行初始 NIHSS 评估。该量表包括 11 个项目（表 1–4），能够在 7min 内完成，但实际完成时间通常＜ 7min。该量表可在网上免费获取（https://secure.trainingcampus.net/uas/modules/trees/windex.aspx?rx5nihss–english.trainingcampus.net）。但是，需要强调的是，NIHSS 量表倾向于评估前循环，所以并不全面，不能取代完整的神经系统体格检查，NIHSS 评分为 0 并不能排除严重的神经损伤。

四、病史及重点神经系统体格检查

大多数情况下，在急诊室进行的神经系统体格检查应是个体化的，重点针对患者病史的相关信息。经验丰富的临床医师在问诊的同时就开始进行鉴别诊断，然后进行有针对性的体格检查。检查者应注意区分患者是否具有神经系统病因，以及神经系统病因是否可追溯到中枢神经系统（脑和脊髓）或周围神经系统。简单地说，检查者应该着重解决 3 个问题：①是否有病变；②病变在哪里；③病变是什么性质的。

神经系统症状通常被描述为“阳性”或“阴性”。阳性症状包括了一些附加的临床表现，如偏头痛前的某些视觉先兆，运动性癫痫中的强直阵挛活动，以及神经根性背痛中的“针刺感”等感觉异常。典型的阳性症状通常表现为刺激现象，多由于神经元异常或过度放电所导致[3]。检查者可能会在体格检查中发现重复性运动，如自动症或感觉增强（又称感觉亢进）。另外，阴性症状描述的是缺失现象，即正常神经功能的丧失，包括运动无力、感觉丧失（麻木而不是刺痛）、言语不利、视力丧失、构音障碍及运动功能失调。

表 1-2 Glasgow 昏迷量表[13]

患者反应	评 分
➢ 睁眼反应	1～4
■ 不能睁眼	1
■ 刺痛睁眼	2
■ 呼唤睁眼	3
■ 自动睁眼	4
➢ 运动反应	1～6
■ 无反应	1
■ 刺痛强直	2
■ 刺痛屈曲	3
■ 刺痛躲避	4
■ 刺痛定位	5
■ 遵嘱运动	6
➢ 语言反应	1～5
■ 无言语	1
■ 难以理解	2
■ 能理解，不连贯	3
■ 对话含糊	4
■ 对话正确	5
总分	3～15

表 1-3　脑卒中识别和严重程度评估工具

脑卒中识别工具	
FAST	面部上肢语言测试
CPSS	Cincinnati 院前脑卒中量表
LAPSS	Los Angeles 院前脑卒中量表
ROSIER	急诊脑卒中识别评分
脑卒中严重程度评估工具	
RACE	动脉闭塞快速评估量表
LAMS	Los Angeles 运动评估量表
CPSSS	Cincinnati 院前脑卒中严重程度量表
VAN	视力、失语或忽视评分
3I-SS	3 项内容的脑卒中量表
sNIHSS-8	简化美国国立卫生研究院脑卒中量表（8 项内容）
sNIHSS-5	简化美国国立卫生研究院脑卒中量表（5 项内容）

由于运动、感觉和视觉的缺失通常发生在单侧，因此，最好在每一步都进行双侧的对比检查[4]。

另外，在神经衰弱疾病患者中可观察到两种表现，即释放和代偿综合征，通常伴随着缺失现象。释放综合征包括上运动神经元疾病中出现的痉挛和反射亢进，以及小脑功能障碍患者的运动共济失调。代偿综合征发生在大脑对病变损害进行功能调整的过程中，如患者头部明显倾斜以代偿视神经麻痹，或出现异常步态以代偿身体运动不协调。

症状出现的方式及进展速度是患者病史的重要组成部分，医师应在接诊

表 1–4　美国国立卫生研究院脑卒中量表（NIHSS）

<table>
<tr><th>项　目</th><th>描　述</th><th>评　分</th></tr>
<tr><td>1a. 意识水平</td><td>意识水平</td><td>0= 清醒，反应灵敏
1= 嗜睡，轻微刺激能唤醒，可回答问题
2= 昏睡或反应迟钝，需反复刺激才有反应
3= 昏迷，仅有反射性活动或自发性反应或完全无</td></tr>
<tr><td>1b. 意识水平提问</td><td>询问月份及患者年龄</td><td>0=2 项均正确
1=1 项正确
2=2 项均不正确</td></tr>
<tr><td>1c. 意识水平指令</td><td>睁闭眼，非瘫痪侧握拳松开</td><td>0=2 项均正确
1=1 项正确
2=2 项均不正确</td></tr>
<tr><td>2. 凝视</td><td>测试水平眼球运动</td><td>0= 正常
1= 部分凝视麻痹
2= 强迫凝视或完全凝视麻痹</td></tr>
<tr><td>3. 视觉</td><td>视野</td><td>0= 无视野缺损
1= 部分偏盲
2= 完全偏盲
3= 双侧偏盲、皮质盲</td></tr>
<tr><td>4. 面瘫</td><td>测试面部动作</td><td>0= 正常
1= 轻微（微笑时鼻唇沟变平、不对称）
2= 部分（下面部几乎或完全瘫痪）
3= 完全（单或双侧瘫痪，上下面部缺乏运动）</td></tr>
<tr><td>5a/b. 上肢运动</td><td>上肢平举保持 10s</td><td rowspan="2">0= 无下落
1= 轻微下落（肢体未完全下落）
2= 下落，试图抵抗重力（肢体完全下落）
3= 不能抵抗重力，肢体快速下落
4= 无运动</td></tr>
<tr><td>6a/b. 下肢运动</td><td>下肢抬起保持 5s</td></tr>
</table>

（续表）

项 目	描 述	评 分
7. 肢体共济失调	指鼻试验、跟膝胫试验	0= 无共济失调 1= 一侧肢体存在共济失调 2= 两侧肢体存在共济失调
8. 感觉	测试手臂、腿、躯干和面部的针刺感，并评估对称性	0= 正常 1= 轻 / 中度感觉缺失 2= 重度 / 完全感觉缺失
9. 语言	描述图片并说出名称，读单词和句子	0= 正常 1= 轻 / 中度失语 2= 严重失语 3= 不能说话或完全失语
10. 构音障碍	评估所读单词和句子的清晰度	0= 正常 1= 轻 / 中度发音不清 2= 言语不清，不能被理解
11. 忽视、注意力不集中	评估双侧视觉、触觉、听觉、空间觉时是否存在注意力不集中	0= 正常 1= 1 种感觉忽视 2= 严重忽视或多种感觉忽视
	总分	0～42

时详细询问。如面对急性、持续的神经功能丧失症状，需要考虑到急性血管性疾病（如脑卒中），而间歇性、波动性或诱发性症状则通常考虑非血管性原因（短暂性脑缺血发作除外）。仔细询问患者症状的出现时间和诱发因素是非常必要的，特别是头晕症状（在第 6 章中将深入讨论），因为这是进行其余检查（包括诱发测试）的基础。退行性变通常在数月至数年内缓慢进展，而脱髓鞘疾病，如多发性硬化症，则可能病程多变。若出现弥漫性和非局限性症状，则提示临床医师寻找脑病的病因，如中毒 / 代谢和感染病史。

一旦收集到足够的病史资料，首先应关注最危险的和那些可治疗的潜在病因，做出合理的鉴别诊断，接下来的重点检查应确定或排除这些诊断，并做出相应的修正。检查者应首先定位可疑的神经系统病变部位，并与对侧比较，然后，扩展到邻近的解剖区域。如对于明显右侧偏瘫的患者，应关注其语言功能是否受损，因为 Broca 区和 Wernicke 区通常位于左半球（大约 95% 的右利手个体和 60% 的左利手个体）。同样，如果在上述情况中语言功能正常但出现右侧同向性偏盲，则几乎可以确定病变在左大脑半球，而不是在颈脊髓。当出现这些局灶性损害症状时，临床医师需要进行下一步的神经影像学检查。在低血糖导致的肢体无力或占位性病变导致的脑神经损害中，通常能够观察到假的定位体征。在确定或排除鉴别诊断的过程中，急诊医师需要注意“一元论”原则（Occam's razor），即最大可能以单一的病变和唯一的诊断来解释一系列临床症状。

表 1–5 列出了中枢神经系统病变定位的一般原则。

表 1–5　中枢神经系统病变定位的一般原则

➢ 脑或脊髓缺血通常出现神经系统“阴性”体征，包括丧失正常功能
➢ 刺激性或“阳性”体征很少是由于缺血引起的
➢ 意识水平下降提示可能存在脑干网状上行激活系统或双侧大脑半球损伤
➢ 运动障碍提示可能存在髓质上方的对侧损伤和髓质下方的同侧损伤
➢ 记忆、思维过程和执行功能异常提示大脑皮层受损
➢ 伴有腱反射降低、肌肉萎缩和肌张力降低的瘫痪提示下运动神经元损伤
➢ 伴有腱反射亢进和肌张力增高的瘫痪提示上运动神经元损伤

五、筛查式神经系统体格检查

在完成重点神经系统体格检查之后，应进行简要的筛查来明确其余神经系统功能。虽然强调询问病史、体格检查是为了进行鉴别诊断，实际上，对神经系统功能的客观评估是从与患者见面就已经开始了。患者是否完全警觉，能意识到自己的周围环境？是否有明显的半球损害？患者语言是否正常流畅？患者是否能够回忆历史事件并恰当地表述现病史？他 / 她面部表情正常吗？接诊医师在接诊的最初几分钟就对这些功能有了初步的了解。为了方便起见，筛查式神经系统检查可分为 6 个不同的组成部分：①精神状态和高级皮质功能；②脑神经；③感觉功能；④运动功能；⑤步态和协调性；⑥神经反射。这些检查可按照任何顺序组合。

（一）精神状态与高级皮质功能

精神状态评估包括神经和精神两部分。神经精神状态包括意识水平（警觉性）、方向感（人、地点、时间和情况）、注意力（集中注意力的能力）和记忆力（即时、短期和长期）。精神因素包括情绪、情感、思维过程和内容、判断和洞察力。

语言功能评估也是判断患者精神状态的一个重要组成部分。为了达到准确无误的交流，患者需要能够听懂检查者的语言，找到合适的词语应答，并以正常的语速和节律流利地做出反应。复述、命名、阅读和书写也是对语言功能进行全面评估的组成部分。当语言理解、产生及表达能力受损时，患者会出现失语症。失语症包括接受性失语症（Wernicke 失语症）、表达性失语症（Broca 失语症）、完全性失语症、重复性失语症（传导性失语症）和命名功能障碍（命名性失语症）。失语症通常局限于皮质或皮质下损害。急诊室接诊医师无须详细描述失语症亚型鉴别的具体情况，但为了与会诊医师进行讨论和交流，应描述失语症是流利（接受性）、不流畅（表达性）还是混合性[5]。构音障碍表现为口齿不清或难以理解的言语，多是由于面部肌肉无力或不协调导致的机械性障碍。这可能是运动性半球或小脑损伤引起的，也可能是脑干、脑神经损伤或化学性药物过量所致，如酒精中毒。

对高级皮质功能的其他测试包括左右辨别、地理定位、识别（认知能力）、构造能力和执行任务（实践能力）。三步指令法是在急诊室中快速评估患者执行力的一种方法。虽然该方法并不全面，但当正确执行时，能同时检查多项神经系统功能。该检查方法的关键是让患者闭上眼睛以消除视觉输入影响，并确保患者准备好执行三步任务，直到检查者做完所有任务指令。具体指令为：让患者闭上眼睛，右手伸出拇指握拳，然后用拇指触摸左耳，同时伸舌[3]。

（二）脑神经

对于有神经症状的患者，脑神经检查是最基本的。尽管嗅神经（第Ⅰ对脑神经）很少需要紧急评估，但剩余的脑神经可以在数秒钟内检查完毕，并提供重要的临床资料。急诊科医师除了评估面部运动和感觉外，应该花1～2min评估患者的眼睛，尤其要注意完善瞳孔反射、眼球震颤、眼外运动、视野和眼底镜检查。因为头痛的重点查体是旨在排除潜在的危险因素，如动脉瘤性蛛网膜下腔出血、血管炎、占位性病变、脑膜炎、脑炎和其他引起颅内压升高的疾病，所以视神经检查在头痛患者中尤为重要。剩余的脑神经（Ⅱ～Ⅻ）和相关检查方法如下文所述。需要注意的是，由于眼睛检查通常是神经系统检查中最有价值的部分之一，因此，急诊科医师应重点关注第Ⅱ、Ⅲ、Ⅳ和Ⅵ对脑神经。

视神经（第Ⅱ对脑神经） 评估视力、视野、瞳孔反射和眼底镜检查。只有存在视觉障碍的患者需要进行正规的Snellen图测试。然而，除非经过特别测试，患者可能不知道自己存在偏盲或象限盲。测试方法为检查者直接面对患者，遮住患者的另外一只眼睛，然后让患者的测试眼聚焦于你的对应眼（如让患者的左眼看着你的右眼），把你的手放在你的眼睛和患者的眼睛之间，找到相应的视野，然后举起1～5根手指，让患者回答有几根手指。有时需要提醒患者不要看你的手指，而要将注意力集中在你的眼睛上，用他们的周边视觉来看手指。按上述步骤完成每只眼睛每个象限的检查。或者，你可以将视野测试与视觉空间注意力不集中和一些执行功能相结合，一只手举起2根手指，另一只手举起1根手指，放在每只眼睛的侧面视野上，让患者告诉你总共看到了多少个手指。对于患者来说，如果结果为“3”，表明患者双半球意识状态正常，视野完整，计算1+2的能力正常（计算力正常），顶叶功能正常。

正常瞳孔应等大（生理上可有约 1mm 差距）等圆，一侧光照刺激引起双侧瞳孔收缩。光线交替照射双侧眼，从正常眼移到病变眼时，病变眼出现反常的瞳孔散大，表明相对性传入瞳孔障碍（Marcus Gunn 瞳孔）。需要注意的是，在正常的瞳孔对光反射中，可以观察到缓慢、细微的（约 1mm）瞳孔振荡，称为虹膜震颤。

在进行鉴别诊断时，只要考虑到存在颅内压升高，就应进行眼底镜检查以评估视盘水肿情况。虽然许多急诊科医师可能会因为在没有应用散瞳药情况下很难看到眼底，或对解释眼底异常缺乏信心而跳过这部分检查，但眼底镜检查可以提供有价值的临床资料，应始终予以考虑。检眼镜技术的进步，使得眼底的可视化和摄影变得比以往任何时候都更容易，现在已经开发出几种便携式产品，可以连接到检查者的智能手机上。应用床边眼部超声，测量闭眼时眼球后 3mm 处的视神经鞘直径，可能是检眼镜的一个有用的辅助手段。脑出血患者的研究提示，视神经鞘直径≥ 5.7mm 时，预测颅内压＞ 20mmHg 敏感性和特异性都达到 100%[6–9]。

动眼神经（第Ⅲ对脑神经）、滑车神经（第Ⅳ对脑神经）、外展神经（第Ⅵ对脑神经） 评估眼睑、眼外活动，以及眼球震颤的存在和类型。动眼神经支配除上斜肌（第Ⅳ对脑神经支配）和外直肌（第Ⅵ对脑神经支配）以外的所有眼外肌，损伤时将导致患眼“向下和向外”偏离。此外，由于其支配副交感神经的瞳孔括约肌和上睑提肌，当出现麻痹时也会出现瞳孔扩大和上睑下垂。滑车神经麻痹通常表现为垂直复视，并通过头位倾斜来代偿。外展神经麻痹使同侧眼球无法外展。这些综合征和其他原因引起的复视将在第 7 章深入讨论。

眼球的节律性振荡被称为眼球震颤，可以是生理性的，也可以是病理性的。通常典型的眼球震颤包括快相和慢相的往返运动。评估时，让患者注视正前方，然后再检查水平方向移动时的眼球震颤情况。在斜视时，出现水平性眼球震颤是正常的。因此，在急性头晕患者中有效的评估方法是侧视 45°进行检查。病理性眼球震颤可以通过固定以避免产生假阴性结果，预防方法是在视野中放置一张白纸。有时眼震过于细小，肉眼不易观察。为了仔细而清楚地观察眼球震颤，可嘱患者戴上 Frenzel 眼镜，眼球震颤就被放大而便于观察。一些外周病因如急性前庭综合征通常产生水平的、单向的眼球震颤，而良性、阵发性、位置性眩晕则引起扭转的、水平的旋转性眼球震颤。垂直性眼球震颤可见于苯妥英钠中毒，但应除外中枢神经系统病变。

通常情况下，眼球单向的水平震颤常见于前庭外周性疾病。快相眼震通常出现在健侧。对于急性发作的持续性眩晕患者，头眼反射的检查（头脉冲试验）和交替遮盖的垂直眼位偏斜试验能准确排除中枢性神经系统疾病，如脑干卒中导致的眩晕。这一系列检查被称为高敏感性提示检查，特别是在高危急性头晕患者的病因鉴别方面，若上述检查操作正确，其诊断脑卒中的敏感性比弥散加权的 MRI 检查更高[10]。头脉冲试验的具体方法为：用双手扶住患者的头部，嘱患者注视一个固定的物体（如检查者的鼻子）。然后，将患者的头部朝一侧快速转动 10° 左右，同时注意患者的眼球跳动情况。患者的眼球不能保持在固定凝视状态，不能引发眼球的相应运动提示周围性病变，如前庭神经炎或迷路炎。交替遮盖试验评估患者在交替遮盖双眼的情况下，非遮盖眼是否能保持固定凝视。根据再注视时眼球向上 / 下移动确定为上斜视 / 下斜视，此种情况异常但少见。另外，水平复位通常是弱视的表现。

三叉神经（第Ⅴ对脑神经） 评估面部感觉和咀嚼肌的力量。三叉神经有眼支、上颌支和下颌支，控制整个面部的触觉和温度觉。当患者无法表达感觉时，可以测试角膜反射。让患者咬紧牙关，张开 / 闭合嘴巴测试咀嚼肌力量。下颌反射可评估感觉传入神经和运动传出神经功能。

面神经（第Ⅶ对脑神经） 评估面部表情肌肉。虽然面部神经包含运动神经、自主神经和感觉纤维，但急诊科神经系统检查很少测试舌头前 2/3 的味觉。仅需让患者完成微笑、做鬼脸、抬额、闭眼、露齿、皱鼻等动作就足够了。当面部肌肉力量薄弱时，鼻唇沟变平可能是最早出现的征象。周围病变（如 Bell 麻痹）通常会影响前额部肌肉，而中枢病变（如脑卒中）则主要影响下面部肌肉。

听神经（第Ⅷ对脑神经） 通过在每只耳朵旁边分别发出柔和的声音来简要地测试听力，例如，用指甲叩击一次性耳诊镜或者摩擦 2 根手指。通常在急诊室里进行听力检查时没必要使用音叉。怀疑存在位置性眩晕的患者，可以先行变位试验，再通过耳石复位技术确诊。由于大部分（85%～90%）良性阵发性位置性眩晕（BPPV）累及后半规管，应先行 Dix-Hallpike 试验，如证实位置在后半规管，再行 Epley 手法复位。如果不成功，应先采用滚转试验确定为水平半规管 BPPV，然后进行 Lempert 翻滚法治疗。

舌咽神经（第Ⅸ对脑神经）和迷走神经（第Ⅹ对脑神经） 嘱患者张嘴，同时发出“啊”的声音，观察双侧软腭是否对称，悬雍垂是否居中。软腭无力会导致发音障碍，特别在说带有“K”的单词或句子时[11]。病变累及舌咽神经和迷走神经时，患者吞咽功能会受损。如果患者出现吞咽功能受损或意识水平下降，或怀疑存在脑干病变时，也需要评估吞咽反射。

副神经（第Ⅺ对脑神经） 支配斜方肌和胸锁乳突肌，嘱患者向一侧转头以测试胸锁乳突肌的收缩力，然后将双手放在患者双肩上下压，嘱患者做对抗性抬肩动作。

舌下神经（第Ⅻ对脑神经） 嘱患者伸舌，观察是否对称，再令患者舌头顶住口腔内壁，同时推按双侧脸颊，比较两侧力度是否对称。其他如嘱患者快速说“啦啦啦”等方法都可行[12]。

（三）感觉功能

感觉分为轻触觉、痛觉、位置觉、震动觉和温度觉等。虽然给每位患者进行所有感觉评估是不现实的，但对于出现急性触觉异常的患者，应进一步评估是否存在其他感觉异常。在充分评估脊柱后柱位置觉后，可忽略振动觉测试。因此，在急诊室进行检查时很少需要音叉。感觉异常包括增强（感觉过敏）、减弱（感觉减退）或缺失（感觉麻痹）。确定感觉异常平面后，可以在皮肤上进行标记。然后，检查人员应确定病变是否对应特定的皮节，或提示多发性神经病、脊髓病变或中枢神经病变。皮质感觉评估包括两点辨别觉、图形觉（识别写在皮肤上的字母）、立体觉（通过触摸识别物体）和双侧同时刺激时触觉消失。

（四）运动功能

闭眼时分别评估每侧肢体的内旋移位。嘱患者双臂张开，掌心向上 10s。肌力轻度降低最初可能表现为掌心向下，双手内旋时小指外展，然后手臂向下漂移。仰卧位患者的腿部力量评估方法是嘱患者将臀部抬离床面几英寸并保持 5s，同时测量双侧进行对比评估。当主诉上肢无力或怀疑颈椎损伤时，应评估骨间肌、握力、腕关节屈伸、肘关节屈伸，以及肩关节的屈伸、外展和内收。同样，当主诉下肢无力或怀疑腰椎病变时，应评估足底和背屈、膝关节屈伸，以及髋关节的屈伸、外展和内收。表 1–6 为 Oxford 肌力分级量表。

表 1–6 Oxford 肌力分级量表

0/5	完全瘫痪，测不到肌肉收缩
1/5	仅测到肌肉收缩，但不能产生动作
2/5	能平行移动，不能对抗自身重力
3/5	能抬离床面，克服地心引力，但不能对抗阻力
4/5	能做对抗阻力的运动，但不完全
5/5	肌力正常，运动自如

当存在异常运动时，需要评估是否存在震颤、肌束颤动，以及包括多动症在内的重复性运动。这些检查最好是在肢体静止和运动过程中重复进行。肌张力可以通过患者关节的被动运动来评估，应注意是否存在强直、痉挛、张力减退和无力，肌肉群是否出现双侧不对称的消瘦和萎缩。一般来说，上运动神经元病变引起肌张力增加和反射亢进，而下运动神经元病变则引起肌张力下降、反射减退和消失。

（五）神经反射

本体性肌肉伸展反射，如肱二头肌、肱三头肌、肱桡肌、股四头肌和跟腱，可以用来确认反射弧的完整性。这些反射单独检查时意义不大，需与力量、语调和感觉结合起来评估，但反射检查是神经科检查的一个有用且非常必要的组成部分。深部肌腱反射按分值分为 0～4 级，0 级为反射消失，4 级为明显的反射亢进伴阵挛。多突触反射包括 Babinski 征、提睾反射、球海绵体反射、肛门反射，这些反射一般只在怀疑急性脊髓损伤的情况下检查。

（六）协调性和步态

小脑负责调节肌张力，协调主动运动的准确性，维持身体平衡，控制姿势和步态。小脑中央（小脑蚓部）负责控制姿势和躯干运动，可通过评估躯干运动和步态共济失调进行诊断。小脑外侧（皮质）负责双侧肌肉的对称和协调，可通过快速交替运动、指鼻试验（手指对鼻子）、跟膝胫试验（足后跟对胫骨）和反跳试验进行诊断。眼球震颤及言语表达障碍也可能是小脑功能受损的表现，这些检查可能已经在神经系统其他检查中完成了。

六、总结

在临床实践中，在急诊科进行一次完整有效的神经系统体格检查所花的时间应该远远少于解读症状的时间。为了提高效率，对患者的体格检查应从头至足，多部分同时进行。如下的检查顺序基本包含了大部分上述讨论过的内容，也几乎涵盖了所有神经系统疾病的检查项目。

1. 在问诊过程中如果对于患者的精神状态尚不明确，便从精神状态检查开始。该患者是否清醒、警觉、可唤醒、嗜睡、昏睡或昏迷？是否善于沟通，方向感正确，对周围的环境和情况了解吗？语言是否流利得体，思维内容正常吗？患者能否重复单词并正确识别物体和回忆起它？示例问题如下：你的全名是什么？你在哪里出生？你现在在哪里？现在是几月？美国现任总统是谁？我手里拿的用来书写我姓名的东西是什么？请重复一遍我刚才所说的词语：没有“如果”“和”“但是”……我刚刚手里拿的东西是什么？

2. 接下来检查眼睛，测试瞳孔对光反射，并进行光线交替照射试验。检查眼球运动，评估有无眼球震颤和震颤类型，完善视野检查，完善眼底镜检查以排除视盘水肿。

3. 继续评估面部动作和对称性。嘱患者微笑、做鬼脸、鼓腮、伸舌并左右移动。嘱患者用力闭上眼睛，用以抵抗检查者的阻力。当触摸面部时，同时评估面部感觉的对称性。嘱患者向一侧转头以测试胸锁乳突肌的收缩力，然后将双手放在患者双肩上下压，嘱患者作对抗性抬肩动作。触诊面部和颅骨以检查异常情况，包括颞动脉压痛。外伤患者中，需要观察鼓膜，排除 Battle 征（乳突瘀斑）、熊猫眼和鼓膜积血。使用耳镜检查是否存在听神经损伤。

4. 按从上肢末端到骶尾部顺序检查。评估上肢内旋力，然后是握力，最后是肩膀、肘部、手腕、手掌和手指的力量。让患者手指分开，模仿弹钢琴动作（一种协调性测试），然后进行指鼻试验和快速交替动作。将手臂放在一边，以螺旋形的方式在远端进行感觉测试，以避免仅仅检查单个皮节。为避免患者注意力不集中，需连续进行 2 次触觉刺激，然后在下肢进行同样的检查。

5. 从下肢开始再次进行感觉测试，尤其要注意背部疼痛或腿无力患者的鞍状分布。评估腿部内旋肌的肌力，然后是足趾、足、足踝、膝盖和臀部的力量。检查从足跟到小腿的协调性，然后检查髌骨和跟腱的反射。

6. 拿着叩诊锤，依次检查肱二头肌反射、肱三头肌反射和肱桡肌反射；然后，如果患者能够站起来，评估是否存在共济失调和异常步态。

7. 最后，如果需要，完成视力检查或者 NIHSS 量表的视觉检查部分，结束神经系统体格检查。

七、特殊情况

对于无法配合体格检查的患者，可能无法完整完成上述检查。但瞳孔和角膜反射，以及深部肌腱和浅表反射都应能完成。视野测试可以通过评估患者眼睛对移动物体的反应来进行，而感觉可以通过对疼痛刺激的反应来进行评估。

八、经验与教训

- 在初次接诊患者时，通过问诊就可以完成多数神经系统体格检查。
- 神经系统体格检查的某些部分可以同时进行，从头至足的顺序检查是紧急情况下提高效率的最佳方法。

- 头晕患者应常规评估步态。如果患者不能站立，应评估躯干性共济失调。
- 眼底镜检查是视神经检查的一部分，头痛或视觉功能障碍患者应考虑行眼底镜检查。

第 2 章

识别急性脑卒中

Rule Out Acute Stroke

Aunali S. Khaku　Sayed K. Ali　著

李文晓　译

罗旭颖　周建新　校

一、病例分析

患者男性，70 岁，退休，有高血压、高脂血症、2 型糖尿病病史，在妻子的坚持下来到急诊。妻子发现“他讲话不正常”。此外，早晨他的咖啡洒了，行动也比平日笨拙。进一步询问，发现他表达困难，右手无力较平日加重。上述症状早餐时突然出现，时重时轻，持续 2h。否认疼痛、发热及寒战。平时服用赖诺普利、二甲双胍与辛伐他汀。否认近期吸烟（戒烟 10 年），周末社交饮啤酒少量。一位兄弟患有脑肿瘤。否认过敏史、近期手术史，以及非处方药物服用史。

就诊时血压偏高，为 160/70mmHg，其他生命体征正常。反应灵敏，定向力良好，但存在命名障碍、复述障碍，言语不流畅。笑容不对称，右侧面部轻微下垂。双侧肢体肌力测试大致正常，但存在轻度右侧旋前肌漂移。视野检查提示右上象限视野缺损。美国国立卫生研究院脑卒中量表（National Institutes of Health Stroke Scale，NIHSS）评分 6 分。头部非增强计算机断层扫描（computed tomography，CT）未见明显异常及出血。

患者无重组组织型纤溶酶原激活药（recombinant tissue plasminogen activator，rtPA）静脉应用的禁忌证，取得知情同意后，给予 rtPA 静脉溶栓治疗。随后转入 ICU 监护。24h 后头颅磁共振成像（magnetic resonance image，MRI）显示左侧大脑中动脉供血区梗死。双侧颈动脉超声未见明显狭窄或斑块。经胸超声心动图显示左心室射血分数正常，轻度瓣膜异常，未见血栓。未见卵圆孔显示。即刻心电图及其后的遥测心电监护均未发现可致栓塞的异常节律，如心房颤动。给予抗血小板（氯吡格雷）治疗。住院期间神经功能缺损轻度改善。完成脑卒中全面评估后出院，继续家庭物理治疗和语言康复治疗。

二、鉴别诊断

- 缺血性脑卒中（包括血栓形成、栓塞、腔隙性梗死）。
- 出血性脑卒中（包括高血压脑出血、动脉瘤或动静脉畸形破裂出血、淀粉样血管病等）。
- 短暂性脑缺血发作（TIA）。
- 蛛网膜下腔出血。
- 脑肿瘤或占位。
- 癫痫或发作后状态。
- 代谢紊乱，如低血糖、低钠血症、高血糖。
- 复杂型偏头痛。
- 酒精或药物摄入或中毒。
- 感染，如脑膜炎、脑炎、脑脓肿或积脓。
- 高血压脑病。
- Wernicke 脑病。
- 精神疾病，如心因性 / 精神性、转化障碍、诈病、神游状态。

定义

脑卒中是指由于脑灌注或血管结构异常所致的局灶性神经功能缺损。这也是脑卒中经常被称为脑血管意外（cerebrovascular accidents，CVA）的原因。通常，脑卒中可分为缺血性和出血性，缺血性脑卒中更常见。本章主要讨论缺血性脑卒中。

引起急性局灶性神经功能缺损最常见的原因是缺血性脑卒中。虽然全球脑卒中发生率在增加，但死亡率却在下降。脑卒中现已成为美国人群第五大致死原因[1]。虽然死亡率下降，但脑卒中仍是世界范围内成人残疾的首位原因。脑卒中的早期识别及迅速开始治疗，对预防或降低发病率及死亡率至关重要。疑似急性脑卒中患者在急诊应等同于急性心肌梗死或严重创伤，需要得到优先处理。

急诊影像学检查的发展降低了缺血性脑卒中的诊断难度。然而，如果影像检查未见明显损伤，通常是早期脑卒中或者 TIA，必须再次仔细鉴别诊断。主要目的仍是判断本质上是否为缺血事件（即缺血性脑卒中或 TIA）。如果确定为缺血事件，急诊医师的当务之急便是判断患者是否符合 rtPA 静脉溶栓、rtPA 动脉溶栓，或血管内介入取栓 / 溶栓的指征。脑卒中疑似患者的分级处理流程如图 2–1。

神经病学文献中提到“脑卒中模拟病”和“不典型脑卒中”。脑卒中模拟病指非血管性疾病，但临床表现类似脑卒中。不典型脑卒中是指脑卒中的临床表现不典型，类似其他疾病，但实际为脑卒中[2]。急诊科医师的首要任务便是识别两者，关键是不要漏诊不典型脑卒中，因为通常脑卒中可造成更多伤害，更具潜在治疗价值，而脑卒中模拟病则不然。此外，多项研究表明，与急性缺血性脑卒中应用 rtPA 相比，脑卒中模拟病患者应用 rtPA 出血风险很低（1%～2%）；因此，非脑卒中患者应用 rtPA 通常较缺血性脑卒中患者未接受 rtPA 治疗更安全[3]。

最后，多项司法鉴定分析清楚地表明，未应用 rtPA 治疗导致诉讼的潜在风险显著高于应用 rtPA 所致的不良反应[4, 5]。

TIA 是指持续时间非常短暂的缺血事件，症状可完全缓解。以往 TIA 主要依靠时间诊断（24h），现在随着 MRI 广泛应用，TIA 的定义也在更新，MRI 无缺血证据（弥散加权成像阴性）的缺血事件也可考虑影像学确诊 TIA[6]。有确凿的证据表明，TIA 后 48h 内发生缺血性脑卒中的风险最高[7]。

在初级保健机构，常应用 ABCD 或 ABCD2 评分量表来预测 TIA 进展为脑卒中的可能性。但该评分仅依靠病史，敏感性和特异性较差[8]。考虑到

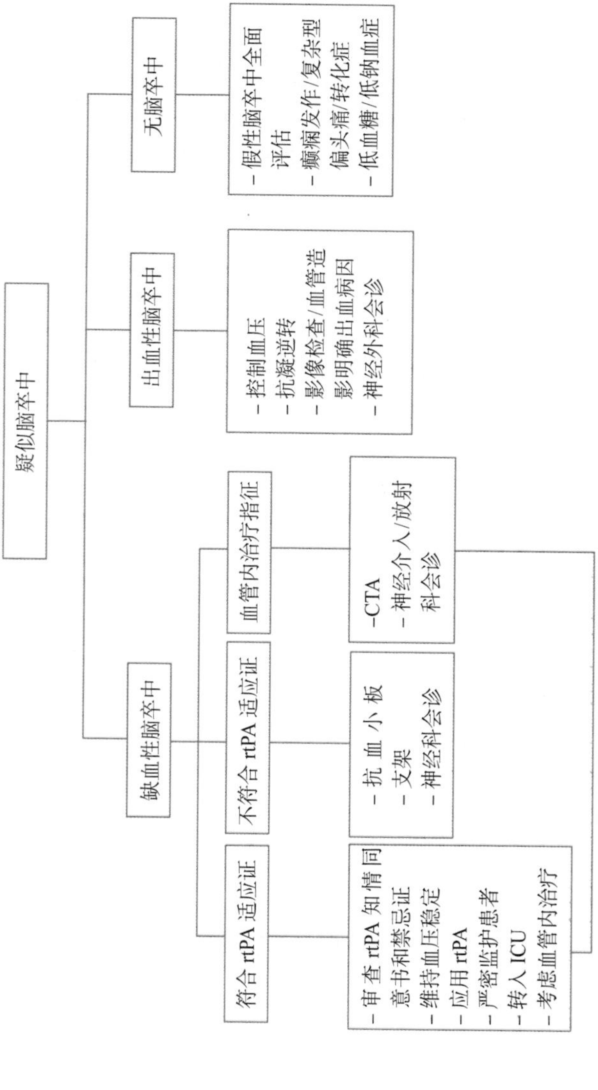

▲ 图 2-1　疑似脑卒中处理流程

TIA 的严重性，应立即进行影像学检查、实验室检查和心电图评估[9]，以进一步明确风险分级。因此，大多数 TIA 患者都应收住入院进行脑卒中全面评估。一些医疗机构，在急诊观察室进行 TIA 评估，完成大部分检查，而非住院治疗，之后进行神经专业的密切随访[10]。

如果确定不是缺血性事件，明确引起这些症状的原因则非常重要。否则，患者的神经血管功能评估很可能在急诊就结束，不会再有后续评估以发现潜在的脑血管病变。神经影像学检查可用于急性缺血性脑卒中的鉴别诊断。例如，出血性脑卒中头颅平扫 CT 可呈现高密度影。超急性脑出血 CT 可能为阴性，但是如果仍然怀疑，可以重复影像学检查，或者行 MRI 尤其是梯度回波序列（gradient echo sequence，GRE）或磁敏感加权成像（susceptibility-weighted image，SWI），后两者对出血的诊断准确性更高[11, 12]。

脑卒中模拟病最常见的是癫痫和发作后状态，其次是转换障碍[13]。转换障碍是一项排除诊断，有精神病史，或既往就诊时症状宽泛而模糊，并且检查结果为阴性，可能提示为转换障碍。

病史和体格检查中的细微线索可能有助于诊断癫痫发作。在发病之前有抖动或“颤抖”、小便失禁，或已知的癫痫病史，提示应考虑癫痫发作。体格检查发现面部外伤、舌咬伤、口腔出血或轻微的眼球震颤均提示可能为癫痫发作。在这种情况下，脑电图可有助于诊断。

尽管增强 MRI 更为敏感，但 CT 扫描即可发现颅内肿瘤或占位。脑卒中病变一般沿脑血管区域分布，通常呈楔形，而肿瘤通常不是这种表现。体格检查可发现，脑肿瘤患者通常具有“上运动神经元”体征，如肌痉挛、反射亢进和 Babinski 征阳性，提示病变长期存在。急性脑卒中则没有上述体征。

代谢紊乱，如低血糖、低钠血症和高血糖，可能会产生短暂的急性局灶性神经功能缺损，类似脑卒中。实验室检查可以鉴别，通常纠正电解质异常后便可恢复。危险因素如血糖异常患者的糖尿病史，或用药史提示急诊科医师应考虑电解质异常。应牢记，在应用葡萄糖纠正低血糖之前，先给予维生素 B_1。低钠血症可能是由其他潜在的、有时是严重的疾病引起，应完善检查。

复杂型偏头痛也是一种排除性诊断。存在典型的偏头痛病史，没有脑血管病危险因素，影像学检查阴性，可能提示此诊断。

酒精或药物摄入或中毒有时类似脑卒中。通常呼出气体有酒精味道，或有静脉吸毒的注射痕迹，提示药物相关的病因。如果高度怀疑，行尿液筛查和血清酒精浓度检测可能会有所帮助。某些药物，如可卡因、苯丙胺和合成大麻素，已证明可以增加脑卒中风险。

如果有明显发热、白细胞增多、旅行史或昆虫叮咬，则必须考虑感染性病因，如脑膜炎、脑炎、脑脓肿和积脓等。影像学、实验室检查和脑脊液分析通常有助于确诊。

急性突发性头痛，典型的陈述“我一生中最严重的头痛”，提示蛛网膜下腔出血。非增强头颅 CT 敏感性高，但若临床符合，头颅 CT 阴性也不能排除蛛网膜下腔出血。可以考虑腰椎穿刺或完善 GRE 和 SWI 序列 MRI 或在一段时间后复查 CT，以验证临床疑诊。

未经治疗或控制不佳的高血压患者，由于过高的血压突破脑血管自身调节能力范围，可能出现急性局灶性神经功能缺损。后循环更易受累，常表现为意识模糊或脑病，因此诊断为可逆性后部脑病综合征（posterior reversible encephalopathy syndrome，PRES）。曾有文献报道，某些免疫疗法与 PRES 相关。CT 灌注成像和 MRI 弥散加权成像有助于诊断 [14]。

美国心脏协会 / 美国脑卒中协会（AHA/ASA）急性缺血性脑卒中的鉴别诊断见图 2–2。

三、病史

急诊医师采集病史最重要的是确定症状发作时间或最后一次看到患者正常的时间 [15]。获取准确的时间信息非常重要，决定了患者是否符合 rtPA 溶栓或血管内介入治疗的适应证。如果患者醒来时出现症状（醒后脑卒中），则将患者最后一次清醒且正常的时间设定为发病时间。患者通常会夜间醒来去洗手间或喝水。如果患者或家属认为他们此时正常，也可作为最后一次正常时间。患者常诉出现脑卒中症状，随后完全缓解。在这种情况下，发病时间设定为症状复发的时间。

应重点询问动脉硬化和心血管疾病的危险因素、药物滥用、偏头痛、癫

心因性	缺乏客观的脑神经异常、神经系统症状不符合血管分布、体格检查结果多变
癫痫发作	有癫痫病史、可观察到癫痫症状、发作后状态
低血糖	糖尿病病史、血糖水平低、意识水平下降
先兆性偏头痛（复杂性偏头痛）	既往有类似事件，有先兆、头痛
高血压脑病	头痛、谵妄、显著高血压、皮质盲、脑水肿、癫痫发作
Wernicke 脑病	有酗酒史、共济失调、眼肌麻痹、意识模糊
中枢神经系统脓肿	有药物滥用史、心内膜炎、医疗装置植入后发热
中枢神经系统肿瘤	症状逐渐发展，其他原发性恶性肿瘤、癫痫发作
药物中毒	锂、苯妥英钠、卡马西平

▲ 图 2-2　脑卒中的鉴别诊断 [15]

痫发作、感染、创伤或妊娠。急诊医疗人员、旁观者和家人在提供这些信息时起着至关重要的作用，尤其是在患者无法提供信息时。

上述病例病史中有几个要点，提示是缺血性脑卒中引起的症状，如下所述。

1. 事件的突发性（脑卒中往往是急性起病或急性发作）。

2. 局灶性神经功能缺损（手臂无力、失语、偏盲等是脑卒中常见的局灶性神经功能缺损症状）。全身异常如意识模糊，不是典型脑卒中症状，提示其他病因，如癫痫或代谢紊乱。

3. 无疼痛：一般除动脉夹层以及罕见的丘脑痛外，脑卒中是无痛的。因此，疼痛作为主要症状时，医师应寻找其他原因。霹雳样头痛或“我一生中最剧烈的头痛”提示蛛网膜下腔出血或颅内出血。明显的颈部疼痛或可疑颈部受伤病史（由整脊手法、机动车碰撞或武术引起）均提示动脉夹层。

4. 危险因素：高龄、高血压、高血脂和糖尿病等心血管病危险因素，均会不同程度增加脑卒中的可能性。其他增加脑卒中可能性的危险因素包括吸烟史、冠状动脉疾病、脑卒中家族史、肥胖症和心房颤动等。

5. 阳性与阴性症状：一般脑卒中表现为阴性症状，即麻木而不是感觉异常，虚弱而不是震颤或癫痫发作（表 2–1）。

表 2–1　脑卒中和脑卒中模拟病的病史鉴别要点

病　史	脑卒中	脑卒中模拟病
起病速度	突发或急性	逐渐或亚急性
神经功能缺损	局部	全面
疼痛	无	可能存在
症状	阴性	阳性
危险因素	高血压、高脂血症、心房颤动、糖尿病、吸烟、肥胖	多种

四、体格检查

脑卒中体格检查应由多人协作，迅速有序完成。在医疗辅助人员测量生命体征、连接遥测监护系统、建立静脉通路的同时，医师快速完成神经系统评估。为避免漏诊，全面检查是典型做法，但是快速完成评估也非常必要，因为对于缺血性脑卒中，“时间就是大脑”。据估计，每分钟有 200 万神经元死亡[16]。理想情况下，至少完成以下几项关键内容。

1. 意识水平（清醒且反应灵敏，对伤害性刺激有反应，昏迷）。
2. 语言（流利，命名，理解及重复测试）。
3. 构音障碍（含糊不清），询问病史便可获知。
4. 运动（通过旋前肌漂移试验可发现轻微的上肢无力）。
5. 视野缺损。
6. 眼球运动异常（如果存在眼球一侧凝视，通常向患侧凝视）。
7. 面瘫（嘱患者微笑检查）。

8. 共济失调（指鼻试验）。

NIHSS 可能是急性脑卒中最好的神经功能检查量表。该表最初是为研究目的而开发，但已迅速成为急性脑卒中的首选检查，是一种方便、可靠且有效的定量指标，并与脑卒中面积及预后密切相关[17]。NIHSS 有助于对患者进行危险分层后采取不同干预措施[18]。美国心脏协会（AHA）联合美国脑卒中协会（ASA）推荐使用 NIHSS 作为所有脑卒中患者的标准检查[15]。NIH 脑卒中量表见图 2-3。

检查项目	标　题	评分标准
1A	意识水平	0—清醒 1—嗜睡 2—昏睡 3—昏迷 / 无反应
1B	意识水平提问（2）	0—2 项均正确 1—1 项正确 2—2 项均错误
1C	意识水平指令（2）	0—2 项均正确 1—1 项正确 2—2 项均错误
2	凝视	0—正常 1—部分凝视麻痹 2—完全凝视麻痹
3	视野	0—无视野缺陷 1—部分偏盲 2—完全偏盲 3—双侧偏盲
4	面部运动	0—正常 1—轻微面瘫 2—部分面瘫 3—完全面瘫

检查项目	标　题	评分标准
5	运动功能（上肢） a. 左 b. 右	0—无漂移 1—5s 内漂移 2—10s 内落下 3—不能抵抗重力 4—无运动
6	运动功能（下肢） a. 左 b. 右	0—无漂移 1—5s 内漂移 2—10s 内落下 3—不能抵抗重力 4—无运动
7	肢体共济失调	0—没有共济失调 1—1 个肢体共济失调 2—2 个肢体共济失调
8	感觉	0—感觉正常 1—轻至中度感觉障碍 2—重度至完全感觉缺失
9	语言	0—正常 1—轻至中度失语 2—严重失语 3—哑或完全失语
10	表达	0—正常 1—轻至中度构音障碍 2—重度构音障碍
11	忽视症	0—没有忽视症 1—轻至中度（或对任何一种感觉的双侧同时刺激消失） 2—重度（超过 1 种形式的偏身忽视）

▲ **图 2-3　美国国立卫生研究院脑卒中量表**

引自美国国立神经病学与脑卒中研究所及美国心脏协会 / 美国脑卒中协会急性脑卒中指南 [15, 19]

其后列表中的语句、图片和词语表通常用作 NIHSS 评分语言和表达能力的一部分[20]。

第 9 项语言检查，读出下列句子（图 2–4）

- 知道。
- 脚踏实地。
- 下班回家。
- 在饭厅桌子旁。
- 他们昨晚从收音机里听到他讲话。

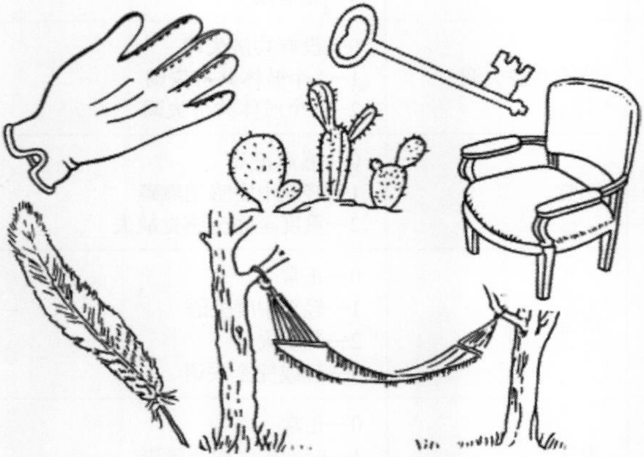

▲ **图 2–4** 美国国立神经病学与脑卒中研究所 – 国立卫生研究院脑卒中量表第 **9** 项命名检查表

改编自 Harold Goodglass. *The Assessment of Aphasia and Related Disorders.* Philadelphia，Pa：Lea & Febiger；1972[20]

第 9 项语言检查，识图（图 2–5）

第 10 项构音障碍检查，词语列表[20]

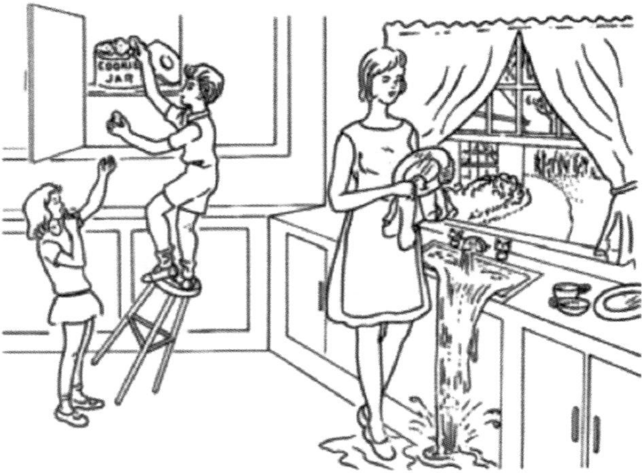

▲ 图 2-5　失语症评估

改编自 Harold Goodglass. *The Assessment of Aphasia and Related Disorders.* Philadelphia，Pa：Lea & Febiger；1972[20]

- 妈妈。
- 头对头。
- 50 比 50。
- 谢谢。
- 蔓越橘。
- 棒球运动员。

五、急诊室处理流程

在急诊室，脑卒中患者的首要处置包括稳定气道、呼吸和循环（ABC）。然后快速、简洁地完成病史询问和体格检查（如 NIHSS 评分），同时建立静脉通路、连接遥测监护仪、完善实验室检查。此后患者应立刻送至 CT 室，根据诊疗流程，行非增强头颅 CT，或联合 CT 血管造影及灌注成像。理想情况下，在影像检查的同时准备好 rtPA，在非增强头颅 CT 除外出血，评估溶栓风险与获益并排除 rtPA 溶栓禁忌证后立即应用。时间是关键，因为只有在 4.5h 内完成全部所需检查的患者，才能接受或许能挽救生命的溶栓治疗。2013 AHA/ASA 指南建议，在急诊室制订系统性的脑卒中诊疗流程 [15]。尽管在急诊室进行各项脑卒中检查的确切时间仍缺乏证据，但该指南仍提供了以下建议（表 2–2）。

表 2–2　急性脑卒中在急诊室各项诊疗时间推荐

项　目	时　间
患者到院至急诊医师接诊	≤ 10min
患者到院至脑卒中团队接诊	≤ 15min
患者到院至开始 CT 检查	≤ 25min
患者到院至 CT 阅片、报告	≤ 45min
患者到院至溶栓	≤ 60min
患者到院至收住脑卒中单元	≤ 3h

引自 2013 AHA/ASA 急性脑卒中指南 [15]

需要注意的是，在静脉应用 rtPA 后，应行 CT 血管造影以确定患者是否也符合血管内治疗的适应证。不符合 rtPA 静脉溶栓指征的患者，如果满足一定标准，仍有可能符合单独血管内治疗的适应证。现行标准包括发病至股动脉穿刺的时间不超过 6h，伴有严重神经功能缺损（NIHSS 评分＞ 6），以及影像学检查提示大血管闭塞 [18]。不符合 rtPA 或介入治疗适应证的患者，应给予抗血小板药物和他汀类药物，并收住入院接受全面脑卒中评估和脑卒中二级预防。

生命体征

急性脑卒中患者高血压很常见。降压不应过于积极，因为高血压可代偿性增加缺血区脑组织的血流灌注。AHA/ASA 指南建议，急性缺血性脑卒中的首个 24h 不宜降压，除非血压超过 220/120mmHg，或有其他需要降压的明确理由。如果患者具有溶栓适应证，建议首选拉贝洛尔谨慎降压。AHA/ASA 指南建议，如果准备应用 rtPA，对于血压超过 185/110mmHg 者应缓慢降压。应用 rtPA 后的首个 24h，应确保将血压控制在 180/105mmHg 以下 [12]。表 2–3 总结了脑卒中患者的推荐血压目标。

表 2–3　脑卒中的血压目标

临床情况	24h 血压目标
缺血性脑卒中，未接受 rtPA 治疗	＜ 220/120mmHg
rtPA 治疗前	＜ 185/110mmHg
rtPA 治疗后	＜ 180/105mmHg

引自 2013 AHA/ASA 急性脑卒中指南 [15]

图 2–6 总结了符合 rtPA 静脉溶栓适应证的患者合并高血压时的推荐降压治疗。

六、临床检查

实验室检查

确诊为脑卒中，至少应进行以下实验室检查：①基础代谢功能检测组合（BMP）；②全血细胞计数（CBC）；③心肌标志物；④凝血检查：凝血酶原时间（PT）、国际标准化比值（INR）和活化部分凝血酶原时间（PTT）。

如果患者正在服用抗凝血药（如华法林），或疑似出血倾向，建议等待凝血检查结果。心肌标志物升高并不是溶栓的禁忌证，事实上，脑卒中患者常存在心肌标志物的升高。

然而，不应等待所有实验室结果才启动 rtPA 溶栓治疗。rtPA 溶栓开始之

患者符合急性再灌注治疗的其他标准，除血压＞185/110mmHg 外
- 拉贝洛尔 10～20mg，静脉注射，1～2min 可重复 1 次；或
- 尼卡地平 5mg/h，静脉注射，每 5～15min 予 2.5mg/h 滴定治疗，最高 15mg/h；达到目标血压后，调整剂量维持适当血压；或考虑合适其他药物（肼屈嗪、依那普利等）
- 如果血压不能维持在≤ 185/110mmHg，不宜应用 rtPA

rtPA 或其他再灌注治疗期间及治疗后维持血压≤ 185/110mmHg
- rtPA 治疗开始 2h 内，每 15min 监测 1 次血压，其后 6h 内每 30min 监测 1 次血压，最后 16h 内每小时监测 1 次血压

如果收缩压＞ 180～230mmHg 或舒张压＞ 105～120mmHg
- 拉贝洛尔 10mg，静脉注射，然后 2～8mg/min 持续静脉输注；或
- 尼卡地平 5mg/h，静脉注射，每 5～15min上调 2.5mg/h，滴定治疗至目标血压，最高 15mg/h
- 如果血压控制不佳或舒张压＞ 140mmHg，考虑静脉应用硝普钠

▲ 图 2-6　急性脑卒中 rtPA 治疗前、治疗期间及治疗后的降压方案 [15]

前只需完成血糖测定，指尖血糖即可。因为低血糖会有类似脑卒中的表现，而严重高血糖可导致 rtPA 溶栓后出血的可能性增加。在某些情况下，可能需要行尿液药物筛检、动脉血气分析、妊娠检测、血清酒精含量或肝功能检查，视临床情况而定。

七、神经影像学检查

怀疑脑卒中时，至少非增强头颅 CT 是必要的。CT 检查主要目的是排除出血，因为后者是 rtPA 的绝对禁忌证。

急性缺血性脑卒中通常头颅 CT 是正常的，尽管 CT 上的细微征象可能提示早期脑卒中，包括：①患侧灰质 / 白质间界面消失（图 2–7）；②水肿，通常为稍低密度区楔形，并按照血管走行分布；③大脑中动脉（MCA）高密度征（图 2–8）；④ MCA 点征（图 2–9）。

目前许多脑卒中中心常规联合以下检查：①非增强头颅 CT；②头颈部 CT 血管造影；③ CT 脑灌注。

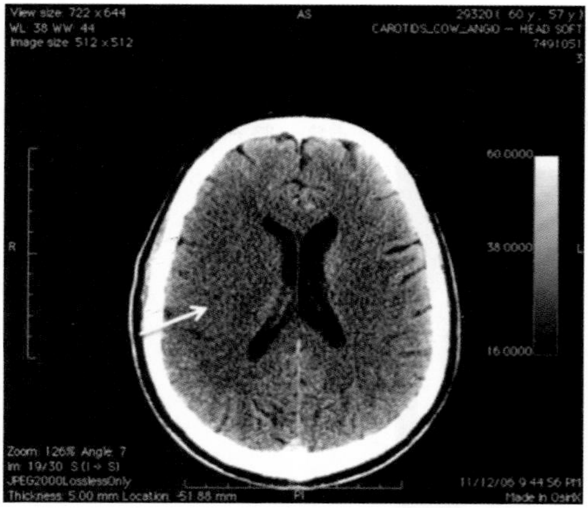

◀ **图 2-7　急性脑卒中早期征象：右侧大脑半球的灰质 - 白质界面及脑沟消失**

引自 Alberta Stroke Program[22]

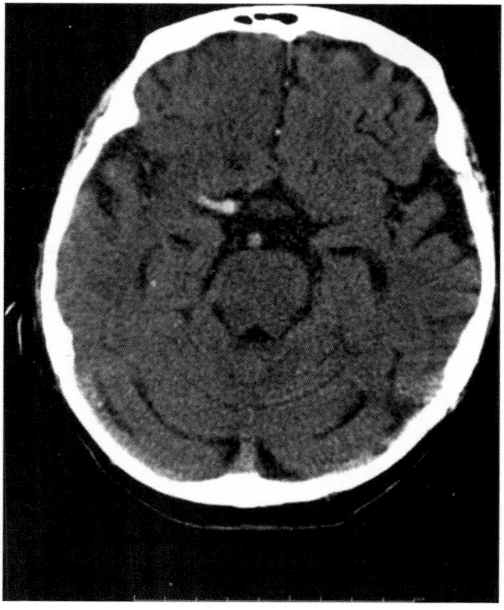

◀ **图 2-8　急性脑卒中早期头颅 CT 表现：右侧大脑半球 MCA 高密度征**

经许可引自 Case courtesy of Dr. Jones，http://radiopaedia.org.[23]

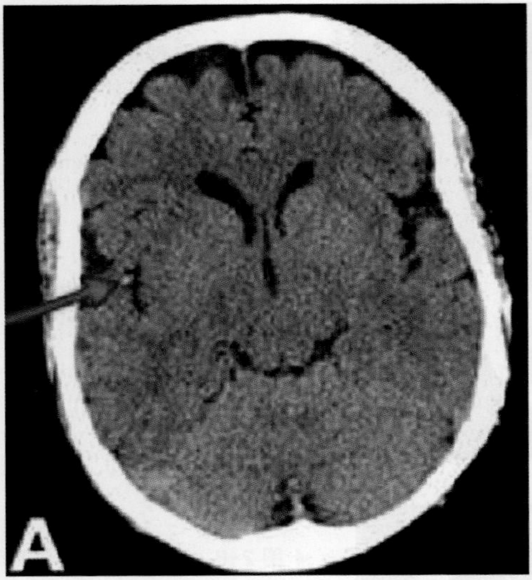

◀ **图 2-9　急性脑卒中早期 CT 表现：右侧大脑半球 MCA 点征（箭）**

经许可引自 Stanley Medical College[24]

这些附加检查并不会增加很多时间，但往往可提供关键信息，帮助临床医师采取适当治疗措施。CT 血管造影对于确定患者是否适合血管内取栓或溶栓也是必要的。CT 血管造影可以识别大血管内的血栓，以便介入取栓。

2015 年 AHA/ASA 急性缺血性脑卒中血管内治疗更新指南建议，满足一定条件的患者接受血管内治疗（表 2–4）[18]。然而，对于急诊医师来说，花费时间计算改良 Rankin 量表（mRS）和 Alberta 脑卒中项目早期 CT 评分（ASPECTS）可操作性不强。因此，我们建议所有患者，如果没有造影剂禁忌证，行 CT 血管造影（CTA）检查。如果血管造影提示大血管闭塞，急诊医师应请神经介入或放射介入科会诊，确定是否可行介入治疗。如果存在 CTA 禁忌证，可以行应用钆造影剂的磁共振血管成像（MRA）。研究表明，采用时间飞跃法可以将造影剂暴露降至最低。然而，需要注意 MRA 有时可显示重度狭窄，因此主要用途是排除大血管闭塞。传统血管造影虽然是诊断血管闭塞的金标准，但作为有创性检查，仅用于不能行 CTA 和 MRA 的患者。

表 2-4 急性脑卒中血管内治疗适应证

脑卒中前 mRS 评分 0～1
急性缺血性脑卒中，发病 4.5h 内根据专业指南接受了 rtPA 静脉溶栓
梗死由颈内动脉或大脑中动脉近端（M1）闭塞所致
年龄≥ 18 岁
NIHSS 评分≥ 6 分
ASPECTS ≥ 6 分
能够在发病 6h 内开始治疗（股动脉穿刺）

改编自 2015 AHA/ASA guidelines on endovascular management of acute stroke[18]

头颅 MRI 仍是确诊缺血性脑卒中的金标准。弥散加权成像（DWI）敏感性非常高，可在临床症状出现数分钟内发现小缺血灶，图像表现为高信号。然而，MRI 用于诊断急性脑卒中也有其局限性，包括成本、是否可行急诊 MRI、检查时间长、易受运动伪影影响、幽闭恐惧症、与心脏起搏器及金属植入物不相容。DWI 成像与相应区域的表观扩散系数（ADC）诊断价值相当，后者的典型表现为梗死区域信号衰竭（低信号）。

目前除非增强头颅 CT 及 CTA 外，常规应用灌注成像。通过 MRI 和 CT 均可获得灌注成像，但大多数中心应用 CT 灌注成像。简而言之，快速注射造影剂，测量数项参数，生成漂亮的、彩色编码的大脑灌注图像。通常，在一个参数中红色表示某一参数的增加，而蓝色表示减少。测量参数包括：①达峰时间（time to peak，TTP）；②平均通过时间（mean transit time，MTT）；③脑血容量（cerebral blood volume，CBV）；④脑血流量（cerebral blood flow，CBF）。

急诊医师只需知晓，急性脑卒中通常病变侧 TTP 和 MTT 延长。因此，彩色编码成像显示为红色楔形区域，而对侧为蓝色，可能存在脑血流量下降。脑血容量可能在缺血代偿区增加，梗死核心区下降。然而，灌注成像的真正用途是发现缺血半暗带，如潜在的可逆性缺血脑组织。为此，将 TTP 或 MTT 与 CBV 进行对比以确定重叠区 / 半暗带区。虽然理论上可行，但也有一些研究质疑其准确性 [21]。

总之，不能等待所有影像检查结果再决定是否应用 rtPA，只要排除出血，就应尽快给予 rtPA 溶栓治疗（图 2–10 和图 2–11）。

（一）其他检查

推荐行基线心电图检查，但不应延误静脉 rtPA 治疗。胸部 X 线摄影的有效性尚不明确，尤其是没有急性心肺疾病的情况下仍存争议（表 2–5）[15]。

（二）急性缺血性脑卒中的处理

基于 NINDS rtPA 脑卒中试验结果，1996 年美国食品药品管理局（FDA）批准静脉 rtPA[27] 用于治疗发病 3h 内的急性缺血性脑卒中。研究表明，rtPA 静脉溶栓与 3 个月和 1 年良好神经功能转归相关。与安慰剂组（0.6%）相比，

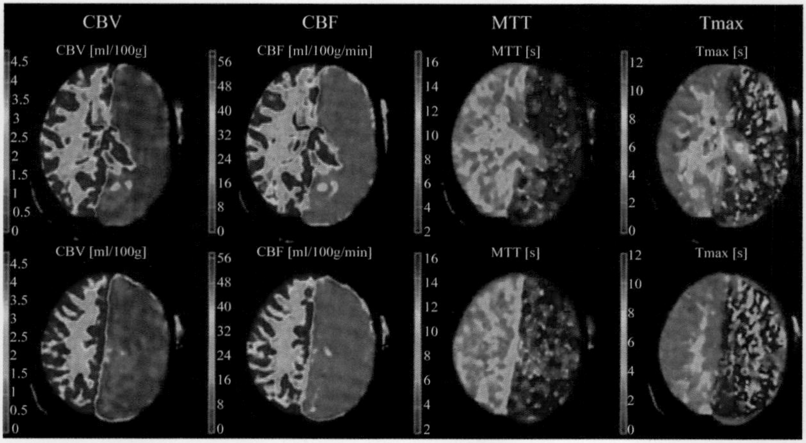

▲ **图 2–10　急性脑卒中 CT 灌注成像：左侧大脑半球显示 MTT 增加伴有 CBV 和 CBF 下降，提示大面积核心梗死区**

经 radiopaedia.org 许可引自 Case courtesy of Dr. Gaillard，http://radiopaedia.org[25]

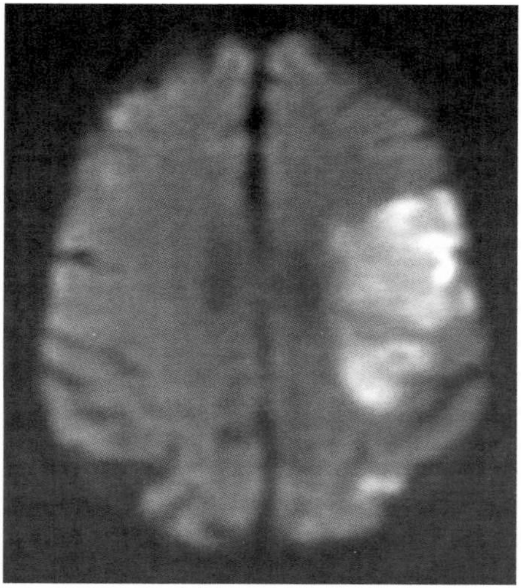

◀**图 2-11　急性脑卒中 DWI MRI 成像：左侧大脑半球 DWI 高信号提示急性脑卒中**
经 radiopedia.org 许可引自 Case courtesy of Dr. Gaillard, http://radiopaedia.org[26]

尽管 rtPA 治疗组出血风险较高（6.4%，且 3% 为致命性脑出血），但治疗组与安慰剂组总体死亡率无差异。随后几项试验重复了此研究结果，亚组分析提出可延长治疗时间窗至发病 3～4.5h，但 rtPA 溶栓纳入标准不同。需要注意的是，绝大多数专家推荐 rtPA 溶栓 24h 后给予抗血小板治疗，并将血压控制在 180/105mmHg 以下。

rtPA 溶栓的纳入和排除标准见图 2-12、表 2-6 和表 2-7。

必须注意，静脉 rtPA 用于脑卒中模拟病时脑出血风险很低（＜1%）。因此，不应无意中延迟 rtPA 在正确临床情况下的应用。同样，研究表明应用 rtPA 治疗越早，预后越好。因此，不应以 4.5h 时间窗为理由而延迟 rtPA 应用[15]。

对于不符合 rtPA 适应证的患者，应给予抗血小板和他汀类药物治疗。有研究表明，阿司匹林和氯吡格雷双联抗血小板可短期获益（大概 90 天）；然而，长期获益尚不明确[28]。

表 2–5 即时诊断检查：疑似急性缺血性脑卒中患者的评估

所有患者	特定患者
• 非增强头颅 CT 或 MRI • 血糖 • 血氧饱和度 • 血清电解质 / 肾功能 • 全血细胞计数，包括血小板 • 心肌缺血标记物 • 凝血酶原时间 /INR[a] • 活化部分凝血活酶时间[a] • ECG[a]	• 如果怀疑患者在服用直接凝血酶抑制剂或活化凝血因子X抑制药，行 TT 和（或）ECT 检查 • 肝功能 • 毒理学筛查 • 血液酒精水平 • 妊娠试验 • 动脉血气分析（怀疑低氧血症） • 胸部 X 线摄影（怀疑肺部疾病） • 腰椎穿刺（怀疑 SAH，CT 扫描未见出血） • 脑电图（怀疑癫痫发作）

CT. 计算机断层扫描；ECG. 心电图；ECT. 凝血时间；INR. 国际标准化比值；MRI. 磁共振成像；TT. 凝血酶时间；SAH. 蛛网膜下腔出血

a. 尽管希望在静脉应用重组组织型纤溶酶原激活药之前获得检测结果，但不应因等待结果而延迟纤溶治疗，除非：①临床怀疑凝血异常或血小板减少；②患者已经应用肝素或华法林；③患者已应用其他抗凝血药（直接凝血酶抑制药或凝血因子X a 抑制药）

引自 AHA/ASA[15]

- 静脉输注 rtPA 0.9mg/kg（最大剂量 90mg），起始以 10% 的剂量静脉团注超过 1min，剩余静脉滴注 60min
- 将患者收住重症监护病房或脑卒中单元进行监护
- 如果患者出现严重头痛、急性高血压、恶心、呕吐或神经功能恶化，应停止输注（如果正在静脉滴注 rtPA）并行急诊头颅 CT
- rtPA 输注期间及输注后 2h，每 15min 测量 1 次血压并进行神经功能评估，随后 6h 每 30min 一次，以后每小时 1 次直至 rtPA 溶栓治疗后 24h
- 如果收缩压＞ 180mmHg 或舒张压＞ 105mmHg，增加血压监测频率；静脉应用降压药维持血压≤ 180/105mmHg（表 2–7）
- 如果病情允许，推迟放置胃管、导尿管，或动脉压监测导管的时间
- rtPA 静脉溶栓后 24h，复查 CT 或 MRI，无出血给予抗凝或抗血小板治疗

▲ 图 2–12 AHA/ASA 推荐 rtPA 静脉溶栓患者的管理[15]

表 2-6　AHA/ASA 推荐发病 3h 患者 rtPA 溶栓标准[15]

纳入标准

- 诊断为脑卒中并导致可测的神经功能缺损
- 确切发病时间（距离上次正常）< 3h（下表延迟至< 4.5h）
- 年龄> 18 岁

排除标准

- 病史
  - 最近 3 个月内严重头部创伤或脑卒中病史
  - 任何脑出血病史
  - 最近 14d 内行大手术
  - 最近 21d 内消化道或泌尿道出血
  - 最近 3 个月内心肌梗死
  - 最近 7d 内不可压迫部位动脉穿刺
- 临床
  - 脑卒中症状自发恢复
  - 只有轻微神经系统症状
  - 脑卒中后癫痫发作
- 虽经治疗，但收缩压持续> 185mmHg 或舒张压> 110mmHg
- 服用直接凝血酶抑制药或凝血因子Ⅹa 直接抑制药且 APTT、INR 或Ⅹa 因子活性升高
- 活动性出血或体格检查发现急性创伤（骨折）
- 实验室检查
  - 血小板< 100 000/mm^3
  - 血糖< 50，或> 400
  - 目前服用华法林且 INR > 1.7 或 PT > 15s
  - 目前应用肝素且 PTT 升高
- 头颅 CT
  - 提示出血
  - 提示多个脑叶梗死（低密度面积> 33% 大脑半球）
  - 颅内肿瘤、动静脉畸形或动脉瘤
- 48h 内应用达比加群为相对禁忌证

相对排除标准

- 脑卒中症状轻微或迅速改善
- 妊娠
- 癫痫发作并遗留有神经功能缺损

表 2-7　AHA/ASA 推荐发病 3～4.5h rtPA 溶栓标准[15]

纳入标准 ➢ 同发病＜ 3h
排除标准 ➢ 所有上述标准，以及 ▪ 年龄＞ 80 岁 ▪ 同时具有脑卒中和糖尿病史 ▪ NIHSS 评分＞ 25 分 ▪ 口服抗凝血药，无论 INR 数值多少

急性脑卒中治疗的最新焦点在于拓宽治疗时间窗。迄今为止，rtPA 静脉溶栓时间窗为发病 3h，或发病 4.5h 且没有额外排除标准（表 2-7）。此治疗窗仅依赖于时间，排除了醒后脑卒中和发病时间不明脑卒中，同时也没有考虑患者脑血管的代偿能力。基于时间的治疗窗以相同方式治疗所有患者，忽略了其全身健康和脑功能状况。血管堵塞但侧支循环良好的患者很可能存在缺血半暗带，可在症状出现后相对较长时间内得到挽救。鉴于此，最近的临床试验集中于研究以神经影像或组织学为依据的治疗窗。由于大血管闭塞（颈内动脉或大脑中动脉 M1 段）患者最后已知正常时间在 6～24h 内，其行机械取栓联合保守药物治疗，与仅药物治疗相比具有显著获益，DAWN 试验[29]（应用 DWI 或 CTP 联合临床不匹配筛选醒后脑卒中和晚就诊脑卒中患者，行神经介入治疗）提前终止。需治疗人数（number need to treat，NNT）为 2.8。NIHSS 评分中位数为 17，65% 的患者为醒后脑卒中。

八、急诊后处置

通常，所有疑似急性缺血性脑卒中的患者都应收住入院，接受全面的神经系统检查。并联系神经内科会诊。急性缺血性脑卒中的检查包括寻找血栓来源，通过超声、CTA、MRA 或传统血管造影评估颈动脉。经胸超声心动图检查可发现低射血分数、心源性血栓或卵圆孔未闭。心电图和遥测心电监护可查明易导致脑卒中的异常心脏节律，如心房颤动。实验室检查如空腹血脂检测和糖化血红蛋白可明确可干预的脑卒中危险因素。其他实验室检查，如年轻患者高凝检测或特定患者 B_{12} 和梅毒检测也需完善。抗血小板和他汀类药物仍然是脑卒中治疗的主要药物。对严重残疾患者，应联系物理治疗和职业理疗会诊。同样，如果吞咽和语言功能是重点，则应联系吞咽 / 语言康复会诊。所有患者出院后都应安排初级保健提供者进行随访，需要神经内科适时参与。对于有症状和严重的颈动脉狭窄患者，应立即转诊行血管或神经外科手术治疗。

九、经验与教训

- 脑卒中通常表现为无疼痛的急性局部神经功能缺损。
- 病史询问最重要的是明确症状出现的时间。
- 快速评估和治疗是良好预后的关键。
- 症状出现最长 4.5h 内可予静脉 rtPA 溶栓，但是，越早应用，预后越好。
- 静脉应用 rtPA 前，至少应行非增强头颅 CT 以排除出血。
- 应用 rtPA 前唯一需要完成的实验室检查是指尖血糖测定，除非存在出血倾向或临床提示需更多实验室检查。
- 发病 6h 内有严重神经功能缺损（NIHSS ＞ 6）且能够在 6h 内开始血管内或介入治疗的患者，应考虑血管内或介入治疗。
- 静脉 rtPA 用于脑卒中模拟病时颅内出血风险非常低（不到 1%）。
- 不符合 rtPA 适应证的患者发病 24h 内允许血压升高，除非血压＞ 220/120mmHg，否则无须降压。
- 在开始 rtPA 治疗前，血压应缓慢降至 185/110mmHg 以下。
- 在 rtPA 治疗后 24h 内，血压应维持在 180/105mmHg 以下。
- 大血管闭塞的患者最后已知正常时间在 6～24h 内，行机械取栓可能获益。

第3章
急性头部外伤何时做影像，何时观察
Acute Head Injury: When to Image and When to Observe?

Tracy Macintosh　Adam Benzing　著
程昆明　译
陈　晗　周建新　校

一、病例分析

患者男性，21岁，未佩戴头盔骑摩托车时被车撞倒，随后由救护车送至急诊室。根据院前急救人员描述，患者当时曾有过意识丧失。患者主诉右耳和右头部疼痛，否认颈部、背部、四肢或腹部疼痛。虽然患者能回答一些问题，但有些问题回答得不恰当，且无法完全遵从指令。医护人员为他放置了颈托，并置于硬板上，可观察到患者右耳有液体流出。基于言语混乱和疼痛定位，患者的初始Glasgow昏迷量表（GCS）为13分。入院时的生命体征：血压138/82mmHg，心率112次/min，呼吸18次/min，动脉血氧饱和度96%（吸氧2L/min），体温37.8℃。双肺呼吸音对称，股动脉和足背动脉波动2+。双侧瞳孔等大，反应灵敏；右侧鼓膜出血，头部和面部有擦伤。腹部柔软，无压痛，右胁部挫伤，四肢多处擦伤。

二、概述

急性头部外伤并不一定会导致创伤性颅脑损伤（traumatic brain injury，TBI），临床医师根据临床症状和急诊的全面评估做出TBI诊断。TBI是“由外力引起的脑功能改变或其他脑病理学改变”[1]。疾病预防控制中心报道称，

2010 年 TBI 急诊就诊人数达 250 万人次，死亡人数超过 5 万[2]。根据美国外科医师学会 2015 年国家创伤数据库（National Trauma Data Bank）的住院数据，2014 年向创伤登记处报告的头部外伤人数超过 30 万，占所有外伤人数的 35%[3]。

TBI 的严重程度通常使用 GCS 进行分级。GCS 是应用最广泛的昏迷量表，从 1974 年被引入来描述意识，特别是 TBI 患者意识的变化，用于客观比较患者病情和治疗方式[4]。GCS 得分通过评估睁眼、言语和运动反应获得。通常重度 TBI 定义为 GCS ≤ 8 分，中度为 9～13 分，轻度为 14～15 分[5]。

三、鉴别诊断

- 颅内出血：硬膜下血肿、硬膜外血肿、蛛网膜下腔出血。
- 脑挫伤。
- 脑震荡。
- 弥漫性轴索损伤。
- 迟发性颅内出血。
- 颅骨骨折。

（一）创伤性颅内出血

创伤性颅内出血和血肿是由于成角、加速、旋转和直接撕裂等力量作用于脑的血管系统造成的损伤。这可能导致轴外病变、硬膜下血肿、硬膜外血肿和蛛网膜下腔出血[6]。这些是 TBI 最重要的并发症，且通常需要立即手术治疗以避免永久性神经功能损伤或死亡。据估计，美国每年有 10 万名患者接受创伤性颅内出血的手术治疗[7]。

12%～29% 的 TBI 患者发生硬膜下血肿（subdural hematomas，SDH）[8]，表现为血液沿大脑轮廓呈凹形积聚于硬膜下腔。其损伤机制因年龄而异，但最常见的是机动车碰撞、坠落和袭击。老年人和酗酒者更容易出现脑萎缩，导致桥静脉的牵拉，进而导致了他们罹患 SDH 的风险增加。即使是轻微的头部外伤，他们也更容易受到损伤[8]。需要手术治疗的患者死亡率为 40%～60%，其中急诊昏迷入院患者的死亡率更高。因 SDH 需要手术治疗的患者大多还伴有其他颅内外损伤（图 3-1）[9]。

硬膜外血肿（epidural hematomas，EPH）可由脑膜中动、静脉或静脉窦损伤引起，发生于 3%～4%TBI 患者中[10]。由于血液积聚于硬脑膜和颅骨之间，在 CT 影像上呈双凸形。典型临床表现为“中间清醒期”，指患者在受伤最初意识丧失，然后苏醒并随后恶化。该现象发生于近 50% 患者，12%～42% 患者在整个术前阶段均清醒[9]。此外，患者还可能表现为瞳孔异常、神经功能缺损、偏瘫、去大脑状态和（或）癫痫发作[10]（图 3-2）。

外伤性蛛网膜下腔出血发生于 26%～52%TBI 患者，推测为大脑旋转或加速、椎基底动脉牵拉、外伤引起颈动脉压突然升高或桥静脉和软脑膜血管受损所致。CT 平扫上常表现为累及大脑半球、基底池、皮质沟和大脑半球间隙的混杂密度影[11]。许多患者会伴有脑挫伤、SDH 或 EPH，但那些仅表现为轻度 TBI 伴有孤立性蛛网膜下腔出血的患者，在随后的影像学检查中很少出现病理性进展。即使有进展，一般也不出现神经功能恶化或需要手术干预[12-13]。

（二）脑挫伤

脑挫伤是由于大脑撞击颅骨、大脑镰或小脑幕而造成的脑实质挫伤，最

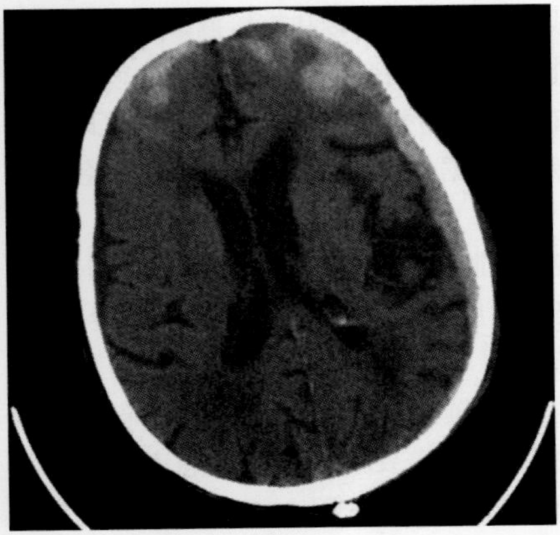

◀**图 3-1　硬膜下和脑实质内出血**

左侧大脑半球、右侧额叶和颞叶硬膜下出血达 1cm。左额叶 2cm 的脑实质内出血，周围有血管源性水肿。可见占位效应和中线右偏 6mm

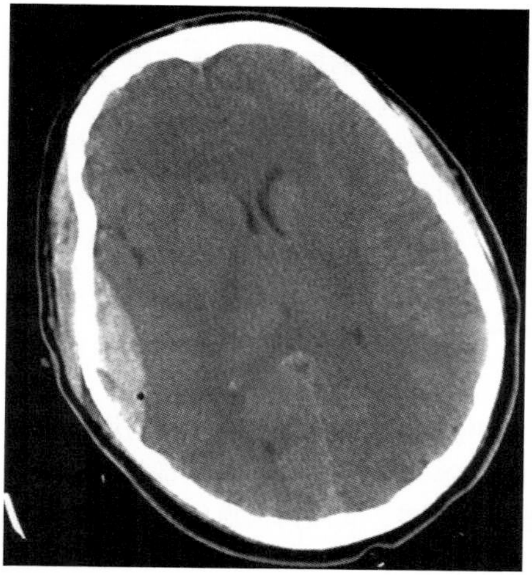

◀图 3-2　硬膜外血肿
右侧硬膜外血肿伴气泡，符合开放性骨折。占位效应明显并伴有中线移位 6mm

常见的原因是钝性闭合性头部外伤。因为颅底轮廓锐利且不规则，脑挫伤最常见的部位是下额叶和前颞叶。撞击部位的挫伤称为冲击性挫伤，而发生在撞击部位对面者称为对冲伤 [14]。

（三）脑震荡

根据运动脑震荡共识声明，脑震荡和轻度 TBI 虽然可以互换使用，但定义为两个独立诊断 [15]。脑震荡是一种由大脑“震荡”引起的低速损伤，出现临床症状，但没有发生病理性损伤，患者通常有正常的神经影像学表现。脑震荡通常会导致患者神经功能的快速、短期损害，并可自行消退，有时其发展过程可能为数分钟至数小时。患者可出现头痛、头晕、视物模糊、认知、情绪或行为改变或睡眠障碍 [15, 16]。而轻度 TBI 临床症状更重，在常规影像学上常有明显异常。

（四）弥漫性轴索损伤

弥漫性轴索损伤（diffuse axonal injury，DAI）是由惯性力或旋转力引起的 TBI 所导致的广泛性轴索损伤，导致脑组织连接异常，并伴有不同程度可逆性改变 [17]。当前的损伤机制理论认为，轴突膜的损伤会导致细胞外离子异常内流，从而破坏细胞骨架和细胞转运。轴突肿胀导致轴突功能障碍，最终导致连接断裂。这一过程在损伤后可能需要数小时至数天才逐渐出现 [18]。

脑白质轴突破裂发生于 50% 以上的重型 TBI 患者和约 30% 轻型 TBI 患者 [19]。对于无颅脑 CT 异常的昏迷或认知功能障碍患者，因为在初始 CT 检查中微观程度的 DAI 基本上是无法检测的，其诊断基本上仍然是一种“排除性诊断” [20]。DAI 最常见的直接损害是昏迷 [21]。

（五）迟发性颅内出血

随着抗血小板和抗凝血药在血管疾病和脑卒中预防中应用的增长，越来越多的患者面临外伤性颅内出血的风险。如服用华法林的头部外伤患者可能完全没有症状，或者被认为是低风险患者，其颅内出血的风险为 7%[22]，而超治疗性 INR 与初始 GCS 评分较低相关 [23]。服用华法林的轻度 TBI（GCS ≥ 13）患者延迟出血的风险为 0.3%～6%[24, 25]，而 INR ＞ 3.0 时风险更高 [25]。

（六）颅骨骨折

颅骨骨折与颅内出血有关 [26]，在 TBI 患者中死亡率较高，表明这些骨折是由更大的冲击力引起的 [27]。绝大多数凹陷性颅骨骨折是开放性或复合性骨折，可能导致感染、神经系统疾病、癫痫和死亡。患者通常会接受清创和颅骨凹陷性骨折修复术以降低感染风险。

颅底由额骨、颞骨、筛骨、蝶骨和枕骨组成。颅底骨折通常由高速损伤引起，可为线性或粉碎性，可伴有颅内组织、血管或眼眶损伤及脑脊液漏。为颅底骨折进行减压手术的指征是基于相关的颅骨损伤、长时间脑脊液漏或严重的脑神经或血管损伤而做出判断（图 3–3）[28]。

当评估一个疑似 TBI 患者时，病史和体格检查可以向临床医师提供关键信息，可以用以评估患者损伤的严重程度和可能的病情恶化，并指导临床决策。应向目击者（如有可能）和急救人员获取准确的病史，以了解患者受伤机制、意识丧失、精神错乱和呕吐的详细信息，以及标准的完整病史。最初

病史与体征

病史危险信号	体征危险信号
遗忘 新发癫痫 年龄＞ 60 岁 药物 / 酒精中毒 头痛 呕吐 抗凝血药或抗血小板药 危险受伤机制	精神状态改变 GCS ＜ 15 颅骨骨折的证据 锁骨以上外伤 神经功能缺损

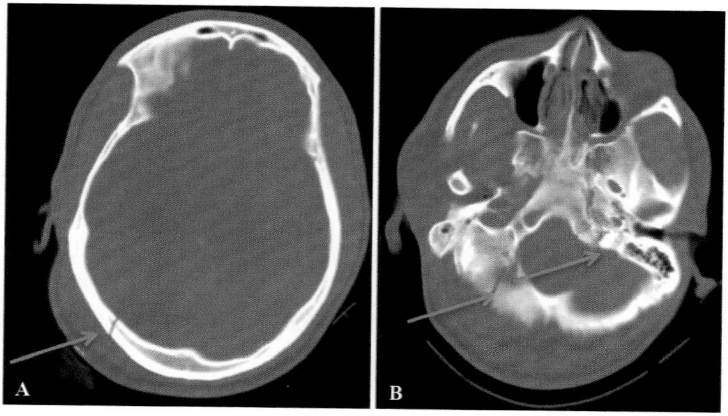

▲ 图 3-3　颅骨骨折

A. 显示右枕骨线形骨折；B. 显示枕骨至枕骨大孔和左颅底的骨折

的急诊创伤评估是按照 ABCDE 的顺序进行，A 为气道（airway），B 为呼吸（breathing），C 为循环（circulation），D 为运动障碍（disability）和 E 为暴露（exposure）。在进行初步评估并根据病情维持生命体征稳定后，应进行包含全面神经系统评估的体格检查，包括颅内压升高表现和 GCS 评分的评估，以及对颅外创伤的全面评估[29]。

包含在TBI分类之内的损伤疾病谱很广，而负责此类患者急性评估的临床医师面临最大的挑战，是那些神经系统完好无损，看起来很好，但可能有明显的潜在或进展性颅内损伤的患者。属于轻度TBI类别的患者，因为他们的表现不典型，可能会掩盖对进一步诊断措施、干预和随访的需求，最难以评估适当的治疗和处置方式。

针对伴有意识丧失的急性TBI患者，新奥尔良标准（New Orleans criteria，NOC）和加拿大头部CT规则（Canadian CT head rule，CCHR）确定了预测发生有临床意义的关键病史和体检因素。Haydel等根据接受了CT评估的520例头部外伤且GCS正常患者的病史和体格检查结果得出了NOC，随后在909例患者中进行了验证。短期记忆障碍史对有临床意义的TBI的阳性预测价值最高，其次是新发癫痫、年龄超过60岁、药物或酒精中毒、头痛、可见的外伤及呕吐。有锁骨以上外伤的证据也与有临床意义的TBI相关[30]。

Stiell等对加拿大10家大医院的3000多名GCS评分为13～15分的患者进行了CCHR的推导和验证，并得出5个高危因素和2个中危因素。这些因素与需要进行神经外科手术或临床重要脑损伤的CT表现有关。呕吐2次及以上的病史或年龄65岁及以上是2个高危因素，可高度预测有临床意义的TBI。撞击前30min以上的逆行性遗忘和危险受伤机制［行人被机动车撞倒、乘员被机动车弹出、从3英尺（0.91m）或5级楼梯上坠落、重物落在头部/轴向载荷上］都是中等风险的病史。可疑开放性颅骨骨折或颅底骨折是高风险的体征表现[31]。

四、儿童患者

在评估急性TBI时，儿童群体需要特别考虑。儿童头部外伤除了发生率高外，由于儿童无法遵循指令、无法配合影像学检查，以及对电离辐射暴露增加的顾虑等，使临床评估变得更加复杂[32, 33]。文献中描述了3种评估儿童头部外伤的基本临床决策规则（clinical decision rules，CDR），分别是加拿大儿童头部损伤断层扫描评估（Canadian assessment of tomography for childhood injury，CATCH）、儿童头部损伤重要临床事件预测算法（children's head injury algorithm for the prediction of important clinical events，CHALICE）和儿科急诊救治应用研究网（pediatric emergency care applied research network，PECARN）。

CATCH 决策规则是基于一项纳入了 3866 名 GCS 为 13～15 分、伴有 TBI 症状、0—16 岁儿童患者的多中心队列研究[34]。该研究发现，头痛恶化史和危险受伤机制［机动车车祸、高处坠落＞ 3 英尺（0.91m）、未戴头盔从自行车跌落］是关键风险因素，而颅底骨折征象、检体时躁动，以及大而柔软、波动的头皮血肿都是具有临床意义的 TBI 预测因素[34]。

CHALICE 研究评估了 22 772 名儿童患者[35]。研究观察的主要结局为有临床意义的颅脑损伤（包括因头部外伤死亡、需神经外科干预、CT 急性显著异常），次要结局为颅骨骨折及需住院治疗[35]。研究者根据病史、检查结果和受伤机制确定了 14 项标准，其中任何一项阳性对预测具有临床意义 TBI 的敏感性为 98%，特异性为 87%。意识丧失＞ 5min、顺行性或逆行性遗忘＞ 5min、异常或过度嗜睡、头部损伤后呕吐≥ 3 次、可疑非意外损伤、新发癫痫和危险受伤机制（如乘员或行人高速交通事故、自 9.8m 处坠落、被高速物体击伤）是具有临床意义的头部损伤最有力的预测因素。体格检查中，GCS 评分＜ 14，或＜ 1 岁儿童 GCS ＜ 15、可疑穿透性或凹陷性颅骨骨折或囟门张力升高、颅底骨折征象、神经功能缺损或瘀斑，以及婴儿头部肿胀或裂伤＞ 5cm，与具有临床意义的 TBI 相关[35]。

Kuppermann 等制订了 PECARN 预测规则，用以识别发生有临床意义的 TBI 风险极低、可能不需要行 CT 检查的儿童[36]。42 412 例头部外伤后 24h 内出现 GCS 为 14 或 15 分、年龄＜ 18 岁的患者被纳入这项多中心队列研究。患者分为 2 组：＜ 2 岁组和≥ 2 岁组。该研究分析了神经外科干预和具有临床意义 TBI 的 CT 阳性结果。在＜ 2 岁年龄组中，确认标准对具有临床意义的 TBI 的敏感性为 100%，特异性为 53.6%，对于≥ 2 岁年龄组，其敏感性为 96.8%，特异性为 58.2%。决策算法在 2 个年龄组中均识别出了 100% 需要神经外科干预的患者。对于 2 岁以下的儿童，相关因素包括意识丧失≥ 5s、行为表现异常或危险受伤机制［车祸致患儿弹出、同乘人员死亡、翻车、机动车撞上没有头盔的行人/骑自行车者、高处坠落＞ 3 英尺（0.91m）、高速运动物体撞击头部]。对于2岁及2岁以上的儿童，意识丧失史、严重头痛、危险受伤机制和呕吐史与具有临床意义的TBI相关。体格检查方面，当患者出现意识状态改变、GCS < 15、2岁以下儿童存在明显的颅骨骨折或非额叶血肿，或2岁及以上儿童存在颅底骨折征象时，需行CT检查[36]。

比较这三种临床决策规则的诊断准确性，Easter等发现PECARN规则识别了所有具有临床意义的TBI，与CATCH和CHALICE的敏感性91%和84%相比，其敏感性最高，为100%；CHALICE的特异性最高，为85%，PECARN为62%，CATCH为44%（PECARN规则见图3-4）[37]。

五、急诊室诊断检查

对于那些受伤严重伴有明显神经系统异常的患者，在稳定后大多需要神经影像学检查，而且明确诊断并不困难。本节将重点讨论对于轻度头部损伤患者如何更好地明确诊断，以及如何给予最佳的初步评估和治疗。

为了更好地对具有轻微症状和体征的成人急性TBI患者进行临床评估，临床医师应依靠循证流程。如前所述，对成人研究最多、应用最广泛的两个研究是NOC和CCHR（表3-1和表3-2）。

自从这两个决策规则建立以来，人们对其进行了无数次的评价和比较。然而，在定义轻度TBI方面因为缺乏共识、临床环境的国际差异、不同的纳入标准和研究设计等都使数据间的比较变得复杂。

Stiell等对2707名患者进行前瞻性队列研究，以比较CCHR和NOC在预测神经外科干预（主要结果）和有临床意义的脑损伤（次要结果）方面的临床效果。对于GCS为15分的患者，CCHR和NOC对预测神经外科干预的敏感性为100%，而CCHR的特异性优于NOC，分别为76.3%和12.1%。类似地，CCHR和NOC对预测具有临床意义的脑损伤的敏感性均为100%，而CCHR特异性优于NOC，分别为50.6%和12.7%[38]。

Bouida等对一项纳入了1582例患者的观察性队列研究显示，CCHR对主要终点指标（神经外科干预）和次要终点指标（脑CT发现有临床意义的脑损伤）的敏感性（100% vs 82%）和特异性（60% vs 26%）均高于NOC[39]。

因此，总体而言，研究数据表明，CCHR比NOR具有更高的敏感性和

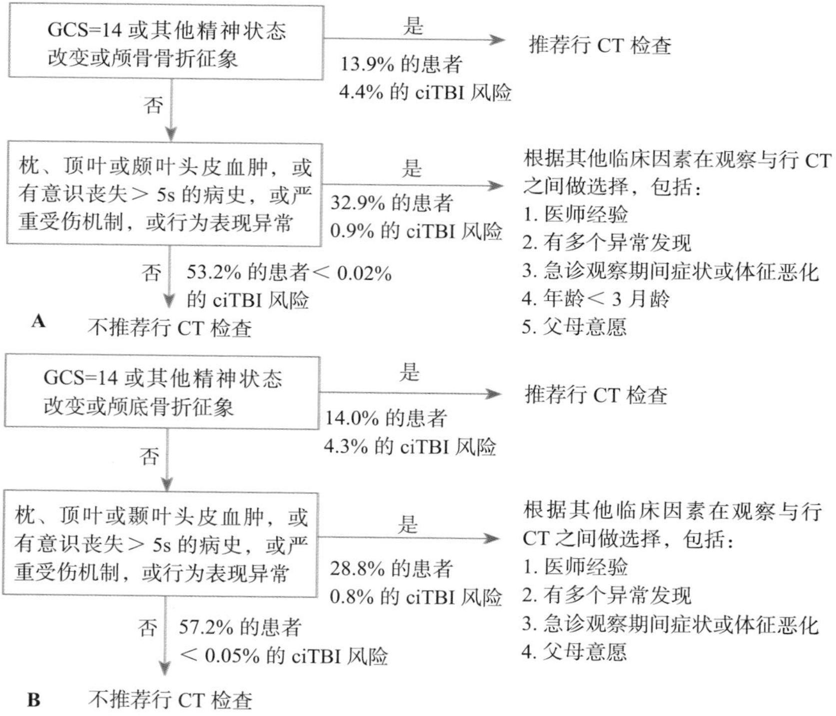

▲ **图 3-4　摘自第 1168 页：适用于（A）2 岁以下儿童和（B）2 岁及以上儿童的 PECARN 决策规则（经 Elsevier 许可）**[36]

ciTBI. 有临床意义的 TBI

特异性，应当被选用于识别需要行 CT 扫描的轻度 TBI 成人患者。然而，来自东部创伤外科协会（Eastern Association for the Surgery of Trauma，EAST）的实践管理指南建议，对于所有强烈怀疑脑损伤的成人患者，如有“意识丧失或其他轻度 TBI 临床征象”者，均应进行脑 CT 检查[40]。他们将轻度 TBI 定义为钝性外力引起的急性脑功能改变，伴有 GCS13～15 分、意识障碍

表 3-1　新奥尔良标准（NOC）

GCS 15 分的轻度头部外伤患者符合下列任何 1 项则需行头部非增强 CT
1. 头痛
2. 呕吐
3. 60 岁或以上
4. 药物或酒精中毒
5. 持续性顺行性遗忘
6. 锁骨以上肉眼可见的外伤
7. 新发癫痫

改编自 Haydel 等 [30]

表 3-2　加拿大头部 CT 规则（CCHR）

意识丧失、遗忘或意识错乱后 GCS 评分为 13～15 分的轻度头部损伤患者出现下列任何 1 项时需行头部非增强 CT
需神经外科干预的高危因素
1. 伤后 2h GCS 评分低于 15 分
2. 疑似开放性或凹陷性颅骨骨折
3. 任何颅底骨折征象
4. 2 次或多次呕吐
5. 65 岁或以上
需 CT 扫描检测脑损伤的中危因素
6. 撞击前 30min 以上的逆行性遗忘
7. 危险受伤机制

改编自 Stiell 等 [31]

＜ 30min 及创伤后失忆＜ 24h。因此，这些指导方针建议在医疗资源有限的情况下，只选择高危患者行脑 CT 检查 [40]。

老年人 TBI 发病率高，而抗凝治疗则使之更加复杂 [41]。凝血功能障碍是 TBI 评估中一个非常重要的混杂因素，因而美国急诊医师学会建议，即使头部外伤患者无意识障碍史或创伤后遗忘，也应将凝血功能障碍作为进行 CT 检查的决定因素 [42]。比较接受不同抗凝治疗方案（阿司匹林、氯吡格雷或华法林）的头部外伤患者的预后，发现华法林是死亡的独立危险因素，而所有抗凝血药物的应用均与颅内出血风险增加相关[43]。比较 GCS 15 分占大多数（71%）的头部外伤患者群体使用氯吡格雷和华法林的即刻和迟发颅内出血风险，发现氯吡格雷与即刻出血相关，而华法林更容易导致迟发出血[44]。无论损伤严重程度如何，目前的证据支持对钝性头部损伤且接受抗血小板或抗凝血药治疗的患者均应进行常规头部 CT 扫描，但仍需要进一步的研究，特别是与非维生素 K 口服抗凝血药治疗相关的研究。

六、儿科

鉴于 PECARN 规则的敏感性更高（100%），而 CATCH 和 CHALICE 的敏感性分别为 91% 和 84%。临床医师应该使用 PECARN 规则指导家庭参与临床决策，并确定哪些儿童需要神经影像学检查。

七、急诊室处理流程

TBI 的治疗策略取决于损伤的程度和类型。最初的评估包括评估和稳定患者的气道、呼吸和循环，通常以标准化创伤治疗方案为指导。必须避免低血压，以保持脑灌注压＞ 50～60mmHg，保证通气以维持血氧饱和度，避免缺血性脑损伤[45]。

对于中度（GCS 9～13 分）或重度（GCS ≤ 8 分）TBI 患者，首要任务是维持患者病情稳定并获取神经影像学检查。确定诊断后，应评估及时行神经外科治疗的可能性。维持稳定的措施包括颅内压升高的评估和处理，以及及时的神经外科会诊。

在对疑似重度 TBI 患者进行初步评估时，在无禁忌的情况下，应将床头抬高至≥ 30° 以促进脑静脉回流[46]。应控制体温，避免发热。复苏时应优先使用等渗或高渗液体，并尽量减少刺激，如吸痰等，以避免引起颅内压进一步升高[45]。对于需要紧急手术的患者来说，过度通气使二氧化碳分压（$PaCO_2$）降至 30～35mmHg 是一种有效的暂时性措施，该方法最多可以维持 2h[47]。

颅内压急性升高可使用高渗制剂治疗，包括高渗盐水和甘露醇，两者疗效可能相当[48, 49]。甘露醇的剂量为 0.5～1g/kg 静脉快速输注，可经周围静脉给药，每 4～6h 可重复应用，并应在血清渗透压监测下使用[49]。高渗盐水和甘露醇也可联合应用。浓度＞7.5% 的高渗盐水最好通过中心静脉导管给药[45]。

异丙酚降低脑氧代谢率和脑血流量，也是降低颅内压的有效手段，是 TBI 患者插管和镇静维持的较好选择[50]。可给予 1～3mg/kg 的负荷剂量，然后调整为静脉持续输注，剂量的上限为 200μg/（kg · min）。异丙酚最常见、可预见的不良反应是循环抑制。为防止脑灌注不足，可能需要给予患者静脉输液或升压药。此外，异丙酚输注综合征是发生于输注剂量＞100μg/（kg · min）、持续时间超过 48h 后出现的罕见不良反应[45]。发生代谢性酸中毒、心功能不全、横纹肌溶解症和高三酰甘油血症警示临床医师应注意这种可能致命的情况[45, 51]。如果经过这些保守治疗后患者病情无改善，应考虑挽救性神经外科减压治疗。

如果经过上述努力，患者病情仍然很差，且患者不适合手术治疗，那么其他干预措施可能有利于患者，但也会带来额外的风险。中度低温（目标核心温度 32～34℃）可降低颅内压，但也可能导致心律失常、电解质紊乱和凝血障碍[45]。过度通气至轻度或中度低碳酸血症（$PaCO_2$ 25～35mmHg）可引起脑血管进一步收缩，但维持超过 6h 后将很难改善病情，反而可能加剧缺血性损伤[45, 52]。最后，巴比妥类药物的使用存在争议，支持其使用的证据有限[45, 53]。

八、临床检查

生物标志物

脑损伤可导致轴突被剪切，引起神经元轴突损伤并释放可穿过血脑屏障的蛋白质。S-100B 蛋白是研究最多的蛋白质之一。2008 年美国急诊医师学会临床指南显示，仅有有限的数据支持其用于识别无须CT扫描的TBI患者，并且作为临床资料的补充，将来其可能用于识别特定人群中的低风险患者[54]。业已研究了许多其他标志物，并发现它们与 TBI 患者的死亡率有关。这些标志物代表了在损伤处置研究领域中活跃的、进行中的范畴，但它们的地位尚未得到确定[55]。

九、神经影像学检查

（一）CT

CT 扫描是急性 TBI 患者明确需要紧急神经外科干预的颅内出血和（或）脑肿胀的首选影像学检查方法 [56]。考虑到 CT 对颅骨骨折的敏感性更高，当有 CT 时，X 线摄影对 TBI 患者的评估没有任何作用 [54, 57]。

脑挫伤在初始 CT 上可能表现并不是很明显，但在后续的影像学检查中往往会逐渐加重而变得明显 [14]。脑挫伤的 CT 表现涵盖了从小的点状出血到大而伴有占位效应和移位的实质内血肿。挫伤与 DAI 的区别在于挫伤累及皮质表面，而 DAI 是皮质下的损伤 [14]。新的证据表明，CT 可能在 DAI 的诊断中起一定作用。例如，已知在初始 CT 上出现的脑室出血是后续 MRI 上出现 DAI 的标志 [58]。

临床医师必须高度警惕脑血管损伤。虽然脑血管损伤相对罕见，这些患者往往最初无症状，但未经治疗的脑血管损伤有很高的发病率和死亡率。CT 脑血管造影是首选的影像学检查方法，对于存在初始 CT 无法解释的神经功能损害患者应予以考虑 [59]。

（二）MRI

MRI 在急性脑损伤患者急诊评估中尚未得到广泛应用，而是用于存在持续性神经功能缺损患者的预后评估 [60]，明确 CT 无明显异常者神经功能缺损的原因，或更好地显示初始 CT 中的异常 [56]。不过，在儿童人群中快速获取 MRI 影像的成功率越来越高。最近的研究提示，可将这项技术应用于 TBI 患者——尤其是儿童人群。MRI 对 TBI 和颅内出血诊断的敏感性与 CT 一样，但对颅骨骨折的敏感性较低 [61]。对于伴有事件后意识丧失、GCS 为 14～15 分的轻度 TBI 患者，有 75% 在 MRI 上有脑实质内病变，而初始 CT 漏诊了其中的 50%[62]。

在检测脑挫伤时，MRI 比 CT 更敏感。对于识别脑挫伤导致的脑组织水肿液体衰减反转恢复成像（fluid-attenuated inversion recovery，FLAIR）比 T_1 和 T_2 加权成像更敏感（图 3-5）[14]。

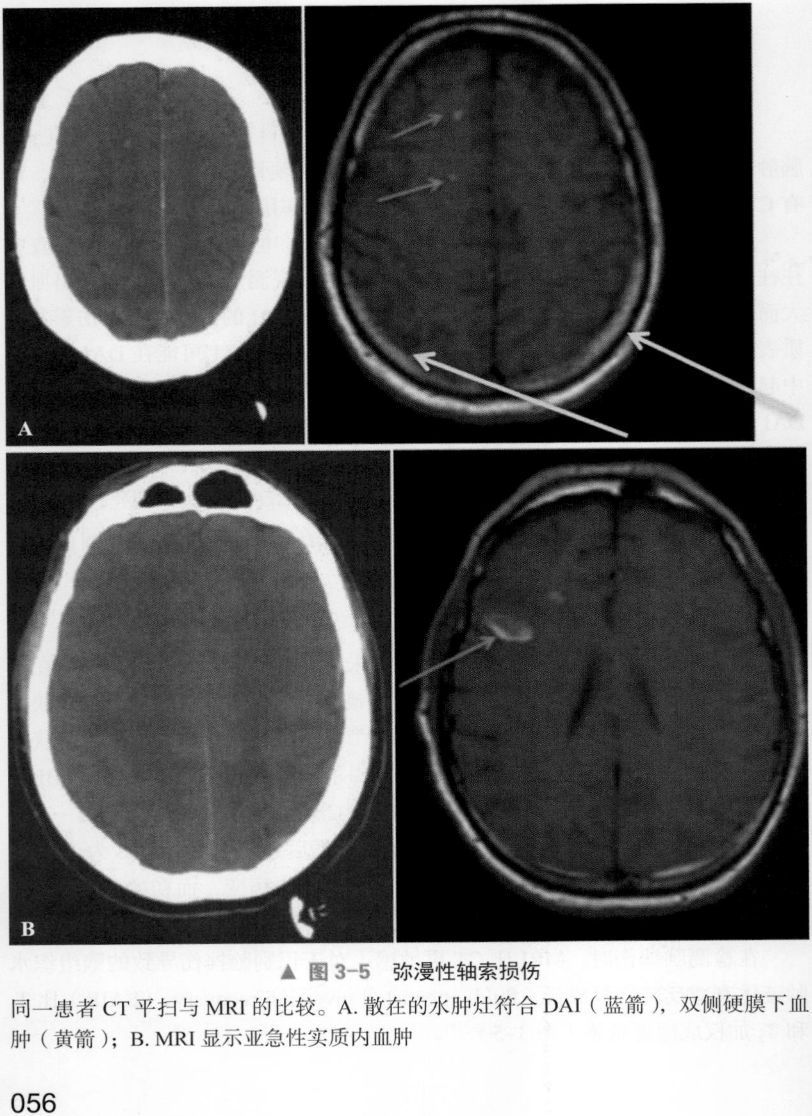

▲ 图 3-5　弥漫性轴索损伤

同一患者 CT 平扫与 MRI 的比较。A. 散在的水肿灶符合 DAI（蓝箭），双侧硬膜下血肿（黄箭）；B. MRI 显示亚急性实质内血肿

十、脑震荡后综合征

脑震荡后综合征（post-concussion syndrome，PCS）是在最近经历过头部受伤的人们中发现的一系列症状。症状可以分类为躯体、认知、情绪和睡眠等方面的问题[63]。躯体问题包括头痛、恶心、呕吐、平衡和视觉问题、头晕、疲劳，以及对光或噪声的敏感、麻木或刺痛和感到头昏眼花或眩晕。认知障碍包括感觉精神上“模糊”，语言不流利，难以集中注意力，执行、判断、处理、记忆、跟踪或理解困难。情绪问题包括易怒、悲伤和紧张。睡眠问题包括嗜睡、睡得比平时多或少及入睡困难。有研究表明，分别有15%和30%的轻型TBI患者在伤后1个月和3个月符合PCS的标准[64-66]。还有研究估计高达50～80%的轻型TBI患者在伤后3个月符合PCS的标准[67, 68]。一项研究表明，43%的轻度TBI患者在伤后5d左右符合PCS标准[69]。由于脑震荡后综合征的高患病率，临床医师提醒急诊出院的急性TBI患者可能会出现PCS症状是很重要的[70]。治疗上给予对症支持治疗，其中包括让大脑休息，即避免或最小化地面对屏幕（电脑、手机、平板等），还可以应用止吐药和非阿片类镇痛药进行对症治疗。

十一、急诊后处置

有研究表明非神经外科中心的患者比神经外科救治中心患者死亡率高26%，故所有严重头部外伤的患者都应该收住入院或转诊到神经外科救治中心[71]。

尽管大约1/3的中度TBI患者初始CT扫描为阴性，但这些患者仍有较高的远期并发症和神经心理功能障碍的风险。考虑到脑损伤的可逆性，这些患者应该被收治或转送到一家具备头部损伤专业的医院[72, 73]。

有大量数据表明，GCS 14～15分、CT阴性的轻度TBI儿童和成人，在没有其他系统损伤或神经功能缺损的情况下，都可以安全出院[40, 54, 74, 75]。但也有研究警告，GCS 14分的患者具有显著的临床异质性和更差的临床结局，故这些早期出院指南只适用于GCS 15分的患者[76, 77]。然而，考虑到接受抗凝治疗的轻度TBI患者，特别是INR > 3.0的华法林使用者，其具有迟发性颅内出血的风险，有必要对其进行一段时间的观察。患者出现任何新症状则需复查 CT，以确定是否发生迟发性颅内出血[23, 25, 78]。

十二、经验

- 使用临床决策规则来识别发生具有临床意义的颅内病变风险低的患者。
- 初次 CT 扫描阴性、GCS 15 分、无凝血障碍患者可安全出院。
- 初次 CT 扫描呈阴性的中度 TBI 患者，应收入具有神经外科专科的机构。
- 进行抗凝治疗的患者，尤其是 INR 升高的患者，迟发性出血的风险更高。

十三、教训

- GCS 为 13 和 14 分的患者往往不同于 GCS 15 分的患者，即使其初始头部 CT 为阴性，也可能有较差的临床结局。
- GCS 为 9～13 分、初始 CT 为阴性的患者发病率相对较高，应入住专科中心。

第4章 抽搐发作

Seizure Activity

Claire S. Jacobs　Imoigele P. Aisiku　著

田　野　马燕娟　译

孙秀梅　周建新　校

一、病例分析

患者男性，66岁，小肠腺癌远端切除和化疗术后、高血压、高脂血症、糖尿病、神经病变，口服初级保健医师为处理慢性疼痛开具的麻醉性镇痛药。在妻子发现呼之不应后由急救车送入，最后一次看到患者是3h前，当时状态良好。生命体征中动脉血压138/79mmHg、心率87次/min、呼吸20次/min、呼吸室内空气时动脉血氧饱和度为95%。体格检查发现患者意识模糊，环顾四周，但失语无言语产生，不能遵嘱，全身无力以右侧为著。家属不在床旁。

启动脑卒中诊治方案。国立卫生研究院脑卒中量表评分为10分。并进行以下实验室检查：指尖血糖，含钙、镁和磷的基础代谢检查，全血细胞计数，肝脏检查，凝血酶原时间/国际标准化比值，尿液和血清毒理学检测。急诊头颈CT和CT血管成像为阴性。由于患者无法保持静止和遵嘱，因此未获得完整的头颅MRI影像，但DWI和ADC序列未显示急性梗死。床旁脑电图（EEG）未见癫痫发作，但可见双侧弥漫的θ/δ慢波。其妻赶到后反映，因为患者担心使用麻醉性镇痛药会产生阿片类药物成瘾，已经开始使用“大麻”来缓解疼痛。其子在电话中称，患者已开始使用在网络上购买的合成大麻素。入院 2h 后，患者的运动障碍缓解，语言间断改善（遵嘱、主动、言语流利），但仍处于无法集中或持续集中注意力的状态。患者被转至急诊室观察单元并进行监测，直至其意识恢复至基线水平。患者被诊断为由于使用合成大麻素而导致的急性中毒性脑病，建议避免使用这些物质，并转诊至疼痛专家。

该病例展示了对患者出现突发的精神状态、感觉或运动功能变化时进行检查和处理所面临的许多挑战。这些病例的鉴别诊断范围很广，所需干预的程度取决于疑似的病因。该患者首先被评估了紧急状况，如颅内出血、缺血性梗死、心脏急症和癫痫发作，并根据其进展的临床表现和可用的资料修正诊断。

本章将讨论抽搐发作、类抽搐发作、可能出现抽搐发作的患者评估，强调既往史、检查和评估中可能有助于区分抽搐发作和类抽搐发作的要点，以及癫痫持续状态的处理。

二、抽搐和癫痫

抽搐是由于皮质神经元活动异常导致的行为或神经功能的不自主变化。癫痫则是一种慢性疾病，特征为反复的非刺激性抽搐发作。在美国，高达 10% 的人群在其一生中会经历抽搐，抽搐也占到了每年急诊就诊量的 1%～2%[1, 2]。2010 年，国际抗癫痫联盟（International League Against Epilepsy，ILAE）发布了基于抽搐的临床表现和脑电图结果修订的抽搐和癫痫分类（表 4–1），在 2017 年发布更新的版本[3]（更新版本可在 http://www.ilae.org/Visitors/Centre/Definition_Class.cfm 获取）。抽搐的症状和临床表现（即症状学）与涉及的皮质和网络区域相关[4-6]。癫痫患者经历刻板性事件，即每次抽搐发作时的先兆和症状学无显著差异。先兆可能表现为恶心、焦虑/恐惧、“上腹部抬高”感、记忆错乱、视物变形或听觉或嗅觉幻觉（通常是难闻的气味，如臭鸡蛋）。目击者称可能见到刻板运动和（或）认知功能异常或意识障碍，如活动停止、凝视、无目的行走或无目的的自动症（抓衣服或床单、嘴唇紧绷）。局灶性发作（既往称部分性发作）是指“起源并局限于一侧半球网络”的癫痫发作；抽搐可能一直局限于一侧半球或继发全面性

表 4-1　抽搐发作分类[3]

无认知障碍特征的局灶性发作（单纯部分性）	局灶性发作伴有认知障碍特征（复杂部分性）	原发性全面性发作
➢ 局灶性活动 ➢ 局灶性感觉 ➢ 精神症状 ➢ 躯体感觉 ➢ 自主神经症状	➢ 由无认知功能障碍特征的局灶性发作演化而来 ➢ 发病时出现认知障碍特征 ➢ 无认知障碍特征的局灶性进展为全面性 ➢ 有认知障碍特征的局灶性进展为全面性 ➢ 无认知功能障碍特征的局灶性进展为有认知功能障碍特征的局灶性再进展为全面性	➢ 失神性 ➢ 肌阵挛性 ➢ 阵挛性 ➢ 强直性 ➢ 强直 - 阵挛性 ➢ 失张力性

发作[3]。局灶性发作可以根据发作时是否伴随精神状态或意识改变进一步进行分类，无认知障碍特征的局灶性发作，即无意识损伤，以前称为单纯部分性发作；有认知障碍特征的局灶性发作，即有意识损伤，以前称为复杂部分性发作。术语“认知障碍特征”是指意识损伤或者意识或觉醒水平的变化，如凝视或反应性降低。仅当继发全面性发作时才会发生意识丧失（loss of consciousness，LOC）。局灶性发作通常局限在 3min 或更短的时间内，无认知障碍特征的局灶性发作后会迅速恢复至基线水平。患者出现有认知障碍特征的局灶性癫痫发作后可能会出现持续 1h 的头痛、意识模糊、疲倦或嗜睡。

全面性发作　是指异常神经元放电“起源于双侧大脑网络中的某一点并迅速扩散”[3]。它们通常具有潜在的遗传病因。全身性发作可分为失神性、肌阵挛性、强直性、强直 - 阵挛性和失张力性抽搐发作。

失神性发作　表现为短暂的运动活动暂停（5～15s），临床上可能表现为轻微的凝视或言语停顿，随后恢复正常活动，对发作不能回忆。它们几乎总是从儿童时期就开始，在青春期缓解，但也可能持续至成年。

肌阵挛性癫痫 快速、痉挛性运动（通常为上肢屈肌），经常在睡醒后不久发生。患者可能在出现全身强直阵挛性发作，并在接受脑电图检查之前都无法被诊断。

全身强直阵挛性发作（generalized tonic–clonic seizures，GTC） 强直性伸展，有时起初伴有“惊叫”（不自主的呼吸肌肉收缩），然后在逐渐减慢至停止前进展为节律性、同步阵挛性四肢抽搐，随后是发作后期。患者可能发生全面性发作，本质上主要为阵挛性或强直性。

失张力性发作 突然失去张力，常导致跌倒和损伤。

诱发性抽搐 诱发性抽搐是指存在 1 种或多种的因素能够降低抽搐发作阈值，使患者更易发生抽搐发作。这可能发生在有或没有潜在癫痫的患者中。诱发性抽搐通常表现为 GTC，但在已经存在神经损伤的情况下可能发生局灶性发作。由于治疗主要涉及解决和纠正（如果可能的话）潜在的诱发因素，因此诱发性抽搐发作的诊断很关键。患者可能需要对症的短期抗癫痫药物治疗，但通常不需要长期服药。常见的诱发因素见表 4–3。

癫痫持续状态（status epilepticus，SE） 传统上被定义为癫痫发作延长或集中性发作，至少 30min 内未恢复至基线水平。SE 死亡率为 7%～40%，全面性 SE、持续时间长、患者年龄较大和伴随疾病（如脑卒中、中枢神经系统感染或恶性肿瘤或缺氧性脑损伤）能够预测不良结局 [7]。并发症包括缺氧、低血压、酸中毒、高热、横纹肌溶解和神经元损伤。早期积极的药物干预，以及由急诊团队、神经科医师和住院部共同参与的协作方案有助于获得良好的结局。

旨在降低发病率和死亡率的 SE 修正定义为癫痫发作持续 5min 以上，或 2 次及以上癫痫发作未恢复至基线水平 [7, 8]。SE 可表现为局灶性发作伴或不伴有认知障碍特征、全身强直阵挛性发作、失神性发作，或非惊厥性亚临床癫痫发作。大多数病例是由于改变药物或漏服药物，以及无癫痫病史的患者由于脑卒中或其他获得性脑损伤所致。难治性 SE（refractory SE，RSE）是所有 SE 患者中严重的潜在并发症，定义为尽管早期使用足量的苯二氮䓬类药物并随之给予合理的抗癫痫药物，但仍存在持续的临床或脑电图抽搐发作。

三、鉴别诊断

精神状态阵发性变化的鉴别超出了抽搐发作的范畴，部分疾病如下所示[9-12]。

- 癫痫发作
  - 诱发性。
  - 非诱发性。
- 心血管事件
  - 脑卒中或短暂性脑缺血发作（transient ischemic attack，TIA）。
  - 晕厥 / 先兆晕厥、惊厥性晕厥。
  - 心律失常。
- 精神病学病因
  - 心因性非癫痫发作。
  - 惊恐发作。
  - 分离性神游症。
- 短暂性全面性遗忘（transient global amnesia，TGA）
- 偏头痛和（或）先兆偏头痛
- SAH/CAA 引起的皮质扩散性抑制
- 代谢紊乱（毒品、药品）
- 运动障碍
  - 抽搐。
  - 原发性肌阵挛。
- 睡眠障碍

脑卒中和短暂性脑缺血发作（TIA） 是神经系统急症，可表现为阵发性精神状态改变或新发局灶性神经系统症状或缺陷。可以表现为感觉或运动缺陷，主诉眩晕或“无法表达”，或意识水平改变。脑卒中和 TIA 常引起神经功能缺损（阴性症状如无力、麻木），而癫痫发作常与阳性运动或感觉症状（抽搐、感觉异常）相关。

晕厥和先兆晕厥 是常见的类抽搐发作，尤其是在老年患者中，它通常由容量状态、心脏病或家族性自主神经异常（如血管迷走性或直立性低血压）引起，由脑灌注减少导致[11]。既往史的提示特征包括高血压、冠状动脉疾病、胸痛、贫血、神经病变、帕金森病、多系统萎缩（multisystem atrophy，MSA）或体位性低血压，或猝死家族史。前驱症状包括头晕目眩、视力变暗或“管状”视野、听力下降、恶心或出汗，可能预示该疾病，目击者可能注意到在发作时出现出汗和苍白。诱发因素包括突然的体位改变（如由坐至站）、长时间站立、运动（尤其是在炎热的天气）、咳嗽、排便用力、排尿或暴露于疼痛刺激。晕厥事件持续时间很短，一旦脑灌注恢复，患者在数秒内恢复意识，不会出现持续性嗜睡、意识模糊或局灶性缺陷。患者在事件过程中失去姿势张力，但在“惊厥性晕厥”的情况下，目击者可能描述意识丧失之后约 15s 的小振幅、多灶性“颤抖”或“抖动”；这些运动并非由癫痫引起[13, 14]。

心因性非癫痫性发作（psychogenic non-epileptic seizures，PNES） 之前称为“假性癫痫发作”，在临床上类似于癫痫发作，但无潜在的异常电活动[15]。以女性为主，患者可能有创伤后应激障碍、抑郁或虐待史[16, 17]。值得注意的是，PNES 并非装病，而是一种更类似于转换障碍或分离发作的功能性神经系统疾病[18]。鉴别 PNES 和癫痫发作可能很困难，诊断通常需要转诊至神经内科医师进行常规和视频脑电图监测[15, 19]。增加抗癫痫药物剂量，患者可能会出现发作频率增多或持续时间延长。PNES 与癫痫发作不同，其持续时间可能更长，严重程度时强时弱，导致舌尖咬伤，并涉及伴意识保留的不同步或双侧惊厥和眼睑紧闭（而不是睁眼，像癫痫事件）。让神经内科医师参与诊断过程是必要的，对这些患者的护理往往涉及多学科，包括神经病学、精神病学、社会工作等。

短暂性全面性遗忘（transient global amnesia，TGA） 一种急性发作的自限性遗忘症（顺行性，具有较小成分的近期逆行性），临床特征为检查正常和除了重复提问的“迷惑”状态（如“发生了什么”，以及“我为什么在这里”）以外的行为也正常。患者仅以自我为导向，症状在 24h 或更短时间内消退，患者恢复形成新记忆的能力。尽管他们遗忘的时期缩短了，但这并不能完全解决问题。诱发因素包括体力消耗或强烈的情绪体验，如与配偶的激烈争吵。发病后 24～48h 内 MRI 成像中的 DWI 可显示海马点状病灶，但诊断是临床性的，并非基于实验室或 MRI 结果[20]。处置包括随时间推移不断地重新定位和观察，直至恢复至基线。具有显著血管风险因素或非典型表现的患者应进行脑卒中检查。

偏头痛 可表现为单纯头痛、单纯先兆（非头痛性偏头痛）或伴有先兆的“经典偏头痛”。体格检查和实验室检查正常，但偏瘫性偏头痛患者可能出现面部和四肢的单侧感觉或运动症状、视觉症状、失语、构音障碍或轻度意识模糊。头痛可发生在其他症状之前或之后，也可能不存在，完全消退可能需要 24h[21]。由蛛网膜下腔血液刺激引起的皮质扩散性抑制可表现为异常的运动或感觉现象，例如，脑静脉窦血栓形成或脑淀粉样血管病（cerebral amyloid angiopathy，CAA）中的血管脆弱引起的蛛网膜下腔出血（subarachnoid hemorrhage，SAH）[22, 23]。诊断依据临床病史和影像学检查证实 SAH。

运动障碍 抽搐、肌张力障碍或原发性肌阵挛，表现为意识保留和刻板、重复的运动。

睡眠障碍 跌倒发作（发作性睡病 - 猝倒症）、涉及与梦境相关的复杂运动的快速动眼期睡眠行为障碍，当患者醒来时能够停止，或催眠性抽搐。

四、病史

将癫痫性抽搐从类抽搐发作中区分出来十分具有挑战性。患者的病史、药品清单和事件见证人的第一手描述至关重要[10]。准确的诊断对于提供适当的治疗非常关键，诊断依赖于一线接触者提供的信息（表 4–2）。

病史中的关键点如下所示。

- 临床前驱症状？抽搐发作，如患者可能会出现前期、短暂的先兆或局灶性神经症状，尽管患者可能不记得事件本身。晕厥，如数分钟至数小时的前驱症状，见证者会观察到患者面色苍白或出汗。偏头痛先兆，如刻板运动，持续数分钟至 1h，可伴有或不伴有头痛。
- 阵发性发作？患者在发作时做了什么？症状演变的速度如何？癫痫发作表现为迅速出现先兆或临床体征。先兆晕厥/晕厥的典型特征为事件后的快速临床变化。对于脑血管事件（TIA、脑卒中、SAH），发

表 4-2　区分抽搐发作和类抽搐发作

	抽搐发作	晕　厥	心因性非癫痫发作（PNES）
前驱症状	短暂	数分钟至数小时的头晕目眩、恶心、胸痛、心悸、出汗或感觉发热	多变
起始	阵发性，± 先兆	阵发性超过数秒	多变
既往事件?	±	±	±
不良事件描述	数秒至 3min 眼睛睁开 ± 头部偏差 ± 凝视偏差 ± 舌侧咬伤 ± 尿失禁 同步的身体运动	发汗，开始时苍白 姿势性张力突然丧失 ± 短暂抽搐伴意识丧失	多变，时间通常会延长（> 3min） ± 递增 / 递减周期 头侧间移动 眼睛闭合 ± 舌尖咬伤 身体运动不同步 异常运动，如骨盆挤压 发作期间交互 / 响应
诱发因素?	睡眠不足 全身性疾病 / 发热 月经 酒精过量 吸毒 压力增加 抗癫痫药物不依从 近期医学变化	脱水 在温暖天气下长时间运动 长时间站立 突然的体位改变 排尿、排便费力 液体或电解质急剧变化（如血液透析）	± 病史中的急性应激源

（续表）

	抽搐发作	晕　厥	心因性非癫痫发作（PNES）
恢复至基线	延迟 发作后嗜睡和意识模糊 对临床上明显的事件和之前时刻的有限回忆 ± 发作后头痛 ± 发作后麻痹	迅速移除触发因素 仍处于意识丧失状态	多变，可能会有所延长
相关既往史		心力衰竭导致心源性猝死 心脏病史 高血压 慢性肾病 —血液透析 —近期 / 错过血液透析治疗 糖尿病 感染 药物 / 酒精使用	情感障碍 精神病史

改编自参考文献 [12]

病通常也是立刻发生的。

- 这是首次事件么？患者和家属可能不了解既往发作或无法认识到其意义。询问儿童时期的热性惊厥史，青少年或青年时期肌阵挛抽动发作史，睡眠中奇怪行为的“发作”史，夜间尿失禁史，醒时发现新发的舌或颊咬伤史，醒时异常疲劳和麻木史，晨起床单杂乱，儿童时期的凝视发作史或在学校“注意”困难史，或对闪烁的灯光或阴影敏感史。有类似事件既往史的晕厥患者值得进行心血管评价。
- 事件是什么样子？癫痫患者和（或）其家庭成员通常能够详细描述事件，并确定其是否与既往抽搐发作显著不同。PNES 患者可能有几种不同的类型，一些患者（但并非所有）了解他们是否正在经历 PNES。对于首次发生事件的患者而言，全面描述事件至关重要。如“癫痫发作”或“她的眼睛向后翻转”之类的描述没有特别帮助。关键点包括局灶性发作与全身性发作、伴异常运动的突发性意识丧失、症状的偏侧性、头偏斜、凝视偏斜，以及运动症状如何随时间演变（即僵硬期后出现缓慢的抽搐性运动，提示 GTC）。站立过快后出现意识丧失伴有少许抽搐运动，可能为痉挛性晕厥。
- 事件的诱发因素？表 4–3 列出了常见的抽搐诱发因素。癫痫患者通常非常熟悉其抽搐发作的诱发因素，但可能并不知道某些药物，如抗生素，即使在具有抗癫痫药物依从性的情况下也可降低其抽搐发作的阈值。常用的处方药在使用或停药时可能诱发抽搐。例如，即使没有基础抽搐发作的患者，苯二氮䓬类药物戒断会引起抽搐发作。酒精相关抽搐发作更可能发生在戒断期间而不是中毒期间，因此血液酒精水平（blood Alcohol level，BAL）可能正常。酒精（或乙二醇、甲醇）中毒可能导致癫痫发作；这些药剂通常不包括在标准毒理学筛查中，因此血清渗透压间隙升高或异常动脉血气可能是唯一的线索。一氧化碳中毒通常仅在碳氧血红蛋白水平＞ 50% 时才会引起抽搐发作。其他常见的违禁品包括兴奋剂，如可卡因、甲基苯丙胺和 MDMA（3，4–甲烯二氧基甲基苯丙胺，又名摇头丸），但也可能是较新的、更具异质性的物质，如“浴盐”（可能含有结构上与 MDMA 相似的化合物）

表 4–3　与诱发性癫痫发作相关的常见因素

原发性神经触发因素	全身因素	可引起癫痫发作或降低癫痫发作阈值的药物
• 头部创伤 • SAH/SDH/ 硬膜外血肿 • 神经外科干预 • 占位性病变 • 静脉窦 / 皮质静脉血栓 • 血管畸形 • 脑膜脑炎 • CNS 脓肿 • HIV 脑病 • 高血压性脑病 / PRES • 子痫	• 睡眠不足 • 发热/全身性疾病 • 压力过大 • 药物或酒精中毒/戒断 • 代谢紊乱 – 低血糖或高血糖 – 低钠血症 – 低钙血症 – 低镁血症 – 高渗状态 – 肝性脑病 – 尿毒症 – 甲状腺功能亢进 – 卟啉病	• 镇痛药（哌替啶、曲马多） • 麻醉药（丁哌卡因、利多卡因、普鲁卡因、依替卡因、安氟醚、七氟醚） • 抗生素（氟喹诺酮类、TMP/SMX、青霉素类） • 抗胆碱酯酶药（毒扁豆碱、有机磷酸盐） • 抗抑郁药（安非他酮） • 抗组胺药 • 抗精神病药（吩噻嗪类、丁酰苯类、氯氮平） • β 受体拮抗药（普萘洛尔、氧烯洛尔） • 化疗药物（依托泊苷、异环磷酰胺、顺铂） • 环孢素、FK506 • 降糖药 • 异烟肼 • 甲基黄嘌呤（如茶碱） • 麻醉药（芬太尼、哌替啶、喷他佐辛、丙氧芬、曲马多） • 苯环己哌啶 • 镇静药（EtOH、苯二氮䓬类） • “兴奋剂”（苯丙胺、可卡因、麻黄碱、摇头丸、特布他林、苯丙醇胺） • 合成大麻、“浴盐”

改编自参考文献 [25] 表 2

或合成大麻素（在其他名称中又称为“K_2”或“香料”）。新出现的“合成”毒品可能更常与急性中毒相关，并且由于不断变化的剂型和效力，通常会被常规毒理学试验所忽略。认识到中毒或药物滥用，除了指导长期癫痫发作管理外，也为药物滥用咨询提供了的机会。临床医师应了解当地和所在国家流行的娱乐性物质。先兆晕厥 / 晕厥事件的诱发因素包括体位改变、排尿、脱水或其他体液和电解质变化（如在血液透析期间）。

- 事件发生后，患者是否恢复至基线水平？恢复需要多长时间？全身性发作和局灶性发作伴有认知障碍特征发作后，会出现较长时间的状态延长，患者可能主诉肌肉酸痛。还可发生更明显的发作后状态，如类似中风发作后的运动麻痹（“Todd 麻痹”）或发作后精神病。最易感的患者是那些从临床明显的抽搐发作（如全身强直阵挛性发作）转变为更轻微的发作或非惊厥状态的患者。寻找诸如持续的、最轻微的面部或身体运动之类的线索，发现没有任何恢复警觉性的迹象。晕厥后恢复一般较快（数秒至 1min）。PNES 发作的持续时间通常长于癫痫性惊厥发作，并且可能有几个递增 / 递减期。
- 既往病史？询问发育迟缓的个人或家族史（达到特定时期的时间延迟、社交或学习困难）、惊厥发作史或其他神经或精神疾病。同时询问与获得性抽搐发作风险相关的因素，如头部创伤（穿透性或闭合性，包括创伤性颅脑损伤）、脑部手术和（或）硬件植入、全身或中枢神经系统恶性肿瘤、既往脑卒中、蛛网膜下腔或硬膜下出血、脑膜脑炎，和自身免疫性/炎症性或副肿瘤性脑炎[24]。有意义的心血管既往病史、慢性肾病（尤其是近期血液透析治疗或错过透析治疗）、糖尿病、感染、药物或酒精使用，或近期药物变化，均有助于缩小鉴别诊断的范围。

五、体格检查

- 生命体征
  - ➢ 心动过速、心动过缓或心脏骤停。
  - ➢ 血压

  - 体位性低血压。
  - 高血压。
- ➢ 体温
  - 发热、寒战、皮疹、腹泻或其他感染指征。
- ➢ 动脉血氧饱和度和呼吸频率
  - 缺氧或气道损伤。

- 正在进行的活动
  - ➢ 全身抽搐
    - 患者反应迟钝，持续性、轻微或间歇性抽搐。
    - 精神。
  - ➢ 局部活动
    - 微小的持续活动。
    - 与基线相比，精神状态异常。
- 局灶性神经改变
  - ➢ 持续运动或无力，局灶与单侧的对比。
  - ➢ 感觉变化
    - 单侧感觉、局灶性或双侧对称。
    - 阳性（疼痛、感觉异常）或阴性（麻木）症状。
- 存在与事件相关的创伤证据
  - ➢ 头部创伤
    - 同时评估颈部 / 脊柱创伤。
  - ➢ 挫裂伤、擦伤、撕裂伤或烧伤
    - 评估是否伴随骨折或脱位。
- 妊娠的明显证据
  - ➢ 考虑子痫或 AED 给药问题。
- 药物使用证据。

在事件过程中或事件之后，各种检查所提供的信息量最大。心动过速和（或）高血压可能先于或伴随局灶性或惊厥性抽搐发作发生[26]。少数情况下，患者可能会出现心动过缓，甚至心脏骤停[27]。心律失常更符合心源性病因。

必须监测气道和氧合，但应有选择性地进行插管。发作后和嗜睡的患者可能需要口腔吸痰和短暂辅助供氧，通常会保持对气道的控制。如果有呼吸窘迫、缺氧、精神状态改变伴有呼吸抑制和苯二氮䓬类药物剂量递增的临床证据，建议考虑插管，并在下文进一步讨论[8, 28, 29]。持续性局灶性神经功能缺损，如轻度偏瘫或单侧感觉改变，提示缺血性或出血性脑卒中、TIA、偏瘫性偏头痛或发作后 Todd 麻痹。患者出现强烈的持续肌肉收缩伴有抽搐发作时，有受伤风险，如椎骨或长骨骨折、脱位、撕裂伤或烧伤、眶周血肿、硬膜下出血或横纹肌溶解。

六、急诊室处理流程

以下部分介绍了美国急诊医师学会（ACEP）[30, 31]、美国神经病学学会（AAN）[32, 33]、美国癫痫学会（AES）[7] 和神经重症学会（NCS）[8] 发布的指南中的建议。在恰当的地方标注了推荐水平（A、B、C 或 U）。这些指南均定期审阅并更新，可通过访问上述协会的网站获取更新版本。

实验室检查 建议因临床情况而异，但实验室检查可帮助评价诱发性抽搐发作并指导治疗。ACEP 指南阐述了针对那些虽然表现为新发抽搐，但神经功能恢复到正常基线水平的健康成人的评价，他们建议育龄妇女进行血清葡萄糖和血清钠及妊娠试验（因为妊娠可能影响抗癫痫药物的检测、处置及决策）（B 级）。AAN 指南引用的证据不足以推荐常规实验室检查项目，但仍确定指出，在出现初始明显无诱因抽搐发作的患者中，血糖、血细胞计数和电解质组合及毒理学检查可能有帮助（U 级）。用于评估患者状态的 NCS 指南，支持首先进行指尖血糖检测，然后进行血糖、全血细胞计数、含钙（总钙和离子钙）和镁的基础代谢检查及抗癫痫药水平检测（如适用），而其他检查应根据临床表现考虑进行，如综合毒理学检测（包括与癫痫发作相关的常见毒素）、肝功能检查、系列肌钙蛋白、类型和筛查、凝血检查、动脉血气分析和先天性代谢缺陷检测。AES 建议的针对癫痫持续状态患者的治疗方案，包括了与 NCS 相似的实验室检查，如指尖血糖、血清电解质、全血细胞计数、毒理学筛查和抗癫痫药物水平。在实践中，实验室检查应根据已发表的指南进行告知，但应针对每位个体患者量身定制。

惊厥发作可能引起轻度白细胞增高及乳酸和肌酸激酶（CK）中度升高。这些数值迅速恢复正常，因此，当存在显著或持续异常值，或怀疑与检查项目特异性相关的情况，如局灶性神经功能缺损，应立即进行额外检查。非癫痫事件后，血清催乳素水平正常，但如果在事件发生后 20min 内测量，局灶性癫痫发作伴有认知障碍变化或 GTC 后可能升高。值得注意的是，血清催乳素对癫痫发作的敏感性低，阴性预测值低，因此 AAN 警告不要使用血清催乳素来区分 PNES 和癫痫发作。其他实验室检查应以临床表现为指导。

抗癫痫药水平　对于已知有抽搐发作的患者，调整抗癫痫药的决定一定程度上取决于是否确定了癫痫发作的诱发因素。对于出现抽搐发作的癫痫患者，应检查血清抗癫痫药水平（如果适用），但每例患者的临床有效水平不同；正常的“低”水平不一定表明不依从，而中毒的诊断则应基于药物毒性的临床证据而不是血清水平。有些抗癫痫药水平的检测结果可能不适用于在急性情况下参考，但在门诊随访期间可能会有帮助。表 4–4 列出了常见的抗癫痫药物不良反应和相关实验室检查[34]。

七、神经影像学检查

应根据临床表现指导神经影像学检查的实施，影像学检查方法取决于想要回答的问题。在检查过程中存在精神改变和局灶性缺陷或正在经历局灶性抽搐的患者中，更容易出现异常的影像检查结果。CT 成像更适合于不稳定的患者，或目的是为了快速评估潜在的颅内疾病。MRI 更敏感，可以检测出细微的结构异常，如局灶性发育病变或内侧颞叶硬化，但是这取决于患者是否能遵医嘱和耐受长时间的检查。许多中心都有首次癫痫发作的 MRI 检查方案，包括为了评估海马硬化的经内侧颞叶的冠状切面；与神经放射学专家和（或）神经病学专家的讨论有助于为特定的患者选择最适合的成像检查或序列。

对于目前已恢复至基线水平的新发抽搐患者，如果存在急性头部外伤史、恶性肿瘤史、免疫功能低下、发热、持续性头痛、抗凝血治疗史或检查

表 4-4　常见抗癫痫药物的不良反应和实验室检查指标[34]

抗癫痫药	常见癫痫持续状态	严重癫痫持续状态	目标血清水平(mg/L)和(或)禁忌证
苯二氮䓬类	困倦 眼球震颤 共济失调 构音障碍	戒断性癫痫发作 呼吸抑制	
苯妥英/磷苯妥英	共济失调 脑病 牙龈增生 面部特征的粗糙化 骨质疏松症	肝衰竭 血清病 狼疮样综合征 皮炎 神经病变 多毛症	15～25mg/L(总)或 1.5～2.5mg/L(游离)
苯巴比妥	嗜睡 头晕 情绪变化 N/V	粒细胞缺乏症 SJS/TEN 肝衰竭 血栓性静脉炎 血小板减少 骨质缺乏	15～50mg/L **禁忌证**，如卟啉病、肝脏疾病、呼吸窘迫或阻塞性疾病
丙戊酸钠	体重增加 脱发 外周水肿 N/V/便秘 共济失调、震颤、眼球震颤、复视	粒细胞缺乏症 血小板减少 再生障碍性贫血 Steven-Johnson 综合征(SJS)/中毒性表皮坏死松解症(TEN) 肝衰竭 高血氨症 胰腺炎 耳毒性	50～100mg/L
左乙拉西坦	嗜睡、易怒/情绪变化、N/V	全血细胞减少 肝衰竭 SJS/TEN 自杀倾向	25～60mg/L

（续表）

抗癫痫药	常见癫痫持续状态	严重癫痫持续状态	目标血清水平(mg/L)和(或)禁忌证
拉莫三嗪	共济失调、头晕、复视、震颤、N/V	SJS/TEN 肾衰竭或肝衰竭 弥散性血管内凝血 无菌性脑膜炎	2～20mg/L
卡马西平	高/低血压 N/V、头晕、复视、眼球震颤	房室传导阻滞、慢性心力衰竭 SJS/TEN 再生障碍性贫血 粒细胞缺乏症 血管性水肿 肝炎 急性肾衰竭 急性间歇性卟啉病 低钙血症 低钠血症	4～12mg/L **禁忌证**，如 Hx 骨髓抑制、最近 14d 内 MAOI 用药史、三环抗抑郁药超敏反应、首次给药前考虑先检测 HLA-B*1502
奥卡西平	共济失调、复视、眼球震颤、眩晕	低钠血症 SJS/TEN 血管性水肿 全血细胞减少	15～35mg/L
托吡酯	厌食 体重减轻 感觉异常 嗜睡 认知迟钝	肾结石 少汗 高热 代谢性酸中毒 急性近视和继发性闭角型青光眼	
加巴喷丁	嗜睡 头晕、眼球震颤 外周性水肿 肌痛 罕见肌阵挛	SJS 癫痫 昏迷	

（续表）

抗癫痫药	常见癫痫持续状态	严重癫痫持续状态	目标血清水平(mg/L)和(或)禁忌证
氯巴占	嗜睡或失眠 唾液分泌过多 共济失调或头晕 癫痫	呼吸抑制 SJS/TEN	**禁忌证**，如明显的肝衰竭、急性闭角型青光眼
拉考沙胺	复视 头晕 头痛	PR 间期延长 房室传导阻滞 晕厥 超敏反应 自杀行为	**禁忌证**，如重度肝损害或心脏病、房室传导阻滞

需注意的是，此表不包括几种新型抗癫痫药物

发现新发局灶性神经学异常、年龄在 40 岁以上或在全面性发作前有局灶性发作，ACEP 推荐无论任何时候，只要怀疑急性颅内事件，就应在急诊室进行头部 CT 检查（基于 1996 年针对首次癫痫发作患者神经影像学的多学科临床策略）[30]。对于有警觉性并已恢复至基线水平的首次抽搐发作患者，如果可以进行可靠的随访，神经影像学检查可推迟至在门诊进行（B 级）。AAN 指南指出，在首次出现无明显诱因的抽搐发作的成人中，应考虑使用 CT 或 MRI 进行脑成像（B 级）。急诊头部 CT 适用于出现以下抽搐发作情况的癫痫患者：①具有与其典型抽搐发作不同的症状；②持续时间延长（超过 5min）；③伴随一个异常延长的发作后期或神经系统检查提示有新发现[32]。

对于 CT 可疑但特征不完全的病灶、起初为局灶性发作或有局灶性检查发现，或出现新抽搐症状且头部 CT 检查阴性的癫痫患者，应进行头部 MRI 随访。对于处于基线水平且病情稳定的患者，可以进行头部 MRI 代替头部 CT（如果可以在急诊室出院前及时进行 MRI）。出现抽搐发作的免疫功能低下患者，应接受头部 MRI 检查，以评价机会性感染，如弓形虫病、巨细胞病毒（cytomegalovirus，CMV）、结核病、隐球菌或进行性多灶性白质脑病

（progressive multifocal leukoencephalopathy，PML），或原发性中枢神经系统淋巴瘤。

腰椎穿刺是评价 SAH、炎症过程或中枢神经系统感染的一种有效检查手段，这些疾病在新生儿、老年人或免疫功能低下者中可能以非典型方式出现。AAN 指南指出，没有足够的证据推荐或反驳对首次抽搐发作患者进行常规腰椎穿刺，但它可能对特定的临床情况有所帮助，如发热。ACEP 指南指出，在警觉的、有定向力的、无发热和无免疫功能低下的患者中，缺乏支持腰椎穿刺的证据，但推荐在首次抽搐发作的免疫功能低下患者中进行腰椎穿刺（头部 CT 之后），即使他们无发热（B 级）。腰椎穿刺常引起 MRI 中软脑膜信号改变，因此如果计划进行紧急 MRI，要考虑将腰椎穿刺延迟至 MRI 后。

八、脑电图

AAN 建议，对于明确的首次非诱发性抽搐发作的成人进行常规 EEG 检查，目的包括诊断和预后评估（B 级）：未规定该检查的实施时间，但有证据表明，在儿童中抽搐发作 24h 内的 EEG 有更高的异常率 [32, 35]。图 4–1 显示了不同类型的抽搐发作特点。指南回顾了 11 篇评估常规 EEG 诊断率的文章，发现由于癫痫样活动（尖波或棘波）而被读取为异常 EEG 的占 12%～73%（平均值为 51%）。值得注意的是，正常 EEG 无法排除抽搐发作或癫痫，因此单次常规 EEG 仅可作为诊断检查的一部分，但必须结合患者的临床背景进行解读。EEG 对评估预后也有价值。AAN 指南纳入了一项包括 1799 例患者数据的荟萃分析，在癫痫样 EEG 异常的患者中，癫痫发作复发的测试后预估概率为 49.5%，而 EEG 正常的患者为 27.4%。EEG 常见的非特异性异常，如局灶性或弥漫性减低，并没有使癫痫复发的风险增加。ACEP 指南针对接受长效肌松药或接受药物诱导昏迷的患者，出现疑似非惊厥性 SE 或轻微惊厥性 SE 时进行紧急 EEG 提供了 C 级推荐 [30]。提出该建议的基础在于，当评估持续性抽搐发作导致的急性意识模糊状态/谵妄、行为改变或脑病时，EEG 具有实用性，且与非惊厥性 SE 的持续时间和由于延误诊断导致的死亡率增加相关。这些指南的推荐意见，应在个体患者的临床背景下解读，也应

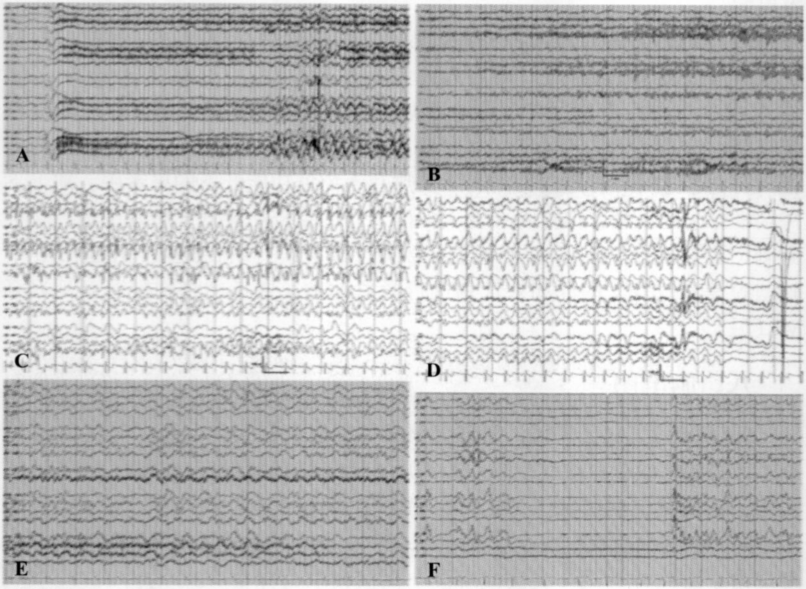

▲ 图 4-1　脑电图记录样本

A. 抽搐发作伴有全面性发作，最初在左半球发作最明显，然后转至右半球。单导联心电图（底部描记为红色）显示抽搐发作开始后，几秒钟即从正常窦性心律过渡到 150 次/min 的心动过速的快速期。B. 局灶性发作开始时最常见于左侧枕叶的导联，并在进程中不断演变。C. 持续性抽搐发作，在左侧矢状窦旁最突出，在该电极结束后进展累及整个左半球。D. 在稍后的时间点，抽搐发作进展为缓慢节律性放电，左半球更明显，但右侧也有同步的缓慢放电。在该电极的右侧，抽搐突然发作后抑制结束。E. 该患者出现意识模糊和高血压，并被诊断为高血压性脑病。记录显示异常慢波的背景上出现阵发性不规则形状的 δ 慢波，与脑病患者相一致。F. 爆发抑制，来自 ICU 患者的该记录显示了短暂爆发，并伴有几秒钟的抑制

该认识到 EEG 仅仅是评价持续性意识状态改变的患者的一部分。

（一）首次抽搐发作

AAN/AES 于 2007 年发布了成人首次非诱发性抽搐发作的评价指南，并于 2015 年发布了成人首次非诱发性抽搐发作的治疗指南[32, 33]。对于首次出现明显的非诱发性抽搐发作的患者，评价的目的是确定事件是癫痫发作的可能性和原因（如有）。结论和推荐意见考虑到将常规 EEG 用于诊断和预后评估（B 级），并考虑使用 CT 或 MRI 进行脑成像检查（B 级）。关于实验室检查（电解质、全血细胞计数、脑脊液、毒理学检测）的决定，应根据每个个体病例决定，尚没有足够的数据支持或反驳常规使用这些检查项目（U 级）。指南支持进行详细的病史采集、体格检查和神经系统检查，这些对于诊断、预后评估及治疗决策均具有潜在影响。

EEG 有助于治疗和判断预后。对于首次非诱发性抽搐发作的成人，最大的复发风险是在前 2 年（21%～45%），尤其是第 1 年，与既往脑病变或损伤导致的癫痫发作（A 级）、EEG 伴癫痫样异常（棘波或尖波）（A 级）、脑成像显著异常（B 级）或夜间癫痫发作（B 级）的风险增加[33]。在接受抗癫痫药物治疗的患者中，前 2 年内的复发风险可能会降低，但治疗不太可能提高长期（超过 3 年）持续缓解的机会。因此，必须在病史、影像学和 EEG 等数据、临床疑似、患者的社会环境和可获得的神经内科门诊随访的背景下做出是否开始抗癫痫药物治疗的决定。

（二）癫痫持续状态的药物治疗

SE 治疗旨在终止抽搐活动，包括支持治疗和药物治疗两个层面。NCS 于 2012 年发布了 SE 评价和治疗指南，其中包括了 SE 患者结局的资料，并概述了支持治疗和药物治疗方案[8]。AES 于 2016 年更新了惊厥性 SE 治疗指南[7]。图 4–2 提供了 NCS 和 AES 指南中讨论的治疗流程，NCS 指南中呈现了三个治疗阶段，分别是紧急初始治疗、紧急控制治疗和难治性治疗。NCS 和 AES 指南采用了修订的 SE 和 RSE 的定义（见下文）。

修订 SE 定义：癫痫发作持续超过 5min 或 2 次及以上癫痫发作未恢复至基线水平。

紧急初始阶段（0～5min）

抗癫痫药物，选择一项
劳拉西泮，0.1mg/kg 静脉注射（最大剂量 4mg/ 剂），5～10min 内可重复给药
无静脉注射通路：
咪达唑仑：10mg 肌内注射（使用静脉注射溶液），或经鼻 / 经口
地西泮：20mg 直肠给药（静脉注射溶液）

无创气道保护，头部定位
生命体征，如血氧饱和度、血压、心率、心电图
如果气道/交换受损或颅内压升高，插管
快速血糖检查
外周静脉通路
- 紧急初始抗癫痫药物治疗
- 营养复苏（如发生低血糖，在葡萄糖前给予维生素 B_1 100mg 静脉注射）
- 血管加压药，如果动脉收缩压＜90mmHg 或平均动脉压＜70mmHg
- ± 液体复苏
- 实验室检查，如全血细胞计数、基础代谢项目、钙、镁、磷、肝功能、肌钙蛋白、尿液和血清毒理学、妊娠试验（女性）、血培养（尤其是发热时）、血清抗癫痫药物水平（如果患者使用）、动脉血气分析（如果有指征）

↓

紧急控制阶段（5～30min）

抗癫痫药，可联合使用
磷苯妥英，20PE/kg 静脉注射，100～150PE/min
苯妥英，20mg/kg 静脉注射，25～50mg/min
→ 如需要，可再次推注磷苯妥英 10PE/kg 或苯妥英 10mg/kg 静脉注射
苯巴比妥，20mg/kg 静脉注射，50～100mg/min
丙戊酸钠，20～40mg/kg 静脉注射，10mg/（kg · min）
左乙拉西坦，1500～3000mg 静脉注射，15～20min
拉考沙胺，100～400mg 静脉注射

继续诊断检测（取决于临床表现）
如果可能，进行脑部 MRI，否则进行头部 CT
基于临床疑似的腰椎穿刺

审查实验室检查结果，处理异常值
发送血清抗癫痫药物水平

↓ 如果尚未进行插管

▲ **图 4-2 癫痫持续状态（SE）的评价和管理示意图**

SE 患者的建议管理策略，改编自参考文献 [7，8，25]

难治性癫痫持续状态（30min）

抗癫痫药，可与正在进行的餐时胰岛素治疗联合使用 咪达唑仑，0.2mg/kg 静脉注射，每 5min 直至癫痫发作停止，然后 2mg/min gtt 异丙酚，1～2mg/kg 负荷剂量，每 5min 直至癫痫发作停止（最大 10mg/kg），然后 1～10mg/（kg・h） 戊巴比妥，5mg/kg 负荷剂量，每 5min 重复 1 次，直至癫痫发作停止，然后以＜50mg/min 的速度给予 1～10mg/(kg・h) 硫喷妥钠，2～7mg/kg，＜50mg/min	继续诊断检测 如果当前情况允许，进行脑部 MRI 持续脑电图监测

▲ 图 4-2 （续）癫痫持续状态（SE）的评价和管理示意图

修订 RSE 定义：尽管苯二氮䓬类药物初始剂量充足并随之给予合理的抗癫痫药物，但仍存在持续的临床或脑电图癫痫发作。

（三）SE 的药物治疗

以下推荐意见和图表改编自 NCS 2012 年和 AES 2016 年指南[7, 8]。由于缺乏确定最佳剂量的试验数据，且前瞻性研究受到伦理问题的限制，因此推荐是基于观察性资料和专家意见（见上文引用的指南和其中的参考文献，包括 36，37）（表 4–5）。

（四）紧急初始治疗

证据和专家意见均支持苯二氮䓬类药物作为紧急初始治疗的一线药物。首选静脉注射劳拉西泮或静脉注射地西泮，但是如果没有静脉通路，肌内注射咪达唑仑可作为等效的一线治疗药物。院前快速抗惊厥药物治疗试验（rapid anticonvulsant medication prior to arrival trial，RAMPART）的目的是为了观察院前肌内注射咪达唑仑治疗是否非劣效于静脉注射劳拉西泮，主要终点指标是在院前使用单剂试验用药且未使用抢救药物，在到达急诊室时抽搐

表 4–5　基于 NCS 和 AES 癫痫持续状态指南的治疗阶段的药物选择[7,8]

指南	治疗阶段	抗癫痫药物选择
NCS	紧急初始阶段	劳拉西泮 IV
		咪达唑仑 IM
		地西泮 IV 或 PR
	紧急控制阶段	苯妥英 / 磷苯妥英 IV
		苯巴比妥 IV
		丙戊酸钠 IV
		左乙拉西坦 IV
		咪达唑仑 gtt
	癫痫持续状态	咪达唑仑 IV 和 gtt
		异丙酚 IV 和 gtt
		戊巴比妥 IV
2016 年 AES	初始治疗阶段，发作后 5～10min	劳拉西泮 IV
		咪达唑仑 IM
		地西泮 IV（苯巴比妥 IV[a]、地西泮 PR[a]、咪达唑仑经鼻给药[a]）
	第二治疗阶段，发作后 20～40min	磷苯妥英 IV
		丙戊酸钠 IV
		左乙拉西坦 IV（苯巴比妥 IV[a]）
	第三治疗阶段，发作后 40～60min	二线治疗重复给药或麻醉剂量，硫喷妥钠、咪达唑仑、戊巴比妥或异丙酚

a. 表示如果没有首选药物的替代治疗

IV. 静脉注射；IM. 肌内注射；PR. 灌肠；gtt. 滴注

发作终止患者的占比。研究结果表明，由急救员在院前使用肌内注射咪达唑仑优于静脉注射劳拉西泮[38, 39]。2016 年 AES 指南发现，静脉注射苯巴比妥、静脉注射劳拉西泮、静脉注射地西泮或肌内注射咪达唑仑对持续至少 5min 的抽搐发作有效，但静脉注射劳拉西泮对持续至少 10min 的癫痫发作比静脉注射苯巴比妥更有效。静脉注射劳拉西泮随后静脉注射苯妥英、静脉注射地西泮联合苯妥英随后静脉注射劳拉西泮、静脉注射苯巴比妥随后静脉注射苯妥英之间的疗效无差异。NCS 建议，如果上述苯二氮䓬类药物不可用，其他初始治疗选择包括地西泮口服、咪达唑仑经鼻给药、咪达唑仑口服用药或苯巴比妥（phenobarbital，PHB）静脉注射。苯二氮䓬类药物和 PHB 有呼吸抑制和（或）低血压的风险，必须充分监测。

（五）紧急控制治疗

给予苯二氮䓬类药物后，SE 需要紧急控制治疗，但以下情况除外：确定 SE 的直接原因并在纠正后抽搐发作消退，如低血糖。紧急控制治疗的目标是：①迅速达到并维持治疗性抗癫痫药物水平；②在紧急初始治疗失败的情况下终止 SE。该阶段通常在首次出现后 5～10min（NCS 指南）或 20～40min（2016 年 AES 指南中的第二个治疗阶段）启动。

紧急控制治疗指应用静脉制剂，包括静脉注射苯妥英/磷苯妥英、苯巴比妥、丙戊酸钠、左乙拉西坦或持续咪达唑仑输注。2016 年 AES 指南建议以下药物单次给药，静脉注射丙戊酸（B 级）、磷苯妥英（U 级）或静脉注射左乙拉西坦（U 级），如果这些药物均不可用，静脉注射苯巴比妥（B 级）。虽然引用的证据并不充分，AES 指南推荐，如果抽搐持续至 40～60min，选择（U 级）包括重复二线治疗或麻醉剂量的硫喷妥钠、咪达唑仑、戊巴比妥钠或异丙酚，均联合开始，持续 EEG 监测。针对应用苯二氮䓬类药物和苯妥英剂量达到 30mg/kg 的 SE 患者，ACEP 指南建议静脉给予苯妥英、磷苯妥英或丙戊酸钠（均为 B 级），或左乙拉西坦、巴比妥酸盐、异丙酚（均为 C 级）。

虽然 FDA 批准左乙拉西坦可作为辅助治疗药物，但是不能作为部分性抽搐发作或原发全面性癫痫的单一治疗药物。然而，由于其药物间相互作用的风险较低、不良反应较小，且具有可用的静脉剂型，在急诊或紧急情况下常作为一线用药，也常作为单药治疗。拉考沙胺未纳入 AAN、AES 或 ACEP 指南中，但被保留在 NCS 指南中用于难治性阶段；然而，在实践中，由于其相对安全、对精神状态影响很小和可静脉给药等特点，经常被作为二线或三线治疗使用。一些数据显示，其 1h 癫痫缓解疗效与丙戊酸相当，且两者的安全性相当[40]。出现抽搐发作或 SE 的癫痫患者，在应用其他药物前应先给予其先前接受的家庭抗癫痫药静脉推注（如果静脉可利用）。应监测所有患者的血清抗癫痫药水平，并给予额外的推注以维持药物水平接近治疗范围的上限。

RSE 的治疗 RSE 是所有 SE 患者的潜在并发症，但很难在临床上发现，也很难治疗。与由于慢性癫痫、感染、脑卒中、肿瘤或创伤导致，并接受戊巴比妥治疗的一系列 RSE 病例相比，那些由于明显中毒、代谢紊乱或缺氧导致的 RSE 不太可能得到控制[41]。NCS 指南建议，如果有证据或担心苯二氮䓬类药物和一种抗癫痫药治疗后癫痫持续存在，应立即开始更换药物，没有证据支持观察等待期。咨询神经内科医师并进行 EEG 监测，应该作为这个阶段患者治疗的一部分。

治疗可以包括来自 NCS 指南的“紧急控制列表”中额外的抗癫痫药间断推注，尤其是对于尚未进行插管的血流动力学稳定的患者。已插管患者的治疗可升级为连续抗癫痫药输注，并应用持续 EEG（cEEG）监测治疗的效果。最常用于持续输注的抗癫痫药包括咪达唑仑、异丙酚和戊巴比妥（在一些国家为硫喷妥钠），这些药物需要重症监测下应用。戊巴比妥能最有效地终止癫痫发作，但低血压和延长住院时间的风险较高。接受这些药物治疗的患者，死亡率无差异[42]。治疗时间没有标准，取决于 EEG 的结果。如果 cEEG 显示持续性抽搐放电，滴定抗癫痫药方案至“爆发抑制”，通常持续 24～48h，然后尝试减轻镇静并通过 cEEG 监测复发[8]。2012 年 NCS 和 2016 年 AES 指南建议，如果怀疑持续抽搐，应在 1h 内启动 EEG 监测；如果无法获得 cEEG，强烈建议考虑转诊至具有推荐资源和专业知识的机构。

部分性 SE（局灶性抽搐发作伴有认知障碍症候群）和局灶性运动状态

（又名持续性部分性癫痫，通常没有或有轻微认知障碍症候群）存在不同程度的意识改变。临床表现不如 GTC-SE 显著，可能被误认为精神疾病。这些患者可能难以治疗，可能需要神经病学专家的参与。在血流动力学稳定、伴有局灶状态、处于警觉性的患者，应仔细权衡积极治疗干预的风险和获益（表 4–6）。

（六）气管内插管

由于持续性抽搐或药物干预，而且许多抗癫痫药都产生镇静作用，呼吸衰竭是 SE 的一种重要的潜在并发症[43, 44]。气管内插管（endotracheal intubation，ETI）适用于无法保持气道的患者，但并非没有风险。在 SE 病例中气道管理和 ETI 的循证指南有限。对院前快速抗惊厥药物治疗实验（RAMPART）的数据进行二次分析，主要结局为由于呼吸抑制和精神状态抑制（有或无持续性惊厥）行 ETI，次要结局为 ETI 时间、死亡率和住院时间[28]。在纳入的 893 例受试者（包括在院前接受苯二氮䓬类药物治疗 SE 的成人和体重为 13kg 或以上的儿童）中，总体 ETI 发生率为 21%。研究发现，插管（与非插管相比）和延迟插管（与早期插管相比）是高死亡率和严重病理学表现的标志。这一结果被认为与具有并发症患者的延迟插管有关。这些并发症最初可能并不明显，但是早期插管则提供了保护作用，从而降低了无人工气道时并发症的风险。ETI 更常发生于 50 岁以上、男性、无已知癫痫发作性疾病的患者和由于毒性或代谢性病因、中枢神经系统肿瘤或脑卒中导致的 SE 患者中，而在既往有癫痫发作史、病因是由于停用抗惊厥药物或不依从的 SE 患者中，所记录的插管率较低。值得注意的是，在 218 次插管中，93.6% 是在医院进行的，42% 的插管患者的插管时间＜ 24h，11% 的插管时间＜ 12h。该研究未提供 SE 患者中关于 ETI 的指南，但建议“更具选择性和适当时机”的 ETI。

处置　关于何时收治、观察或出院抽搐发作患者的建议如下所示。

表 4–6　NCS 和 AES 指南：癫痫持续状态间断性给药剂量

药　物	初始剂量	给药速率和可选择剂量的建议	严重不良反应	注意事项
地西泮 AES A 级 NCS A 级	0.15～0.2mg/kg IV，每次剂量不超过 10mg，可在 5min 内重复给药	最高 5mg/min（IVP）	低血压 呼吸抑制	快速重新分布（持续时间短），活性代谢物，IV 含有丙二醇
劳拉西泮 AES A 级 NCS A 级	0.1mg/kg IV，每次剂量不超过 4mg，可在 5～10min 内重复给药	最高 2mg/min（IVP）	低血压 呼吸抑制	使用生理盐水 1：1 稀释 IV 含有丙二醇
咪达唑仑 AES A 级 NCS A 级	NCS 0.2mg/kg IM 至最大 10mg AES ＞ 40kg 为 10mg，13～40kg 为 5mg		呼吸抑制 低血压	活性代谢物、肾脏消除、快速重新分布（持续时间短）
磷苯妥英 AES U 级 NCS B 级	20mg PE/kg IV AES 最大 1500mg PE/ 剂量 NCS 可进一步给予 5mg/kg	最高 150mg PE/min；可在负荷剂量 10min 后给予额外剂量	低血压 心律失常	与生理盐水、葡萄糖和乳酸林格液相容
拉考沙胺 用于 RES 时 NCS C 级 AES 2016 未涉及	200～400mg IV	200mgIV，超过 15min	PR 间期延长 低血压	极少的药物相互作用 癫痫持续状态治疗经验有限
左乙拉西坦 AES U 级 NCS C 级	AES 60mg/kg IV，最大剂量 4500mg 单次给药 NCS 1000～3000mg IV	2～5mg/（kg·min）IV		极少的药物相互作用 不从肝脏代谢

（续表）

药　物	初始剂量	给药速率和可选择剂量的建议	严重不良反应	注意事项
苯巴比妥 AES A 级 NCS A 级	AES 最大剂量 15mg/kg NCS 20mg/kg IV，可额外给予 5～10 mg/kg	50～100mg/min IV，可在负荷剂量输注 10min 后给予额外剂量	低血压 呼吸抑制	IV 含有丙二醇
苯妥英 AES C 级 NCS B 级	NCS 20mg/kg IV，可额外给予 5～10mg/kg	最高 50mg/min IV；可在负荷剂量输注 10min 后给予额外剂量	心律失常 低血压 紫色手套综合征	仅与生理盐水相容 IV 含有丙二醇
异丙酚 NCS B 级	NCS 1～2mg/kg IV 负荷剂量，然后 20μg/（kg·min）输注	维持：30～200μg/（kg·min）	低血压 呼吸抑制 心力衰竭、横纹肌溶解、代谢性酸中毒 肾衰竭	半衰期随治疗持续时间的变化 重症患者中高的负荷剂量有低血压风险
托吡酯 用于 RSE 时 NCS C 级	200～400mg NG/PO	口服 300～1600mg/d（每日 2～4 次）	代谢性酸中毒	不可用于静脉注射
丙戊酸钠 AES B 级 NCS A 级	AES 40mg/kg 至单次剂量最高为 3000mg NCS 20～40mg/kg IV，可给予额外的 20mg/kg	3～6mg/（kg·min），可在负荷剂量输注 10min 后给予额外剂量	高血氨症 胰腺炎 血小板减少症 肝毒性	创伤性头部损伤患者慎用；可能是多形性胶质母细胞瘤患者的首选药物

改编自 2012 年 NCS 中的表 6 和表 7 及 2016 年 AES 指南中的表 2 [7, 8]

IV. 静脉注射；IM. 肌内注射；IVP. 静脉推注；PO. 口服

入　院	观察单元（如适用，否则考虑入院）	出　院
➢ 插管、血流动力学不稳定→如果可能的话，收入神经 –ICU ➢ 出现 SE ➢ 新发癫痫发作、明确诱发因素 ➢ 新发癫痫伴成像异常 ➢ 局灶性状态 ➢ 近期神经外科手术伴有新发癫痫发作或频率增加	➢ 已知癫痫 ➢ 患者存在持续性局灶性缺损，实验室和影像学检查正常	➢ 首次癫痫发作患者完成检查且无发现以后 ➢ 明确并解决了已知癫痫的诱发因素，患者恢复至基线水平 ➢ 因不依从导致癫痫发作的已知癫痫患者，治疗后处于基线水平

（七）癫痫患者的安全性咨询

出院回家前，必须告知癫痫发作患者及其家属的信息如下所示。

对于发生癫痫发作的患者，所在州的驾驶法规和限制：机动车辆局网站或癫痫基金会网站有各州驾驶法规，www.epilepsyfoundation.org/resources/drivingandtravel.cfm
避免在无人监督的情况下参加可能导致患者或如果患者在参加活动时发生癫痫发作会导致其他人受伤或死亡的活动 示例包括（但不限于）： – 驾驶 – 游泳、在浴缸中洗澡 – 爬梯子、脚手架等
改变生活方式以便尽量减少暴露于癫痫发作的触发因素。触发因素包括全身性疾病、睡眠剥夺、过量饮酒、吸毒、药物不依从和过度应激
应指导患者家属在患者发生癫痫发作时采取适当的安全措施，例如将患者侧卧，头部和身体有一定缓冲，但避免强制性约束患者或将任何东西放入患者口中 http://www.epilepsyfoundation.org/aboutepilepsy/firstaid/index.cfm

九、随访

对于已知的抽搐发作异常患者，请神经内科医师 / 癫痫专家会诊。

对于首次发作并已经完成或正在进行初始评估的患者，请神经内科医师 / 癫痫专家会诊。

十、急诊后处置

对于确诊为癫痫的患者，为了帮助适应新的诊断，同时也是因为情绪障碍是癫痫的常见并发症，考虑转诊至心理治疗师或精神科医师。

高度怀疑 PNES 的患者，应转诊至心理治疗师或精神科医师。

对于癫痫患者且心理社会状况不稳定（就业或住房困难等）时，考虑转诊至社会工作中心。

对于再次抽搐，或患者以前是否有过抽搐史或 PNES 的患者，转诊至癫痫专家。

十一、经验与教训

- 如果发生意识丧失，患者会发生全面性癫痫发作。
- 根据是否存在认知障碍症候群（以前称为简单部分性发作和复杂部分性发作）对局灶性发作进行分类。
- SE 是指癫痫发作持续时间超过 5min（根据之前的 30min 的定义修订）或 2 次或以上癫痫发作期间未恢复至基线水平。
- SE 是一种急症，每延迟 1min 治疗可导致缺氧、低血压、酸中毒、高热、横纹肌溶解和神经元损伤。一线治疗为苯二氮䓬类药物。
- RSE 是所有 SE 患者的严重潜在并发症，定义为尽管苯二氮䓬类药物初始剂量充足并随之给予合理的抗癫痫药，但仍存在持续的临床或 EEG 抽搐发作。

第 5 章

晕厥患者哪些需要影像学检查，哪些需要入院治疗

Syncope: Who Needs Imaging? Who Needs Admission?

Ellen Vollmers　Sean Kivlehan　著

苏　芮　译

李宏亮　周建新　校

缩略语

AMI	acute myocardial infarction	急性心肌梗死
BNP	brain natriuretic peptide	脑钠肽
CAD	coronary artery disease	冠心病
CBC	complete blood count	全血细胞计数
CHF	congestive heart failure	充血性心力衰竭
CNS	central nervous system	中枢神经系统
CT	computerized tomography	计算机断层扫描
DBP	diastolic blood pressure	舒张压
ECG	electrocardiogram	心电图
ED	emergency department	急诊科
EEG	electroencephalogram	脑电图
EMS	emergency medical services	紧急医疗服务
GI	gastrointestinal	胃肠道

Hct	hematocrit	血细胞比容
Hgb	hemoglobin	血红蛋白
IV	intravenous	静脉注射
LOC	loss of consciousness	意识丧失
OESIL	Osservatorio Epidemiologico sulla Sincope nel Lazio risk score	OESIL 风险评分
PE	pulmonary embolism	肺栓塞
RA	room air	房间空气
ROSE	risk stratification of syncope in the ED	急诊室晕厥的危险分层
SBP	systolic blood pressure	收缩压
SFSR	San Francisco syncope rule	旧金山晕厥规则
TCA	tricyclic antidepressants	三环类抗抑郁药
TIA	transient ischemic attack	短暂性脑缺血发作
VS	vital signs	生命体征
WPW	Wolff–Parkinson–White	Wolff–Parkinson–White 综合征

一、病例分析

患者男性，60 岁，因公路赛跑时突然晕倒被急诊医疗服务（emergency medical services，EMS）送至急诊室就诊。当日盛夏，赛程总长 16km，该男子晕倒在第 8km 赛段。意识丧失约 1min 后，患者被观赛者扶起，虽然双膝和肘部均有擦伤，但仅表示感到疲倦。患者神志清楚，轻度心动过速，血压正常，神经系统检查正常。呼吸频率正常，无发热，皮肤苍白但温暖，并有轻微出汗。自述有高血压和非胰岛素依赖型糖尿病的病史，服用二甲双胍，但不记得降压药的药名。EMS 在途中为患者建立了外周静脉通路并输注了 500ml 生理盐水，12 导联心电图显示窦性心动过速，未见心律失常或心肌缺血的特征。

二、概述

晕厥较为常见，可由多种因素引起，一般为良性事件，但有时也会危及生命。晕厥可占急诊就诊的1%～3%，其中1/3可能会住院治疗[1]。晕厥的诊断较为困难，因为从定义上晕厥就是短暂的意识丧失，而这会影响到症状缓解后的医患沟通。根据详细的询问病史和针对性的体格检查能发现50%的病因，但即使经过住院期间详细的检查，仍有29%的患者出院时未能明确诊断[2]。医护人员需要识别那些生命处于危险的患者，并根据临床表现指导诊断性检查，同时避免过度检查和不必要的住院。关于各种筛查试验的有效性，以及无症状患者在急诊中应接受多大程度的检查存在争议，因为这可能是医疗成本的主要驱动因素，研究估计每年可高达26亿美元[3]。本章将讨论急诊室内晕厥患者的鉴别诊断、主要病史和体格检查结果、诊断思路及诊疗计划。

三、鉴别诊断

晕厥的病因大体上可分为四类，即神经心源性晕厥、心源性晕厥、直立性晕厥和神经性晕厥[4]。第五类包含癫痫发作和代谢紊乱等类似晕厥的情况。

- 神经心源性晕厥
  - 颈动脉窦综合征。
  - 情景性晕厥。
  - 血管迷走神经性晕厥。

神经心源性晕厥最为常见，在很大程度上是自限性的[5]。这些患者通常无症状，并且经常缺乏客观的检查结果。尽管诊断困难，但病史通常可提示其为良性。颈动脉窦综合征的患者可能会出现衣领紧绷或颈部压迫感，且通常可以通过按摩颈动脉窦得以重现这些症状。情景性晕厥包括排尿晕厥和餐后晕厥，这两种现象在老年人中越来越普遍。另外，和恐惧刺激（如静脉穿刺或恐血）产生的强烈生理反应一样，剧烈的咳嗽发作通过刺激迷走神经引起晕厥，这些通常被归类为“血管迷走神经性晕厥”。

- 心源性晕厥

- 心律失常，如心动过缓和心脏传导阻滞、室性心动过速、房性快速性心律失常、起搏器故障、长 QT 综合征、Wolff-Parkinson-White 综合征（WPW）、Brugada 综合征。
- 结构性心脏病，如梗阻性心肌病、主动脉或肺动脉狭窄、肺动脉高压、充血性心力衰竭（CHF）、锁骨下动脉窃血。
- 急性心肌梗死（AMI）。
- 肺动脉栓塞（PE）。
- 主动脉夹层。

由于诊断率低，医疗费用高，晕厥的心源性病因评估饱受质疑[6]。换句话说，晕厥可能仅仅是多种严重疾病的显性症状。此时晕厥前的病史尤为重要，患者可能会经历头晕、心悸、胸痛或气促。缓慢性或快速性心律失常都可能导致晕厥，虽然此时心电图可以很容易予以识别，但也可能瞬间即逝，仅暂时与晕厥事件相关。其他易导致心律失常的特征通常都可以识别，例如 Brugada 综合征、长 QT 综合征、Wolff-Parkinson-White 综合征，以及任何提示 AMI 的明显缺血。杂音的存在提示心脏的器质性病变，可通过超声心动图予以确诊。实验室检查和影像学检查可以支持或排除其他病因，如 CHF、PE 或主动脉夹层。

- 直立性晕厥
  - 药物。
  - 自主神经功能障碍，分为原发性（如帕金森病、多发性硬化）和继发性（如糖尿病、脊髓损伤、尿毒症）。
  - 低血容量性，如脱水、失血。

直立性晕厥常见于各种血供不足以满足机体需要的情况。在某些情况下是一过性的，且与血管张力相关，如自主神经功能紊乱；其他情况下往往与血容量绝对不足相关，如低血容量性休克。一定要注意是否存在显性出血或胃肠道、阴道的隐匿性出血。联合服用多种药物引起的晕厥也日益常见，尤其在老年人中。

- 神经源性或精神性晕厥
  - 椎基底动脉供血不足。

➢ 躯体化。

➢ 惊恐发作。

➢ 猝倒。

➢ 跌倒发作。

真正的神经性晕厥并不常见，卒中和短暂性脑缺血发作通常不会导致晕厥，但某些血管疾病有可能导致晕厥，如椎基底动脉供血不足[5]。精神原因可导致晕厥，如躯体化和惊恐发作；但这些都是排除性诊断，主要还是要根据病史和发病背景进行。

- 类晕厥发作

➢ 癫痫发作。

➢ 代谢紊乱，如低血糖、高碳酸血症、低碳酸血症（过度换气）。

跌倒究竟是癫痫还是晕厥所致，是一个常见的诊断难题。由于两种情况在急诊就诊时大多缓解，而且患者通常无法回忆其发病过程，因此目击者对事件的描述至关重要，少数情况下 EMS 和家属可以提供关键信息。癫痫患者通常有肢体痉挛和发作后意识模糊的表现，可能出现舌唇损伤或尿失禁。与之不同的是，晕厥患者更容易出现心悸、出汗、恶心或眩晕等前驱症状，以及诸如扎针、闷热、长时间站坐等情景触发因素[7]。低血糖和高碳酸血症等代谢性因素也会导致意识丧失，但通常无法自行纠正。

（一）病史

如上所述，一系列病史特征可以帮助缩小诊断范围。然而，一些特殊的特征已经被证明可用于区分晕厥的紧急和非紧急病因[4]。

以下可用于区分良性与恶性事件。

高风险情况如下。

- 年龄＞70 岁。
- 冠心病或器质性心脏病的病史。
- 猝死家族史。
- 劳累性晕厥。
- 晕厥前心悸。

- 晕厥相关性胸痛。

低风险情况如下。

- 年龄＜ 40 岁。
- 无心脏病史。
- 现病史强烈提示直立性或血管迷走神经性晕厥
  - ➢ 突然站立或长时间站立。
  - ➢ 发病前有头晕 / 面部潮红。
  - ➢ 血容量不足的病史。
  - ➢ 温暖的环境。
  - ➢ 情绪激动。
  - ➢ 迷走神经刺激，如紧张、排尿、咳嗽、大笑。

其他值得关注的病史，如下所示。

- 体位
  - ➢ 站立＞ 15min，血管迷走神经性晕厥可能性大。
  - ➢ 突然站立，直立性晕厥可能性大。
  - ➢ 坐位 / 卧位，心律失常可能性大。
- 发病是否有前驱症状
  - ➢ 没有前驱症状的晕厥通常和心律失常相关。
- 是否伴有胸痛，是否伴有气促
  - ➢ 此类症状通常与心源性和肺疾病相关。
- 持续时间，如果有目击者，较长时间的意识丧失（＞ 4min）更倾向于癫痫发作
  - ➢ 如果有目击者，是否观察到强直 / 阵挛发作、头偏斜、尿失禁？
- 情景
  - ➢ 劳累性，心律失常或器质性心脏病可能性大。
  - ➢ 迷走神经兴奋性，紧张、排尿或咳嗽均提示血管迷走神经性晕厥。
- 损伤　警惕原发性或合并存在的创伤，患者是否需要创伤检查，切勿忽视晕厥导致创伤的可能。
- 结局　患者是迅速恢复到基线水平精神状态，还是存在发作后状态。

恢复时间长提示癫痫发作的可能性大。

- 最近药物治疗是否调整，如降压药、利尿药、控制心率的药物、抗精神病药、三环类抗抑郁药、硝酸盐类药物的使用是否改变。

（二）体格检查

- **生命体征** 如果晕厥事件主要由短暂的低血压或心律失常引起，在评估患者时，异常的生命体征通常已经恢复正常，但一定要找到病因。持续性心动过速可能提示血容量不足，也可能提示低血压。窦性心动过速伴有缺氧提示肺栓塞可能。
  - ➢ 检查直立位生命体征（仰卧至少 5min，然后站立 3min）
    动脉收缩压下降＞ 20mmHg 或舒张压下降＞ 10mmHg。
    心率增加＞ 20 次/min。
    晕厥前兆，即使生命体征没有变化。
  - ➢ 文献中没有数据强烈支持或反对使用直立位生命体征作为决策手段。作为此刻较易获得的补充数据，即使在急诊室中并未记录到直立性低血压事件，也不能明确地将其从病因中排除。
- **心脏** 听诊主动脉瓣或二尖瓣狭窄的杂音。额外心音（S_3、S_4）常提示心力衰竭。床旁超声心动图检查用于明确是否存在下列征象：射血分数降低、明显的室壁运动异常、心室肥大或其他新发异常，强烈建议进一步心脏检查。
- **颈动脉窦检查** 在持续监测心率和血压的前提下，在仰卧位和直立位分别依次按摩左、右颈动脉窦 10s。动脉收缩压下降超过 50mmHg 或窦性停搏至少 3s，提示颈动脉窦高敏。该方法用于诊断颈动脉窦高敏的敏感性和特异性都很高，特别是在直立位下进行检查[8]。
  - ➢ 禁忌证 颈动脉杂音、3 个月内脑血管意外或心肌梗死、室性心律失常病史。
- **腹部** 如果有贫血征象或黑粪史，行直肠指检明确是否存在隐匿性出血。
- **创伤** 口腔损伤提示癫痫发作。头外伤提示弥漫性轴索损伤。注意评估跌倒继发的创伤。

- **尿失禁或便失禁**　提示癫痫发作。
- **血管性**　听诊颈动脉杂音。如果晕厥发生在手臂高于头顶的动作之后，需要考虑锁骨下动脉窃血。比较双臂血压，压力差值＞15mmHg 强烈支持锁骨下动脉窃血诊断[9]。
- **神经性**　进行神经系统专科检查以解释新出现的神经系统功能障碍。

四、急诊室处理流程

每位晕厥患者基本检查至少应该包括生命体征、心电图，对于育龄女性，还有尿妊娠试验。对于很多患者，尤其是年轻、既往健康的患者，如果既往发作可能提示反射性或直立性晕厥（前驱症状、长时间站立、紧张等），无须进行进一步检查。年龄在 40 岁以下的既往健康患者更有可能为良性事件（如反射性和直立性晕厥），而老年人则有较大概率因一些可危及生命的病因所致[10]。

目前有多种决策规则可对晕厥的高危病因进行风险分层（表 5–1）。

在这些风险分层工具中，只有 SFSR 和 OESIL 得到过外部研究验证，在捕获所有有不良事件风险的患者方面，这两种工具都没有他们最初的研究那么有效[13-16]。对于那些需要密切随访才能决定入院和出院的急诊医师来说，SFSR 研究设计可能更合适，因为其基于就诊后 7 天内出现的不良事件，而 OESIL 则长达 3～6 个月。当比较 SFSR 和格式塔时，医师证明在预测和收治存在不良事件风险的患者方面都是可靠的。SFSR 优于格式塔之处在于降低了低危患者的入院率：在一项研究中，临床医师收治了 28% 的低危患者进行进一步检查，而利用 SFSR 降低了 10% 的入院率，同时没有漏诊 1 例发生不良事件的患者[17]。

一项对 65 岁以上晕厥患者的回顾性分析显示，与患者平均年龄为 62 岁的原始研究相比，SFSR 预测不良事件的敏感性从 90% 降至 76.5%[12, 18]。在决策规则中，只有 OESIL 将年龄阈值纳入不良事件的独立预测因素。无论使用何种风险分层工具，在收治老年晕厥患者时均应降低标准。

表 5-1　决策规则：基于证据的风险分层

ROSE[11]	SFSR[12]	OESIL[13]	Boston[14]
BNP ＞ 300	CHF	心脏病史	心脏病史
心动过缓＜ 50 次/min			异常生命体征
直肠指检阳性			
Hgb ＜ 9g/dl	Hct ＜ 30%		容量不足
胸痛			
ECG 出现 Q 波（除Ⅲ导联外）	异常 ECG	异常 ECG	ECG 提示传导异常 CAD 病史
室内空气条件下血氧饱和度＜ 94%	呼吸短促		异常生命体征
	SBP ＜ 90mmHg（包括伤员鉴别分类）		
		无前驱症状	
		年龄＞ 65 岁	
			瓣膜性心脏病 心源性猝死家族史 CNS 病因
敏感性 87.2% 特异性 98.5%	敏感性 96% 特异性 99.2%	敏感性 98% 特异性 97.8%	敏感性 97% 特异性 99%

ROSE. 急诊室晕厥风险分层；SFSR. 旧金山晕厥规则；OESIL. OESIL 流行病学风险评分

五、临床检查

诊断性检查的选择应基于病史和体格检查的情况，并在适当的时候得到决策规则的支持。2009 年欧洲心脏病学会指南和 2006 年美国心脏协会 / 美国心脏病学会基金会关于晕厥评估的科学声明是两项经常被引用的指南。两者都遵从基于病史和体格检查的系统规则。评估建议总结见表 5–2[19, 20]。

表 5–2　指　南

欧洲心脏病学会	美国心脏协会 / 美国心脏病学会基金会
➢ ＜ 40 岁患者行颈动脉窦按摩试验 ➢ 心脏病史或高度怀疑器质性病因的晕厥患者行超声心动图检查 ➢ ECG 监测 ➢ 直立试验	➢ ECG ➢ 如果检查无法明确病因，行超声心动图检查 ➢ 如果检查无法明确病因，行疲劳试验并评估心肌缺血

针对急诊室内晕厥的评估，欧洲心脏病学会于 2016 年提出了一种概念模型，将患者分为低、中和高风险类别，如下所示。

- 低风险患者通常较年轻（＜ 40 岁），至少有下列特征之一以强烈支持神经血管源性晕厥，并且没有高危特征
  - ➢ 直立体位。
  - ➢ 前驱恶心或发热。
  - ➢ 有情绪、排尿、咳嗽等低风险诱因。
  - ➢ 既往发生过类似的低危事件。
- 高风险患者必须至少具有以下特征之一
  - ➢ 劳力性晕厥。
  - ➢ 前驱胸前区不适或心悸。
  - ➢ 仰卧位时发生晕厥。
  - ➢ 功能性心脏病或室性心律失常的病史。
  - ➢ 家族性心源性猝死。

➤低血压、心动过缓、贫血。

➤就诊期间的体表心电图异常，包括新发传导阻滞、心肌缺血、Brugada 综合征、新发心律失常或 QT 间期延长。

- 中等风险患者具有以下特征之一

➤不符合低或高风险的诊断标准。

➤对病史或体格检查结果略有顾虑。

➤符合低风险标准，但同时具有其他并发症。

通常，高风险患者可从住院和进一步检查中获益，而低风险患者则不会。困难在于没有明确证据帮助指导中等风险患者的评估水平。欧洲心脏病学会建议额外进行 3h 的持续心电图监测，如果出现室性心动过速、窦性停搏＞ 3s、症状性心动过缓＜ 50 次/min 或心动过速＞ 120 次/min，或心动过缓＜ 30 次/min，都将收入院治疗[21]。

心电图 每位出现晕厥或晕厥前驱症状的患者都应检查心电图。心电图是一种低成本、低风险、基于证据的工具，可用于筛查晕厥患者是否具有提示不良事件的高危特征。

- 快速性心律失常。
- WPW 出现 δ 波，PR 间期缩短（图 5-1）。
- 缓慢性心律失常。
- 心肌缺血 / 心肌梗死，Q 波（图 5-5 和图 5-6）。
- 提示 PE 的 S1Q3T3 形态。
- Brugada 综合征（图 5-4）。
- 肥厚提示左心室流出道梗阻（图 5-2）

➤肥厚型心肌病。

➤主动脉瓣狭窄。

- 长 QTc 综合征：有发生尖端扭转型室速的风险（图 5-3）。

遥测技术 在持续评估中，心脏监测有助于发现在最初心电图中未捕捉到的心律失常。有心源性晕厥病史的患者应进行持续心电监测，但监测持续的时间尚存争议，且诊断阳性率低至 3%[22]。但它仍然很重要，在一项旧金山晕厥规则（San Francisco syncope rule，SFSR）的验证研究中，5 名有不

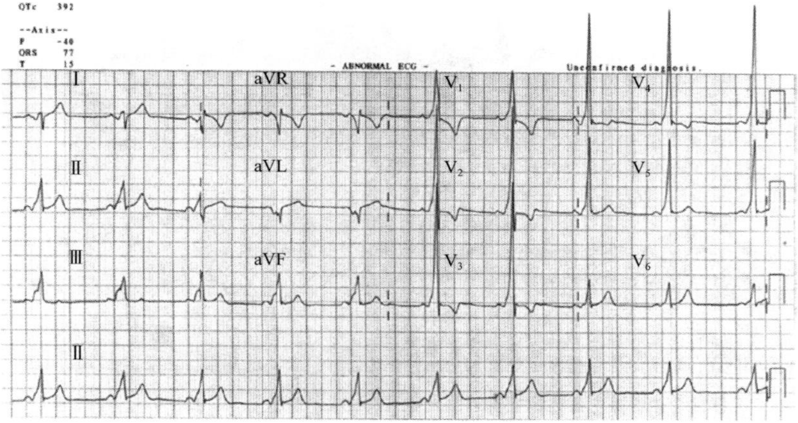

▲ 图 5-1　**WPW 的 ECG**

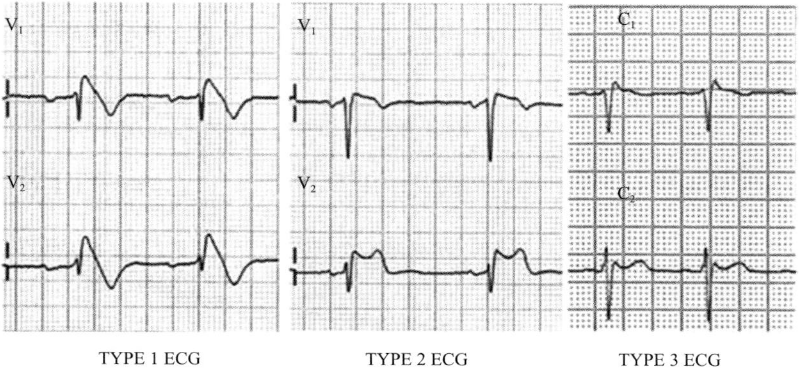

▲ 图 5-2　**Brugada 综合征的 ECG**

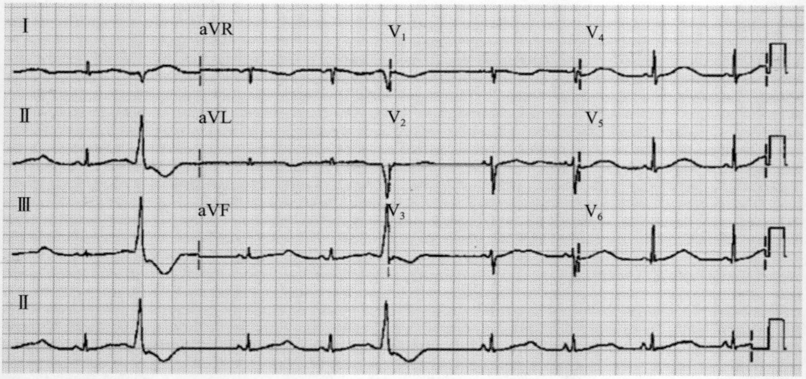

▲ 图 5-3　长 QT 综合征的 ECG

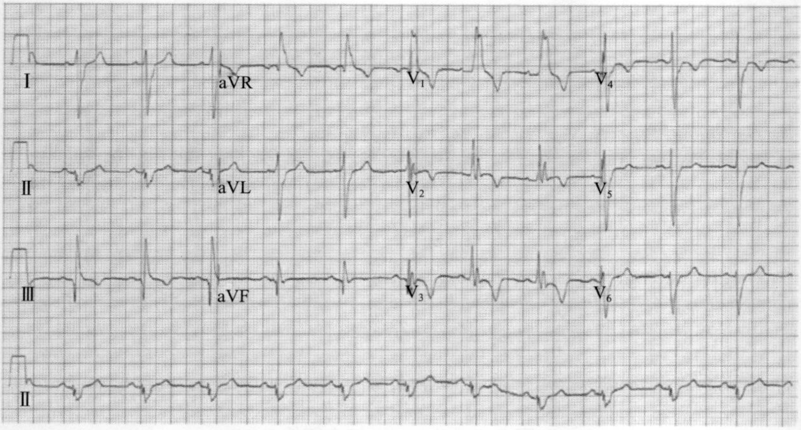

▲ 图 5-4　S1Q3T3 的 ECG

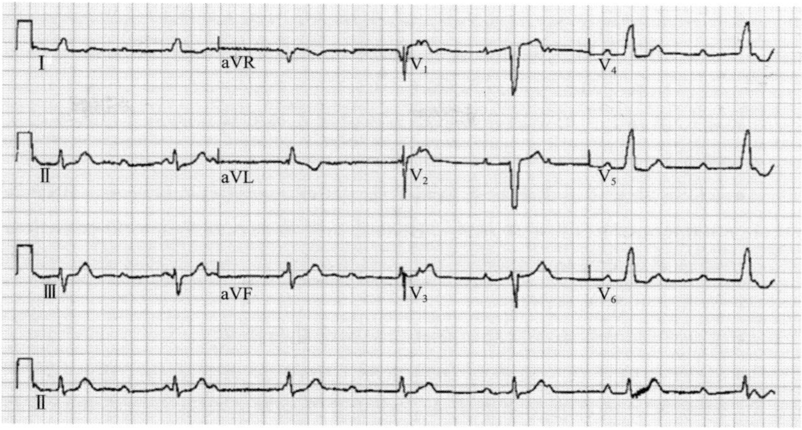

▲ **图 5-5　完全性心脏传导阻滞的 ECG**

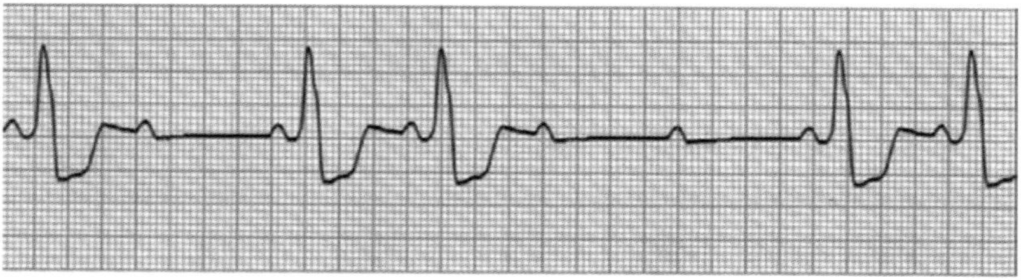

▲ **图 5-6　莫氏 Ⅱ 型（Mobitz Ⅱ）心脏传导阻滞的 ECG**

良事件的高风险患者仅使用遥测技术就得以诊断 [23]。高危患者应考虑使用 Holter 监护仪或其他循环记录仪进行长时间的心脏监测。

实验室检查　既往有明确的神经心源性、非劳力性晕厥病史，心电图正常且无猝死家族史的年轻健康患者，通常不需要进行实验室检查。但在病史、体格检查或心电图无法确定病因的情况下，实验室检查有助于识别其中具有不良事件风险的患者，如下所示。

- 所有育龄期女性　妊娠试验。关于妊娠期间发生晕厥的数据有限；然而，异位妊娠可发生晕厥[24]。妊娠晚期因子宫压迫下腔静脉引起的静脉回流受阻也可导致晕厥。
- 有心脏病史、心电图异常、劳力性晕厥或伴有胸痛的患者应检查心肌酶排除心肌缺血。
- ROSE 决策工具需要检查脑利钠肽（BNP）以进行风险分层，BNP ＞ 300pg/ml 与不良事件相关。BNP 升高是鉴别入院患者心源性和非心源性晕厥的有效工具[25-28]。
- 血糖　排除低血糖。
- 基础代谢功能检查试验组合评估代谢紊乱的情况。
- 全血细胞计数　检查红细胞压积（Hct）和血红蛋白（Hgb）有利于确定是否存在贫血和失血。新发贫血需从粪便潜血试验开始进行深入检查。2 项晕厥风险分层研究发现贫血（SFSRL Hct ＜ 30%[12]，ROSE Hgb ＜ 9g/dl[11]）是发生不良事件的独立危险因素。
- 肌钙蛋白　检查频率很高，一项观察性研究表明，3% 的晕厥患者肌钙蛋白水平高于阈值[22]。但其他原因导致肌钙蛋白升高的患者比例尚不清楚。

超声心动图　劳力性晕厥、胸痛、无前驱症状、心脏病史、猝死家族史或心脏听诊异常的患者都可从超声心动图检查中获益，识别心源性晕厥的潜在致命原因。除室壁运动异常和射血分数外，超声心动图检查还可以发现器质性异常，如心肌肥大、主动脉流出道梗阻和瓣膜狭窄，但存在过度使用的问题。一项对 468 名晕厥患者的回顾性研究发现，心电图正常患者中仅 5.7% 存在超声心动图异常，相比之下，心电图异常的患者中则有 29% 存在超声心动图异常[29]。

六、神经影像学检查

头部 CT　非增强头部 CT 已经被滥用，而且收益很低，因此不应作为晕厥患者的筛查工具[30]。与晕厥同时合并头部 CT 异常最密切相关的因素包括局灶性神经功能缺损、近期头部外伤史和年龄60岁以上[31]。

脑电图　晕厥患者要排除癫痫发作非常困难。癫痫发作的后遗症也可见于晕厥，目击者常描述为身体抖动或抽搐。脑缺氧常导致肌阵挛性抽搐的发生，同样也是神经血管源性晕厥的触发因素。实际上，在对既往健康，通过对过度换气、体位改变和Valsalva动作诱发晕厥的研究中发现，90%的患者出现肌阵挛性抽搐[32]。一项包含671名晕厥患者的研究表明，舌咬伤（似然比16.5）、头偏斜和姿势异常（似然比分别为13.5和12.8）是晕厥的强烈预测特征，而用来排除癫痫发作的特征包括在意识丧失前的任何晕厥前驱症状、出汗或长时间坐位或站立。利用这些数据他们开发了一个问卷评分系统来区分癫痫和晕厥，诊断准确率为85%～95%（表5-3）[7]。在临床高度怀疑时，可使用脑电图排除癫痫可能。

表5-3　抽搐

问　题	分　数
舌咬伤?	2
发作史?	1
情绪应激?	1
头偏斜?	1
曾经告诉过你有其中之一①无反应时期? ②无反应姿势/抽搐? ③自言自语?	只要回答“是”得1分
意识恢复后感到头晕?	1
曾经感到过头晕目眩?	–2
曾经自言自语前出汗?	–2
长时间坐位/站立?	–2

总分≥1强烈提示癫痫发作

七、急诊后处置

在初步评估后，接下来将是确定谁需要入院观察，谁能安全地在门诊随访。部分晕厥患者有明确的需要入院治疗的病因，如完全性心脏传导阻滞，或影响到血流动力学的胃肠道出血。但是，大多数患者在最初的几个小时内无法确定其晕厥的病因，将进一步的处置带到两难境地。

上面讨论的决策规则是进行风险分层的有用工具，存在任何危险因素之一的患者都应考虑入院观察。40 岁以下有神经心源性晕厥病史、生命体征正常、无心脏病史且随访较为可靠的患者可回家观察。虽然均未能通过前瞻性验证成为标准，但晕厥决策规则可用来识别低风险患者并降低不必要的入院率。老年患者往往具有较高的心源性和神经性晕厥的风险，罹患多种并发症，并且无法借助上述晕厥决策规则可靠地预测不良事件的发生，处境更加困难。因此，当怀疑器质性疾病时，应该降低入院标准或收入急诊留观病房进行持续心脏监测，必要时行超声心动图检查。对于预期住院时间不足 24～48h 的患者，急诊留观病房是一种低成本的选择。在留观病房中，患者可以持续进行心电监测，并接受会诊评估。一项纳入具有中等不良事件风险的 50 岁以上晕厥患者的随机临床试验显示，与入院相比，急诊留观可显著缩短住院时间，降低入院率和医疗费用，且 30 天内的不良结局发生率或患者满意度评分均无显著差异[33]。

提醒所有出院的患者，如果出现心悸、胸痛或复发性晕厥应立即二次入院。指导曾经癫痫发作的患者，在随访并进一步检查之前不要开车。教育直立性晕厥的患者，体位变化应谨慎、缓慢。

八、经验与教训

- 心律失常通常会在评估之前就已完全转复。劳力性晕厥或没有前驱症状的晕厥患者往往心源性可能性大，此时应该降低接受进一步心律失常评估的门槛（通常进行一段时间的遥测）。
- 由脑缺血引起的肌阵挛性抽搐在晕厥中较为常见，但目击者往往会去扶住患者，避免其跌倒并保持直立位，这种做法会延缓脑灌注的恢复并加重其症状。

- 如果曾出现过异常的生命体征，即使已自行恢复正常，也应该寻找其原因。
- 对育龄期女性常规进行尿妊娠试验。
- 仔细检查心电图，尽管多数情况下都是正常的，但一旦有异常，通常可提示晕厥的病因。

第6章

有关头晕的循证诊疗方案（或许优于MRI）

Dizziness: An Evidence-Based Approach (Better than MRI?)

Jonathan A. Edlow 著
段雨晴 译
杨 涛 周建新 校

一、病例分析

患者45岁，有高血压病史，血压控制良好，胆固醇轻度升高，因突发性头晕并持续8h于急诊就诊。患者自诉头晕目眩。无头痛或颈痛。生命体征和一般体格检查正常。眼部检查发现，存在水平向左的眼球震颤，无反向偏斜。头脉冲试验显示，当头部向右侧甩动时，出现朝向左侧的快速扫视。其他神经系统检查正常。

二、概述

大约3.5%急诊患者是因为头晕就诊[1, 2]。许多疾病都可以表现为头晕，有些是良性的、自限性的，也有一些是极为严重的。在急诊通常需要从大量以头晕为主诉的、可治疗的、有自限性的患者中，筛选出少量存在生命危险、截肢风险、脑损伤的患者。2013年起，在美国与急诊头晕患者直接相关的支出预计已达到40亿美元[3]。除了经济支出之外，还有额外的“成本”，包括头晕引起的焦虑和跌倒，以及由此产生的疾病。

现有的头晕诊断模式是基于“症状性质”的（即询问“你的头晕到底是什么感觉？”）。几乎所有综述和教科书都在使用这套方法。然而最新研究表明，这种模式缺乏科学依据和内在逻辑。

随着越来越多的人开始关注头晕的诊断错误，发现头晕患者的误诊已成为一个十分重要问题[4]。小脑卒中的误诊会带来灾难性的后果[5]。本章将讨论成人患者急性头晕的鉴别诊断，介绍头晕诊断的新研究成果，并提供现代化的循证方法。

新方法强调询问病史和体格检查，希望能让急诊医师更及时、可靠地作出准确诊断。如果诊断为周围性疾病，就没有必要再进行那些耗时的咨询和昂贵的影像学检查，也没有必要再住院治疗。如果评估提示为中枢性疾病，特别是脑卒中时，可以采取方法诊断和治疗责任血管的病变，并实施二级预防措施。

这种新方法可提高急诊头晕患者诊断的准确性，减少住院时长和资源使用，以及能够改善患者的整体预后。

三、急性头晕的鉴别诊断

许多器官功能失调和障碍都可表现为急性头晕。其中大部分是良性的，但也有一些是致命的。一项长达 13 年的研究，纳入了来自国家 NHAMCS 数据库的 9472 名头晕患者[2]，数据显示大部分患者有基础生理疾病（包括心血管疾病）（约 50%）、耳 - 前庭疾病（约 33%）和神经系统（包括脑卒中）疾病（约 11%）[2, 6]。

大型注册数据库的局限在于，涉及相应诊断的准确性是未知的。在 NHAMCS 研究中，22% 患者是单纯依靠症状得出的诊断（如头晕，其他症状会另有说明）。尽管急诊工作中经常要依据临床症状做出诊断，但根据头晕症状进行诊断的要比其他症状多 3 倍。此外，即使准确诊断出了前庭疾病，如良性阵发性位置性眩晕（benign paroxysmal positional vertigo，BPPV），接下来的影像学检查和药物治疗也不是依据最佳证据使用的[7]。

在 NHAMCS 研究中，有 15% 患者会被提前定义为“危险”诊断（各种心脑血管、中毒、代谢和感染性疾病，不实施治疗会导致不良后果），并且这一比例随着年龄的增长而增加[2]。已知最常引起头晕的原因有水电解质紊乱（5.6%）、脑血管病（4.0%）、心律失常（3.2%）、急性冠脉综合征（1.7%）、贫血（1.6%）和低血糖（1.4%）[2]。头晕的罕见原因包括肾上腺功能不全[8]、主动脉夹层[9]、一氧化碳中毒[10]、肺栓塞[11]和维生素 B_1 缺乏[12]，但这些是可以治疗的。

这项研究和其他研究相比如何呢？更早的一项为期 16 个月的单中心前瞻性研究，对纳入的 125 例患者进行了分析[13]。43% 的患者被诊断为周围性前庭系统疾病，30% 诊断为“严重”疾病。另一项来自中国的单中心前瞻性研究仅用 1 个月就招募了 413 例成年急诊眩晕患者[1]，其中 23 人（6%）的病因是中枢神经系统（central nervous system，CNS）疾病。

2 项回顾性研究也提供了相关数据。其中 1 项在德国急诊室开展的研究中，神经内科医师接诊了 475 例连续的头晕患者[14]。最初 73% 的病例诊断为轻症，27% 为重症（大部分是脑血管和 CNS 感染性疾病）。总体而言，最常见的 2 个诊断是 BPPV（22%）和脑卒中（20%）。由另一位对先前急诊诊断不知情的神经内科医师对这些患者进行追踪随访，发现最终有 44% 患者的诊断与先前的诊断对比发生了改变。在这些改变的诊断中，有超过 50% 是由重症诊断改变为轻症诊断，之前错误的重症诊断虽保证了患者的安全，但也浪费了医疗资源。大约 1/7 的患者，诊断由轻症变为重症（5 名前庭神经炎和 1 名前庭性偏头痛的患者，全部变为脑卒中），这种误诊十分危险。

另一项为期 3 年的研究非常有针对性地（和其他大型研究相比）选择和评估了 907 例最初表现为头晕、眩晕和失衡的急诊患者（只占那段时期急诊患者的 0.8%）[15]。其中有 1/5 的患者被收入院［68% 收入重症监护病房（ICU）］。最主要接受的是内科学（41%）、心脏病学（32%）及神经病学（24%）等学科的治疗。在这 907 例患者中，大部分的疾病较轻，要么是周围性前庭系统疾病（32%）和体位性低血压（13%），要么是偏头痛（4%）。其中 22% 患者无法确诊。有 49 例患者（5%）出现严重神经系统疾病，其中 37 例为脑血管病。最终，只有 2 例患有严重神经疾病的患者表现为单纯性头晕。

在急诊成年头晕患者中出现严重 CNS 疾病的概率约 5%。在 Royl 的研究中存在异常的高值，27% 的患者有严重 CNS 疾病，这可能是由于该研究是在神经科急诊中进行的[14]。很多研究都试图确定急诊头晕患者中患有 CNS 疾病的危险因素[1, 15-19]。一项关于急诊头晕患者的研究发现，步态异常和神经系统检查中细微的神经功能缺损与 CNS 疾病有关[16]。总的来说，危险因素包括年龄增长、血管危险因素和脑卒中病史、自述“不稳”，以及局灶性神经功能障碍（表 6–1）。

表 6–1　急诊头晕患者中枢神经系统疾病的危险因素

危险因素	Cheung 等[1]	Navi 等[15]	Chase 等[16]	Kerber 等[19]
年龄	＞ 65 岁 6.15	＞ 60 岁 5.7		
症状：平衡感缺失或共济失调	“共济失调” 11.39	“平衡感缺失” 5.9	“步态不稳” 9.3	
局部神经症状	11.78	5.9		
脑卒中病史	3.89			
血管危险因素	糖尿病 3.57			0.48（CI 包括 1）
ABCD2 评分				1.74（得分为连续变量）
HINTS 测试				2.82
其他神经功能缺损			“细微”神经功能障碍 8.7	2.54

不是每个研究都涉及了所有因素，空出的格子代表那个研究没有涉及，数字代表比值比

HINTS. 头脉冲试验、眼震、偏斜试验；CI. 置信区间

总结起来，这些数据得出以下结论。

① 大多数出现在急诊室的成年急性头晕患者都存在基础生理疾病或心血管疾病。

② 尽管良性前庭疾病比 CNS 疾病导致的头晕要常见的多，但当急诊科医师做出（良性）诊断时，他们并没有依据最佳循证证据去使用影像学检查和美克洛嗪。

③ CNS 病因中，急性脑血管病［缺血性脑卒中或短暂性脑缺血发作（TIA）］最为常见，这些患者在急诊出现误诊并不罕见。

四、以“症状性质”方法诊断头晕的起源和其有效性的缺失

1972 年出版的一项研究中提出了以急性头晕患者的“症状性质”来诊断头晕[20]。作者在 2 年内纳入了 125 名患者。研究存在若干缺陷，如患者人数较少，大多患者进行评估时都不在发病的急性期，没有确诊诊断，没有长期随访等（表 6–2）。这项研究是传统头晕诊断方法的基础，就是问“你的头晕到底是什么感觉？”。

应用这种“症状性质”的诊断方法，需要满足两个必要条件。第一，患者需要准确且坚定地选择 1 种（仅限 1 种）头晕类型。第二，每种症状类型都和鉴别诊断紧密相关。这 2 件事毫无疑问都无法成立[21]。

患者不会单独选择 1 种头晕类型。很多人很难描述他们的感觉症状。头晕患者会用“头晕”“头昏”“天旋地转”“摇摇晃晃”“眩晕”“眼花”“感觉要昏过去了”“失去平衡”“难受”等等这样的词来形容他们的感受。本文统一用“头晕”（概括上面所有症状）。

2007 年的一项研究中，研究助理向急诊头晕患者提出一连串的问题，以确定“症状性质”及头晕的时间和诱因[22]。超过 60% 的患者选择了不止 1 种头晕类型。6min 后将这串问题以不同的顺序再问一遍时，超过 50% 的患者改变了他们最初选择的头晕类型。相比之下，对头晕时间和诱因的反馈更加一致和可靠。

因此，采集病史时应当和对待胸痛、呼吸困难一样。医师不会因疼痛的性状描述是“尖锐痛”“闷痛”“不舒服”还是“压迫感”而对胸痛患者进行

表 6–2 “症状性质”方法原文中存在的不足

方法学问题
同义反复假说
这种方法将患者分入 4 种设计好的头晕类型
头晕分组之后才会询问“合适的”相关问题
只有患者明确表示旋转性头晕时才会被诊断为“周围性前庭系统疾病”
缺乏独立验证和盲法
最终诊断仅由 1 个人做出，没有进行过独立验证
做出诊断的人知晓数据和症状性质的分类，没有施行盲法
样本量较小且入组后还有 25% 的丢失率
总计 125 例患者入组（但 25.6% 被排除）
12 人（16.8%）因“数据不全”被排除
9 人（7.2%）因“诊断不明”被排除
2 人（1.6%）因“不适当的推荐”被排除
选择偏倚
2 年内只有 125 例患者入组
他们必须能够在不同的日期返回 4 次来进行测试
他们需要流利的英语
缺少长期随访
没有能够证实诊断准确性的长期随访
研究中存在不可避免的时代因素
缺少现代影像学技术
研究当时还没有 CT 或 MRI
缺少一些诊断种类
前庭性偏头痛（自发性发作性前庭综合征的常见原因）尚未被描述
表现为单纯眩晕的后循环缺血还没被认识到

不同的评估[21]。患者不会以二元化方式描述疼痛，相比之下诱因和持续时间在鉴别诊断中更为重要。我们在问病史时，几乎面对所有的主诉都会问诱因和持续时间。

医师经常用于鉴别诊断的是病史和伴随症状。同样是胸痛患者，伴有：①下肢水肿和呼吸困难；②咳嗽、发热；③低血压、单侧呼吸音减低和颈静脉怒张，三者的考虑截然不同。鉴别诊断不是仅考虑患者的特定描述，还有持续时间、诱因、伴随症状和流行病学病史。这些在头晕的诊断中也是一样的。

最后，鉴别诊断和特定的描述之间没有紧密联系。对于大部分的急诊眩晕患者而言，“眩晕”这个词和脑卒中的发生率之间没有关联[23]。心血管疾病引起头晕的患者中，有 40% 承认自己存在“眩晕”症状[24]。BPPV 患者经常说自己感觉头昏而不是眩晕，尤其是老年人[25]。事实就是，进行鉴别诊断不应根据描述词汇的不同，而是根据持续时间、诱因、伴随症状和流行病学背景。

尽管用“症状性质”的方法诊断头晕并没有强力的科学依据，但它目前仍是各专业使用的主要模式。

五、头晕的误诊和资源利用

头晕患者的误诊很常见。在德国急诊的研究发现，神经科医师会在 44% 患者中出现错误诊断。这篇研究的作者发现了导致误诊的三个因素[14]。第一，临床病程随后不断地演变，使最终诊断不那么明确。这一因素在 70% 误诊中起作用。经常在急诊看到患者的症状在几个小时后不断在演变。第二，缺乏颅脑影像学检查资料（主要是缺少 MRI，50% 病例存在这个问题）。第三，没有先进的检查手段筛查血管的危险因素，如超声心动图、遥测技术和颈动脉超声（24% 病例）。从来没有人详细比较过急诊科医师和神经科医师对同一时期头晕患者的诊断（可能以后也不会有），但德国的这项研究清楚地表明头晕是复杂的，即便对有专业眼光、受过专业训练的人也一样。

在美国急诊的另一项 1091 名头晕患者的研究中，急诊科医师记录到有 887（80%）例患者自述有眼球震颤，其中 185（21%）例确认存在眼球震颤[26]。

在 185 例患者中，26% 患者只记录了存在或不存在眼球震颤，没有其他信息，只有 10 例（5.4%）患者记录了足够的信息用于做出诊断。对于诊断为周围性前庭系统疾病的患者，眼球震颤的描述与该诊断相冲突。这说明急诊科医师对于眼球震颤的认识不足，如应该注意什么？怎么报告？最重要的是，怎么利用这些发现才能对患者有利？

头晕患者是否存在眼球震颤并不是关键。对于急性前庭综合征（acute vestibular syndrome，AVS）的患者，方向固定的水平眼球震颤、方向固定的垂直眼球震颤和方向不定的眼球震颤，三者意义不同（见后文）。最近的一篇综述阐述了如何对头晕患者进行体格检查[27]。

多个研究发现，表面上是周围性疾病的 AVS 患者，可能实际上患有后循环卒中[28-30]。其中一个研究发现，因眩晕转诊到耳鼻喉科门诊的患者中，3% 被漏诊了小脑卒中[29]。漏掉脑卒中之所以是非常严重的误诊，有两个主要原因。第一，潜在的血管问题没有处理，患者很容易再次出现脑卒中；第二，有的患者会出现颅后窝水肿，这是致命的[5]。错过溶栓时机经常被认为是第三个负面影响，但是这些患者很多都存在一些禁忌，并不适合溶栓。有些患者的 NIHSS 评分为 0[31]。

年龄偏小和解剖因素被认为是小脑卒中漏诊的主要因素[32]。后循环的解剖位置通常是脑卒中发生的危险因素[33-35]。在特定环境下看这组数据，只有非常小的一部分患者（0.18%～0.63%），在急诊诊断为良性或周围性前庭疾病后的 30 天内再次回到急诊就诊，并以脑血管病收入院[36-38]。然而，由于头晕十分常见，再小的比例放在较大的基数上也意味着，每年有成千上万的急性脑血管综合征（脑卒中或短暂性脑缺血发作）的患者被误诊。

从另一个角度来讲，对常见的周围性前庭系统疾病（如 BPPV 和前庭神经炎）的认识不足才会导致治疗不充分、治疗不正确和资源的过度使用。

近期 1 篇关于头晕患者误诊的综述提到了五个常见误区[39]，分别是过度依赖症状性质的诊断方法、没有充分考虑头晕发生的时间和诱因、对关键的体格检查结果不熟悉、筛查患者时过于重视传统的影响因素（如年龄和血管风险），以及过于依赖 CT。尽管脑卒中确实在老年人中更常见，但年轻患者也会出现脑卒中，这就有可能导致误诊[5, 40, 41]。

六、急性头晕患者的一种新的诊断模式：ATTEST

一种基于头晕时间、诱因和病史的新诊疗方法，也许可以减少误诊和不必要的医疗资源浪费。根据我的个人经验，与传统方法相比，它常常会使医师自信地做出准确诊断。这种新模式的基本方法是，引导疾病检查方向倾向于症状的持续时间、诱因、进展和病史，而不是患者描述头晕时用的哪个词[6, 21]。我比较倾向于用 ATTEST 帮助记忆，A 代表伴随症状（associated symptoms），TT 代表时间（timing）和诱因（triggers），ES 代表床旁检查征象（bedside exam signs），最后的 T 代表其他必要的检查（additional testing as needed）。具体诊断流程见图 6–1。

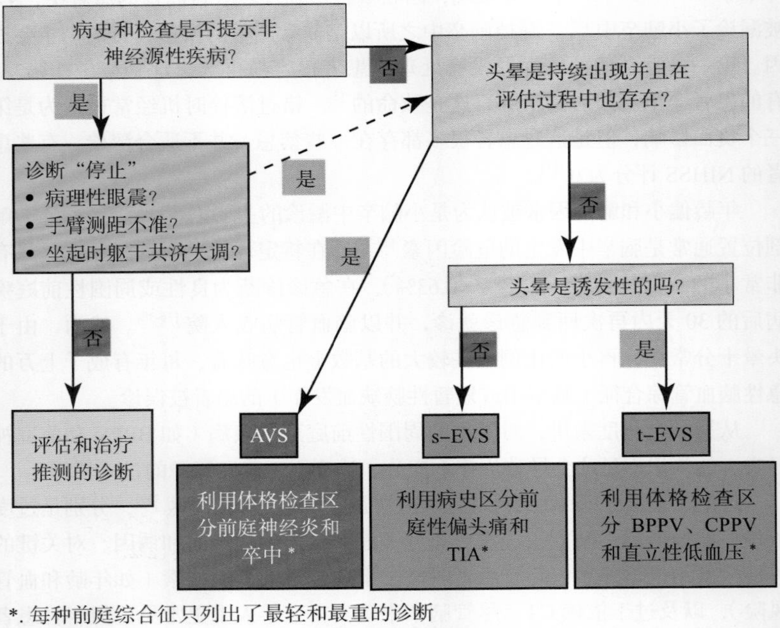

▲ 图 6–1　ATTEST 急性眩晕患者的诊断流程

新的模式似乎是一种诊断头晕患者的全新方法，但这只是因为传统的“症状性质”方法在头晕的教学中根深蒂固[21]。事实上，使用时间和诱因的方法与其他任何疾病的病史采集没有区别。

使用这个规范时，有 4 种时间和诱因的分类对急诊医师至关重要（表 6–3）。传统方式中，会试图去评估一个眩晕患者是周围性前庭系统疾病还是中枢性神经系统疾病引起的头晕。这就导致了一个问题。医师会逐渐认为所

表 6–3　急性头晕[b]中以时间 - 诱因为基础的“前庭[a]综合征”

综合征	描　述	常见原因
AVS	发病迅速、持续数日的急性头晕，常伴有恶心、呕吐和头部运动不耐受	良性：前庭神经炎和迷路炎 恶性：小脑卒中
t–EVS[c]	短暂的头晕发作由特定事件诱发，通常是头部运动或者起身时，一般持续不到 1min	良性：BPPV 恶性：直立性低血压和 CPPV
s–EVS	自发、无诱因的暂时性头晕发作，一般持续数分钟至数小时	良性：前庭性偏头痛和梅尼埃病 恶性：TIA
CVS	慢性头晕，持续数周至数月（或者更久）	良性：药物不良反应、焦虑、抑郁 恶性：颅后窝占位性病变

AVs. 急性前庭综合征；t–EVs. 诱发性前庭综合征；s–EVs. 自发性前庭综合征；BPPV. 良性阵发性位置性眩晕；CPPV. 中枢性阵发性位置性眩晕；TIA. 短暂性脑缺血发作；CVs. 慢性前庭综合征

a. 这里的“前庭”指的是前庭症状（头晕、眩晕、失衡、头重脚轻），而不是指前庭原因的疾病

b. 表中列出的是这些症状的常见原因，不是全部

c. 头晕被“诱发”是指从没有任何症状的状态下产生的，就像 BPPV 的位置性眩晕。它需要与头晕从较轻的状态上“加重”相鉴别，如 AVS 的症状加重就很常见，无论是周围性（神经炎）还是中枢性（脑卒中）

有的周围性前庭疾病的治疗方法都一样，但最常见的两种疾病——BPPV 和前庭神经炎的治疗相差甚远[7]。本章接下来的部分会回顾临床表现、鉴别诊断和相应的检查，针对不同的发病时间和诱因做出诊断。

（一）急性前庭综合征

自发性急性前庭综合征的定义是，急性起病的持续性头晕，同时伴有恶心、呕吐、步态不稳、眼球震颤和头部运动不耐受，可持续数日至数周，然后逐渐缓解[6, 21, 42]。通常患者就诊时存在症状，重点的体格检查可以帮助明确诊断。最常见的原因是前庭神经炎（表现为单纯的头晕）或迷路炎（头晕伴听力丧失或耳鸣）[42]。最常见的危险病因是后循环缺血性脑卒中，常发生于小脑和侧脑干[42]。第三大常见病因是多发性硬化症[43, 44]。单纯 AVS 的一些不常见原因有小脑出血和很多罕见但又可治疗的自身免疫性、感染性或代谢疾病[43, 45]。自发性 AVS 应当和诱发性 AVS 相区别，但本文不会深入探讨这个问题，因为病因通常很明显，如创伤后头晕和苯妥英钠中毒。

一个重要的概念是 AVS 患者在头部运动时会感觉症状加重。但它只是加重因素，不能误认为是头部运动导致了 AVS 患者头晕的发生。这个概念的混淆或许会导致 BPPV 和前庭神经炎的鉴别诊断变得困难[6, 7, 46]。急性 BPPV 患者偶尔会出现持续性症状，也许是由微小的不经意间的头部运动反复诱发的，或者是对头部运动产生焦虑所导致的。一般详细询问病史就能发现。当这部分患者没有明显的前庭神经炎和脑卒中征象时，可以用 Dix-Hallpike 和仰卧滚转试验（supine roll test）评估是否为非典型、类 AVS 表现的 BPPV[47]。

前庭神经炎是一个良性的、自限性的、可能是病毒性或病毒后炎症，炎症影响前庭神经导致了自发性 AVS，它和 Bell 麻痹（第Ⅶ对脑神经）很像，但累及第Ⅷ对脑神经的前庭部分。一些病例中会伴有炎症性疾病（如多发性硬化或结节病），但大部分是特发性的并且和单纯性疱疹病毒感染有关[48]。特发性的前庭神经炎表现通常是单相的，数天到数周就会消退。常规 MRI 造影检查通常是阴性[49]。一般依靠临床诊断。另一种相关疾病——带状疱疹（2 型 Ramsay Hunt 综合征）也会表现为 AVS，通常伴有听力丧失、面部麻痹和耳部或上腭部疱疹[50]。

颅后窝卒中可能会表现为类似前庭神经炎的 AVS（如果出现听觉症状则是迷路炎）[51]。因头晕到急诊就诊的患者中存在脑血管病的比例是 3%～6%[1, 2, 13, 23]，但有 AVS 表现的患者约为 25%[42]。几乎所有的（96%）病例都是缺血性脑卒中，而不是出血性[42, 45]。急性缺血性脑卒中的 CT 诊断敏感度低，颅后窝的可能更低[52-54]。因此 CT 不能排除 AVS 患者是否存在缺血性脑卒中，这是误诊的一个原因[5, 39, 46]。重要的是，在 AVS 患者症状刚出现的 24～48h，即使是 MRI 的弥散加权成像（diffusion-weighted imaging，DWI）也会漏掉 10%～20% 的卒中，需要重复进行影像学检查（症状出现后的 3～7d）确认是否存在梗死[42, 55, 56]。

幸运的是，研究表明在区分前庭神经炎和后循环卒中上，体格检查的灵敏度比早期 MRI 更高[55, 56]。这两项研究由神经 - 耳科医师完成，进行了 3 个针对性的眼部运动试验——头脉冲试验（HIT）、眼震检查和反向偏斜试验。另一项由脑卒中神经病学家完成的研究显示了相似的精确性[57]。初步证据表明，经过专业训练，急诊医师也可以通过学习来使用眼震检查和头脉冲试验[58, 59]。我自己的经验也说明，经过一些培训，急诊医师可以实施和解读这项检查。然而，非专业人员使用这种方法尚未经过充分的验证，因此我增加了两个额外的部分，同时也是头晕患者的基础评估项目，一般神经系统检查和步态检查。

我不会按照 HINTS 的顺序检查，而是按照以下顺序进行：①眼震检查；②反向偏斜试验；③头脉冲试验（HIT）；④一般神经系统检查，特别是脑神经，包括听力、小脑功能测试和长束征；⑤步态检查。

这样安排检查排序的原因有两个。第一，我希望从“有创性”最小的检查开始；第二，眼震检查是帮助最大的检查，部分取决于它的存在与否，部分取决于它的性质。只要有 1 项检查结果为阳性，这个患者的后续处置（住院进行进一步神经系统评估）就清楚了。尽管上述 5 个检查都是 AVS 患者完整检查的一部分，但在有创性小的出现阳性检查结果之后还进行有创性大的检查（如步态试验引起呕吐），并不会帮助改变该患者接下来的处置，只会让患者更难受。

此外，眼震有助于锚定和指导接下来的诊断。基本上所有前庭神经炎所致的 AVS 患者第 1 天检查时都有眼震，所以如果没有眼震，诊断就该打一个问号了。要想确认眼震不存在，就要保证检查时没有视线固定。专家表示，当解除视线固定时，如果没有眼震就可以排除前庭性的头晕[60]。专科医师通常用 Frenzel 眼镜解除视线固定，这在急诊中既不可行也不常见。有个简单的解决方法，拿一张白纸贴近患者的眼睛（告诉他们“透过这张纸往前看”），然后从侧面观察眼震。只有在基础检查没有眼震时才会用到这个方法。

如果确实没有眼震，那就很可能不是前庭问题，头脉冲试验也因此对诊断没有了帮助，还可能带来错误的信息。完整的神经系统检查还是很重要的，特别是要注意脑干功能、小脑功能和步态，因为小脑卒中的患者通常没有眼震。

眼震的程度（或幅度）可在数小时内显著波动。这可能存在着潜在的病理过程，因为 CNS 会调整和适应由前庭神经炎或一些急诊用来缓解眼震的药物（如昂丹司琼或苯二氮䓬类）引起的异常生理反应，也可能会使被眼震所掩盖的潜在问题表现出来。

然而，眼震的临床检查十分简单。让患者眼睛“正中位”“原位”地凝视前方，然后观察眼球运动。通常以快相方向表示眼球震颤方向。稍加练习便可以看到。最有诊断意义的不是眼震是否存在，而是眼震的具体形式。在观察原位凝视时的眼震之后，让患者先向右看，再向左看，每次持续几秒钟，然后再检查凝视性眼震，观察是否存在眼震及快相跳动方向。检查时只需要让患者眼睛偏离中心方向转动 20°～30°，因为如果转动角度过多会使很多正常人出现少量的水平眼震。这种生理性眼震一般振幅很小，而且会迅速消失。表 6–4 中列出了 AVS 患者眼部运动试验的典型结果。方向改变的凝视性眼震和纯粹的旋转或垂直性眼震，其根源都是中枢性的（AVS 的起源是脑卒中）。

反向偏斜试验（由于重力感应通路不平衡导致的双眼垂直错位）不是很敏感（30%），但对脑干损伤诊断特异性高（98%）[42]。本试验中，检查者会用“交替覆盖”法测试。患者需直视检查者的鼻子，与此同时医师交替遮住患者的左眼和右眼，来回几次，每次约 2s。对于有反向偏斜的患者，每次解

表 6-4　急性前庭综合征眼球运动的表现

眼部运动试验内容	周围（通常是前庭神经炎）	中枢（通常是后循环卒中）
眼球震颤（正中位凝视和向左、向右的凝视）	明显的水平眼震，方向固定，向健侧跳动	方向变化的水平眼震或明显的垂直和（或）旋转性眼震，表示中枢性[b]（经常和周围性混淆）
偏斜试验（交替覆盖测试）	双眼在垂线上的朝向正常一致（没有反向偏斜）	经常和周围性混淆，如果存在反向偏斜就是中枢性的[c]
头脉冲试验（HIT）	一侧异常，向患侧甩头时出现（表现为矫正性眼急跳）[a]	通常两侧都正常（没有矫正性眼急跳）

a. 小脑前下动脉卒中可能导致一侧甩头试验异常，并与前庭神经炎混淆，但听力丧失通常可以作为线索。如果患者双向 HIT 异常且存在眼震，也可以怀疑中枢损害（AICA 卒中或 Wernicke 综合征）

b. 前庭下神经炎表现为向下的旋转性眼震，但这是一种罕见疾病。急诊认为，AVS 患者出现垂直性眼震应该被考虑为中枢性疾病（脑卒中）

c. 反向偏斜在周围性前庭疾病中很罕见，试验在床旁通过交替覆盖法进行测试；它的出现应该被考虑为中枢性疾病（脑卒中，常发生于脑干）

除遮盖时，会出现一个轻度的垂直矫正（一只眼球向上，另一只向下）。矫正的幅度不大，在 1～2mm；因此关键就是，检查者要将注意力集中在一侧眼球上（随便哪一侧都行），而不是追着没被遮住的眼球看。阴性结果是没有垂直矫正，而阳性结果则代表应该考虑患者有脑卒中。

接下来是 HIT，是 1 个检查前庭 – 眼反射（vestibulo-ocular reflex，VOR）的试验，于 1988 年提出[61]。检查者站在患者面前，双手扶住患者头部，嘱患者凝视检查者的鼻尖并保持头部和颈部放松。之后检查者快速由外向内转动患者头部 10°～20°。正常情况下（前庭功能正常），患者的视线会一直保持在检查者的鼻尖上。当出现矫正性眼球快速跳动时（视线先是随头部移动，随后迅速矫正，回到检查者的鼻尖）试验结果为“阳性”（VOR 异常），这通常提示周围性疾病，一般是前庭神经炎。当 AVS 中没有出现矫正性眼球快速跳动时，意味着有可能是脑卒中。

一个正常检查结果却提示一种危险的疾病，这似乎是反常的。这就是为什么 HIT 只对 AVS 和眼震患者有用。如果急性头晕患者不伴有眼震，那它就不太可能是前庭性的，此时 HIT（在鉴别神经炎和脑卒中时）就变得没那么有用，结果还有可能是误导性的。相似的是，如果对尿脓毒症或脱水的头晕患者进行 HIT，结果也会是阴性的，和脑卒中一样。

小脑卒中患者的 HIT 结果为阴性（正常）[30, 62]。这是因为 VOR 环路不经过小脑。另外，后循环卒中患者偶尔也会出现假“阳性”（异常），通常是由于侧脑干梗死累及前庭神经进入脑干的部位。这种脑卒中不常见，包括小脑前下动脉（AICA）卒中或直接累及内耳的梗死（迷路卒中）。不管哪种情况一般都出现急性听力丧失。增加一个床旁听力检查（HINTS plus）可以帮助识别偶然的 AICA 卒中[63]。最后这点很重要，因为传统教学认为，如果听力障碍和头晕同时存在就是周围（迷路）问题。然而迷路的供血取决于 AICA 分支是否缺血，所以听力障碍和头晕同时出现可以是因为脑卒中的缘故[64-66]。周围原因（真正的迷路炎）相对于脑卒中（AICA 范围）出现上述症状的相关概率尚不清楚。

近期 1 篇带有视频的文章回顾了这些体格检查的结果[27]。由于非专业人士实施 HINTS 试验并没有经过充分验证，我建议在 HINTS 试验中加入两个额外的部分——脑干、小脑检查和步态检查。关键是要检查瞳孔功能、面部运动感觉的对称性和构音障碍。延髓外侧卒中（Wallenberg 综合征）是导致 AVS 的一个重要原因，值得特别关注。这些低位脑神经病变所致构音障碍、吞咽困难和声音嘶哑的患者，有可能患有 Horner 综合征，表现为轻度眼睑下垂和只有弱光下可见的双侧瞳孔不等大（弱光下正常瞳孔扩大，使得双侧瞳孔的大小差距更加明显）[67]。一般体格检查发现包括单侧面部的痛觉和温度觉下降。常规检查只会轻轻触碰，容易漏掉这些发现。

最后，如果前面 4 个检查（眼震、反向偏斜、HIT 和一般神经系统检查）的结果都无法帮助诊断，就必须进行步态检查。最好能让患者自己独立行走，但对于症状过于严重无法行走的患者，可以让他不扶护栏地坐起来，检查躯干性共济失调。让 1 个不能自己行走或坐起的患者出院并不安全，而且对于 1 个无法行走的 AVS 患者而言，比起前庭神经炎还是出现脑卒中的可能性更大 [30]。

在 AVS 患者中影像学检查不是很有用。CT 对后循环卒中诊断效果不佳 [52-54]。在 AVS 初始发病的 24～48h，MRI，即使用上 DWI，也会漏诊 10%～20% 的脑卒中 [42, 55, 56]。对于小型脑干卒中，MRI 加上 DWI，在 48h 内检测仍有 50% 以上的漏诊 [56]。要注意的是，这些小型卒中有 50% 都不是小血管疾病引起的，而是椎动脉粥样硬化或夹层导致的。因此对于 AVS 患者，体格检查比 MRI 更敏感。

一项在意大利急诊的研究（就是使用 Frenzel 眼镜检查眼震的研究）充分利用了这个床旁检查的原理，结果提示既减少了 CT 的使用也缩短了住院时间 [59]。然而另一项调查研究发现，许多急诊医师不了解 HINTS 试验或对它没有信心，并过度使用了 CT[41]。同样是这个研究，发现急诊医师往往高估了头晕类型在诊断中的价值。即使传统血管危险因素的表现不如 HINTS 试验和神经系统检查 [19, 63]，急诊医师还是认为它比床旁检查更重要 [41]。

（二）诱发性发作性前庭综合征

诱发性发作性前庭综合征（triggered episodic vestibular syndrome，t-EVS）患者会有短暂的发作性头晕，持续数秒到数分钟，时间取决于潜在病因。它有一个“专性的”诱因，每次只要这个特定的诱因出现，头晕就会随之而来。常见的诱因是头部位置或身体姿势改变，特别是从卧位或坐位站起。这时患者会出现呕吐，有时患者描述的发作时间会比实际长。临床医师必须分辨诱因（引发先前没有的新症状）和加重的特征（加剧先前存在的症状），因为头部活动可以加重任何原因所致的急性前庭性头晕。常见病因有 BPPV 和体位性低血压。较危险的病因包括，类似 BPPV 的中枢性（神经源性）疾病，以及引起体位性低血压的严重疾病，如内出血和败血症导致的相对血容量不足。由于症状是可以被诱发的，医师应该能够在床旁重现这些症状。

BPPV 是前庭性头晕最常见的原因，它的终生患病率是 2.4%，并随着年龄的增长而上升 [68]，其原因是 1 个或多个半规管内的晶状碎片移位（“耳石”）。

典型症状是反复短暂性、诱发性发作的旋转性眩晕，持续数秒到1min[69, 70]；非旋转性症状很常见[25]。通过每个半规管特定位置试验再现症状来确定诊断（表6–5）[70-72]。鉴于无法提前得知是哪个半规管受累，通常会进行一系列诊断操作，一般从Dix–Hallpike试验开始，因为这个试验所检查的后半规管是最常被累及的[60]。最近有一篇关于这些试验的详细综述，其中包含了教学视频[27]。尽管BPPV较常见，但大多数急诊医师表示他们在临床中并不会用Dix–Hallpike（诊断性）或Epley（治疗性）试验[41]。一旦找到正确的半规管，之后就可以用耳石复位法进行床旁治疗了[70]。

表6–5　诱发性发作性前庭综合征（t–EVS）中位置性眼震的表现

t–EVS中的体位试验	BPPV（后半规管）	BPPV（水平半规管）	中枢性
Dix–Hallpike试验（诊断性试验）	上跳扭转[a] 5～30s 没有自发的反方向眼震	无[b]	方向不定（下跳或水平，几乎不会上跳） 持续时间不定（常＞90s） 没有自发的反方向眼震
仰卧滚转试验（诊断性试验）	无[b]	水平[c] 30～90s 自发出现反方向眼震	方向不定（下跳或水平，几乎不会上跳） 持续时间不定（常＞90s） 没有自发的反方向眼震

BPPV. 良性阵发性位置性眩晕

a. 后半规管BPPV所致的眼震为受累半规管向下时出现向下耳的垂直扭转性眼震，从Dix–Hallpike姿势起身时会出现反方向眼震，但不会有自发的反方向眼震

b. 尽管Dix–Hallpike试验和仰卧滚转试验都分别是针对后半规管BPPV和水平半规管BPPV的特定检查，但试验时偶尔也会刺激其他半规管。如果这样，眼震的方向取决于受累的半规管，而不是试验对应的半规管，这时的眼震较弱且不易察觉

c. 水平半规管BPPV所致的眼震可出现向下耳的水平眼震，也可能是向上耳。眼震通常会逐渐加剧，然后减轻，即使头部没有移动也会出现自发的反方向眼震。检查对侧时，眼震也会转向对侧（例如，如果开始右耳朝下时眼震朝向右，那之后左耳朝下时眼震朝向左）

极少情况下，中枢性阵发性位置性眩晕（central paroxysmal positional vertigo，CPPV）会和 BPPV 混淆。前者通常是由颅后窝病变引起的，包括肿瘤、梗死、出血和脱髓鞘。表 6–6 中总结了有助于鉴别 BPPV 和 CPPV 的因素[73]。

表 6–6　提示中枢性疾病（CPPV）而非典型 BPPV 的患者特征

1. 出现 BPPV 中没有的症状 （a）头痛 （b）复视 （c）脑神经或小脑功能异常
2. 出现眼震但没有头晕
3. 不典型的眼震特征 （a）眼震下跳[a] （b）重复试验时眼震方向不一致
4. 对治疗性试验的反应差 （a）无法用经典的耳石复位法治疗 （b）症状频繁、反复发作

a. 在前半规管 BPPV 中可以看到下跳性眼震。然而因为前半规管 BPPV 十分少见，而且中枢疾病也可能表现为下跳性眼震，所以急诊医师还是将这种眼震当成不好的征象看待比较安全，可以促使医师进行影像学检查、会诊和转诊

体位性低血压影响着 16% 成人[74]，占急性晕厥的 24%[75]。典型症状是短暂的晕厥，但眩晕更常见[24]。体位性低血压是持续性血压降低，站立 3min 内收缩压至少降低 20mmHg 或舒张压至少降低 10mmHg[76]。近期研究建议，血压降低的最佳界限值应根据基线血压水平进行调整[77]。然而，血压降低会有延迟（开始＞ 10min），对于应该监测多长时间还存在争议[78-80]。

急诊医师熟悉急性体位性低血压的最常见原因，如药物和血容量不足。提示中等量失血的重要床旁预测指标有严重到无法站立的直立性头晕或直立时脉搏增加＞ 30/min，但这些表现的敏感性只有 22%[81]。此外，良性体位性心动过速综合征（postural orthostatic tachycardia syndrome，POTS）的临床表

现与之相似[82]。异位妊娠破裂等腹腔内出血也可能不出现心动过速，甚至出现相对心动过缓[83]。

58%BPPV 患者起身时会出现头晕[68]，这可能会与体位性低血压相混淆[84]，而且经常在老年人中漏诊[25, 85]。另外，体位性低血压可能是偶然的和误导性的，尤其是在服用降压药的老年患者中[86]。在有体位性症状的患者中，BPPV 和体位性低血压可以通过其他的位置性诱因鉴别，如在床上翻滚或向后倚靠倾斜，两者在 BPPV 中常见但在体位性低血压中不常见。

尽管如此，直立性头晕和体位性低血压并不总是相关[74, 87]。直立性头晕且不伴有低血压，曾在血管狭窄所致的 TIA[88] 和颅内压降低[89] 的患者中有过报道。神经系统评估可能适用于反复发作和持续的直立性头晕但无明显低血压的患者。

（三）自发性发作性前庭综合征

自发性发作性前庭综合征（spontaneous episodic vestibular syndrome，s-EVS）的定义是周期性、自发性发作的头晕，持续时间为数秒到数天，但通常持续数分钟到数小时。因此大部分患者在进行临床评估时没有症状，这种情况下，我们无法在床旁引起一次发作（因为它不是“可诱发的”），所以评估几乎全靠病史。最常见的良性病因是前庭性偏头痛[90-92]，其次是梅尼埃病[91]。最常见的危险病因是椎基底动脉 TIA[93]。s-EVS 的其他病因有反射性（血管迷走性）晕厥[94] 和惊恐发作[95]。s-EVS 不常见的危险病因有心血管疾病（心律失常、不稳定性心绞痛、肺栓塞）、内分泌疾病（低血糖、神经内分泌肿瘤）或中毒（一过性一氧化碳中毒）。当病例典型时，诊断并不困难。然而，这些典型特征经常是缺失的，例如，反射性晕厥中的短暂的意识丧失[96]、前庭性偏头痛中的头痛[97] 和惊恐发作时的恐慌[98]。在短暂性神经系统疾病发作的患者中，不典型的症状可能会导致诊断混乱[99]。

前庭性偏头痛的诊断需要反复发作的前庭症状，存在符合国际头痛分类（International Classification of Headache Disorders，ICHD）的偏头痛病史，以及至少 50% 发作时有偏头痛症状[91]。前庭性偏头痛的发作时间在数秒至数天不等[91]。发作时经常不伴有头痛；如伴有头痛，可以出现在头晕之前、之中或之后，而且可能不同于其他“典型的”前庭性偏头痛[91, 100]。前庭性偏头痛可能伴有恶心、呕吐、畏光、畏声和视觉先兆。有时会出现听力丧失或耳鸣[101]，出现前庭性偏头痛和梅尼埃病头痛之间的一些重叠症状[102]。如果出现眼震的话，可以是周围性的、中枢性的或混合性的[100]。前庭性偏头痛的诊断通常完全基于病史和排除其他疾病[91]。

梅尼埃病患者通常表现为周期性眩晕伴单侧耳鸣和耳胀，常伴有可逆性的神经性感觉听力丧失。发作通常持续几分钟到几小时。只有 1/4 的患者最初表现为完整的三联征[103]，并且非旋转性头晕很常见[104]。梅尼埃病的诊断需要至少 2 次自发性发作的眩晕，每次至少持续 20min；听力测试（至少 1 次，无论是暂时性的还是持续性的）证实有听力丧失的情况；耳鸣或耳胀感；还要排除可引起类似的感知异常的其他疾病[91]。

反射性晕厥（也被称为神经心源性或神经介导性晕厥）包括血管迷走性晕厥、颈动脉窦性晕厥和情景性晕厥（如，排尿、排便、咳嗽）[105]。患者晕倒前通常会出现先兆症状，晕倒前尚未失去意识的时间比真正晕厥的时间要长[94]。头晕是晕厥前最常见的症状，它可以是任何类型的，包括眩晕[106]，先兆症状通常持续 3～30min[107]。诊断依靠病史和排除危险疾病（尤其是心律失常），并可通过直立倾斜试验确诊[82]。

s-EVS 最主要的危险诊断是 TIA[93]。尽管多年以来，都不认为 TIA 会引起单纯性眩晕，但近期有证据强烈地表明 TIA 可以表现为头晕，甚至是单纯的眩晕发作[108]。在完全梗死前，TIA 可以在数周到数月或数年的时间里一直表现为单纯的发作性头晕[109, 110]。头晕是基底动脉闭塞最常见的症状[111]，20% 病例不伴有其他神经系统症状[112]。头晕也是椎动脉夹层最常见的症状[113]，多见于年轻人，它和偏头痛类似而且容易被误诊[5]。因为 5%TIA 患者会在 48h 内出现脑卒中，所以及时的诊断至关重要[114]。后循环 TIA 患者的脑卒中风险甚至比前循环卒中还要高[115, 116]。快速的处置可以减少约 80%TIA 的脑卒中风险[117, 118]。

任何自发性 EVS 的患者均应考虑有心律失常的可能，特别是发生晕厥时[24]。尽管有些临床表现可以帮助诊断或者排除心源性疾病的可能[105]，但通常需要额外的检查（如心电事件循环记录仪）来确定最终诊断[82]。

（四）总结：流程总览

询问头晕患者的病史应该跟询问其他患者的病史没有区别。头晕的持续时间、诱因（而非修饰词），以及症状的进展、伴随症状和流行病学背景可以提示鉴别诊断。床旁体格检查可以快速地明确诊断。这种新型模式（图6-2）还没有经过大量的急诊患者和医师的验证，但近期的证据和经验表明这是可行的。

七、结论

头晕、眩晕和不稳都是非常常见的主诉，其病因包含了累及各个器官系统的多种疾病。因此诊断十分困难，这也导致了资源的过度使用和误诊。医师们现在使用的模式是基于症状性质的，它创立于40年前；而一种新型的、基于时间和诱因的模式更符合现有的证据。相比传统的模式，病史和体格检查更加精确、有效，而且诊断更加准确。

八、经验与教训

- 头晕的持续时间和诱因比患者描述头晕时的用词（如“眩晕”“头昏”“不平衡”）要重要得多。
- 对于急性前庭综合征的患者（表现为恶心呕吐、步态不稳、眼震和头部运动不耐受，症状持续数日并逐渐改善），在发病的前2d内，比起MRI，体格检查能更好地区分前庭神经炎和脑卒中（2种最常见的病因）。
- BPPV的患者可以通过床旁试验诊治（Dix-Hallpike和Epley试验），不需要影像学检查或会诊。

相关症状或背景是否提示中毒、代谢、感染性疾病？

是 → 提示中毒、代谢、感染性的疾病 *

症状 / 发现	更常见的病因	罕见病因
头痛	卒中、血管夹层、前庭性偏头痛	脑膜炎、CO 中毒、颅内压异常
颈痛	血管夹层（特别是椎动脉）	
胸/背痛	ACS、PE	主动脉夹层
腹/背痛	异位妊娠、腹腔感染	
呼吸困难	PE、肺炎、贫血	
心悸	心律失常、惊恐障碍	
血/体液丢失	血容量不足、贫血	
新/更换药物	药物不良反应或毒性	
发热/寒战	系统性感染	脑膜炎、脑炎
精神状态改变	卒中、毒品/非法药物中毒	脑炎、癫痫、Wernicke 综合征、CO 中毒
一过性意识丧失	心律失常、急性冠脉综合征、肺栓塞、血管迷走性晕厥、癫痫、血容量不足	卒中、蛛网膜下腔出血
血糖异常	症状性低血糖、糖尿病酮症酸中毒	
妊娠试验阳性	异位妊娠	
其他异常生命体征	其他能解释的病因	

否 →

- 在检查时，即患者处于休息状态时，不存在头晕（t-EVS 或 s-EVS）→ 发作性前庭综合征 ^
  - 检查者可以在试验时诱发头晕（诱发性 EVS）→ 诱因是什么？
    - 站起：可能是体位性低血压
    - Dix-Hallpike 试验：后半规管 BPPV
    - 仰卧翻滚：水平半规管 BPPV

    需要担忧的 t-EVS 病因包括，引起体位性低血压和中枢 BPPV 即 CPPV 的危险病因
  - 检查者无法在试验时诱发头晕（自发性 EVS）→
    - 前庭性偏头痛是最常见的病因
    - 梅尼埃病非常少见
    - 后循环 TIA 是最应该小心的
- 在检查时，即患者处于休息状态时，存在头晕（例如，存在急性起病的持续性头晕 -AVS）→ 急性前庭综合征
  - 仔细检查眼震 ^ - - → 解除视觉固定以确保不存在眼震
  - 是否存在令人担忧的眼震（方向变化、垂直或旋转性）
  - 是否存在反向偏斜
  - HIT 是否正常（无矫正性眼急跳）
  - 一般神经系统检查是否有异常
  - 患者是否无法在没有帮助的情况下站、坐或行走
  - 是 → 任意一项为“是”，脑卒中（或其他 CNS 损害）
  - 否 → 都是“否”，前庭神经炎

^. 这些患者有一或两种发作性前庭症状，只是在试验过程中，当患者没有移动时不存在头晕

^. 注意：如果不存在眼震就无须检查 HIT。它对这类患者没有意义并有潜在的误导性

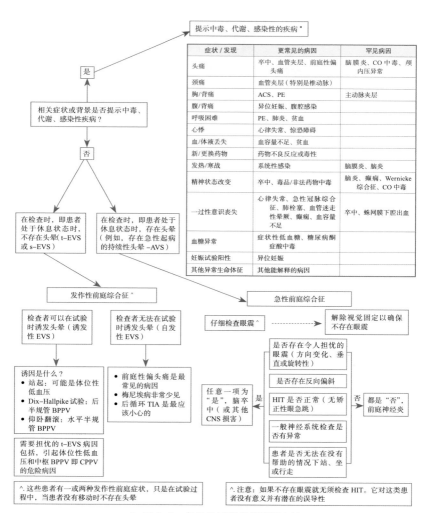

▲ **图 6-2　急性头晕患者的诊断方法**

*. 这部分患者大约占急诊头晕患者的 50%

第7章
急性视力丧失和复视
Acute Vision Loss and Diplopia

David C. Lebowitz　Amninder Singh　Amanda Webb　著
高浩然　译
朱熠冰　周建新　校

一、急性视力丧失

（一）病例分析

患者女性，58岁，曾有心房颤动、糖尿病、高脂血症及高血压病史，因在来院前不久出现左眼短暂的无痛性失明到急诊就诊。患者描述视力丧失的感觉像窗帘遮住了眼睛，数分钟后视力自动恢复。患者否认眼睛受到外伤，否认头痛、发热、偏头痛史或以前出现过类似症状。

（二）视力丧失的处理

当处理眼部紧急情况时，重要的是根据患者病史来分析和采取措施。视力丧失的鉴别诊断范围非常广泛，包括眼科和神经病学的病因。了解患者的病史和关键的体格检查结果有助于明确患者的病理因素。当患者出现视力丧失时，确定他们的真实感知十分重要。询问视野是否模糊或浑浊、是否有看远或看近困难、是否有视野缺损是很重要的，可以为诊断提供线索。此外，确定视力丧失是单侧还是双侧也很重要，有时患者自己很难确定[1]。

体格检查应该包括完整的眼科检查，包括评估瞳孔的大小和反应，检查是否存在传入性瞳孔障碍。应该尝试一下眼底检查，在没有禁忌证（如急性闭角型青光眼）的前提下，为方便检查可以滴入扩瞳药。进行视力测试时，戴眼镜的患者应戴镜测试矫正视力。此外，对双眼分别进行视野检查可以发现某些视野缺损和诊断[1]。

以下将根据视力障碍的类型讨论视力丧失的各种可能性，如短暂性单眼视力丧失、持续性单眼视力丧失、持续性单眼或双眼视力丧失、双眼视力丧失等。

（三）短暂性单眼视力丧失

一过性黑矇是一种无痛性、单眼视力丧失，由视网膜和视神经灌注不足引起。它被描述为短暂的、在数秒至数分钟内恢复到基线状态的感觉[2]。一过性黑矇与颈动脉疾病、高凝状态和违禁药品使用有关[2, 3]。来自颈总动脉或颈内动脉的栓子会导致视网膜循环的栓塞[1]。视力缺陷可能包含了逐渐进展的症状，如闪烁的黑点或颜色，或闭上眼睛仍能看到移动的图像。眼底检查是非特异性的，但可能会发现动静脉压迹、棉絮斑、视网膜出血、Hollenhorst 斑和视盘水肿[2, 4]。

假定为一过性黑矇的患者需要进行影像学检查，以发现潜在病因，如缺血性或栓塞性原因，这相当于传统的脑卒中检查。可以进行双侧颈动脉多普勒超声检查、磁共振血管造影（magnetic resonance angiography，MRA）和（或）头颈部计算机断层扫描（computed tomography，CT）血管造影检查。并且应考虑行超声心动图检查以寻找栓子来源[2]。当考虑缺血或栓塞原因时，可以给予阿司匹林[2]。根据本院对脑卒中和短暂性脑缺血发作患者的诊疗规程，患者应该接受眼科和神经科的会诊。如果患者颈动脉狭窄＞70%，应进行血管外科会诊[2]。

特发性颅内高压、脑积水、颅内肿块或静脉窦血栓形成引起的颅内压升高也可以导致视盘水肿和短暂性视力丧失[1]。眼底检查可见视盘水肿的征象，视盘边界模糊和视神经头抬高。

视盘水肿通常是双侧的；但是也有不对称的情况，这会导致单侧的视力改变。视觉的改变可能仅持续数秒，并可能因姿势的改变而加剧。视力水平可以是正常的[1]。由于鉴别诊断存在较大差异，应当进行头 CT 检查，如果有条件，磁共振成像（magnetic resonance image，MRI）检查更好。

如果影像学检查结果为阴性，应当考虑腰椎穿刺，以评估特发性颅内高压或感染性的病因[1]。

（四）持续性单眼视力丧失

与一过性黑矇相似，视网膜中央动脉阻塞（central retinal artery occlusion，CRAO）被描述为一种突然的、无痛的、单眼视力丧失；但是，CRAO被认为是持续性的视力丧失。这种视力丧失可以是完全或部分的单眼视力丧失，具体取决于阻塞和所涉及的视网膜分支的严重程度[5]。有些患者在出现CRAO前可能会有一过性黑矇的经历[5]。危险因素包括高凝状态、年龄＞70岁、糖尿病、高血压和高胆固醇[2, 5, 6]。视网膜中央动脉起源于眼动脉，眼动脉是颈内动脉的一个分支[7]。引起CRAO的最常见原因是从颈动脉的栓子转移到视网膜中央动脉[7]。这些栓子可能来源于颈动脉粥样硬化，或者来源于心脏[7]。在具有临床特征和危险因素的患者中，颈动脉夹层是一种可能的原因，应该被考虑[6]。炎症性的原因，如颞动脉炎，也可能导致CRAO，特别是年龄在50岁以上的患者中[7]。在体格检查时，可能会出现传入性瞳孔障碍[5, 7]。此外，在眼底镜检查中（图7-1），由于视网膜缺血，会出现黄斑处樱桃红色斑点和视网膜苍白这一经典表现[5, 7]。视网膜血管内的箱型带也是

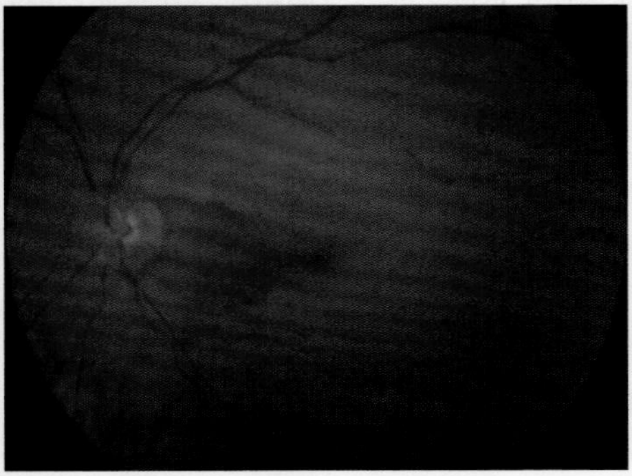

◀ **图7-1 眼底镜下显示急性CRAO伴樱桃红斑和小动脉箱型带**

经许可引自 Zairi I, Mzoughi K, Jnifene Z, et al. Ischemic cardiomyopathy revealed by central retinal artery occlusion（CRAO）. *The Pan African Medical Journal.* 2015；22：250. doi: 10.11604/pamj.2015.22.250.7308

一种可以被观察到的现象[7]。

CRAO 被认为是和脑卒中相当的[6]。因此，应根据本院的规程进行管理，并且行脑 MRI 和弥散加权成像（diffusion-weighted imaging，DWI）来联合诊断脑卒中，行头颈部 MRA 评估血栓和阻塞[6]。并且应当进行基线心电图和超声心动图评估心血管危险因素[6]。50 岁以上有巨细胞性动脉炎表现的患者和高凝状态的年轻患者都推荐检查血沉（erythrocyte sedimentation rate，ESR）和 C 反应蛋白（C-reactive protein，CRP）[6]。

CRAO 有多种治疗方法。治疗对时间窗很敏感，最好在视力丧失的 3h 内。在症状出现 12h 后，治疗不太可能产生效果[5, 6]。降低眼内压(intra-ocular pressure，IOP）的药物治疗包括静脉注射甘露醇和乙酰唑胺[6]。理论上，吸入混合氧（95%O_2、5%CO_2）和用牛皮纸袋过度换气，可以通过增加血清中的 CO_2 浓度使视网膜血管舒张，但是这种方法是值得怀疑的[6]。事实上，没有强有力的循证研究来支持任何特定的治疗方法。由于 CRAO 的潜在病理学与脑卒中是相似的，溶栓药已经被用来研究其效果，但是目前不推荐使用[6, 7]。也可以尝试用手指按摩眼部帮助清除栓子和减轻眼压[7]。方法是用手指在闭着的患眼上施加 10～20min 压力。然而，可惜的是，这种方法还没有被证明可以改善预后[6]。一般来说，这些患者的治疗方法应该和本院的脑卒中住院患者相似，但要进行急诊神经内科和眼科会诊。

视网膜中央静脉阻塞（central retinal vein occlusion，CRVO）是引起无痛性单眼视力丧失的另一种常见原因。CRVO 有两种类型，即缺血性和非缺血性，与中心静脉血凝块积聚的严重程度有关[7]。非缺血性 CRVO 患者通常有轻度视力丧失，从而影响中央视觉，并且可能没有任何症状。缺血性 CRVO 的特征是有明显的视力丧失，并且与长期视力下降有关[7]。CRVO 的危险因素包括青光眼、高血压、糖尿病和动脉硬化相关的危险因素[9]。

CRVO 的眼底镜检查（图 7–2）可见典型的因为视网膜出血而出现的“闪电样出血”现象。检查可能还包括扩张和弯曲的视网膜静脉、视盘水肿和棉絮样斑点。从急诊医学的角度来看，治疗是非常有限的，我们的主要任务是去考虑这一诊断，并咨询眼科转诊和指导[7]。因为 CRVO 的病因不是栓塞事件，所以没有必要进行完整的神经系统检查和住院治疗[2]。

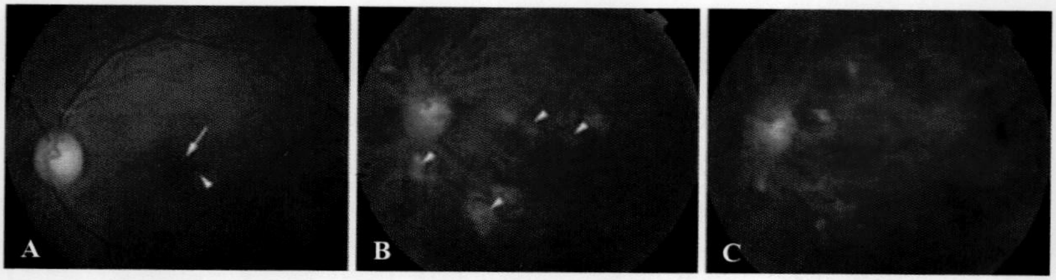

▲ 图 7-2 视网膜中央静脉阻塞（CRVO）眼底镜图

A. CRVO 发生前。单纯糖尿病性视网膜病变表现为小的视网膜出血和硬的渗出物（箭头）。箭表示黄斑区域；B. CRVO。视网膜出血遍及整个视网膜。可见轻度渗出物（箭头），提示视网膜缺血。黄斑区可见水肿；C. CRVO 复发。视网膜出血、黄斑水肿加重（经许可引自 Ozawa Y，Koto T，Shinoda H，Tsubota K. Vision Loss by Central Retinal Vein Occlusion After Kaatsu Training：A Case Report. Edoardo V，ed. *Medicine*. 2015；94（36）：e1515. doi：10.1097/MD.0000000000001515）

视网膜脱离会引起单眼、无痛性的视力改变。视网膜脱离有三种亚型。渗出性视网膜脱离是由于出血或浆液聚集在视网膜下方引起的。牵拉性视网膜脱离是由于纤维组织牵拉视网膜引起的[7]。它可以继发于手术后、感染、创伤或炎症。最常见的视网膜脱离类型是孔源性视网膜脱离，它继发于玻璃体后脱离，造成视网膜撕裂，导致液体从玻璃体腔流到视网膜下方积聚，最后导致视网膜脱离。玻璃体后脱离在此后的生活中会很常见，约有 63% 患者会在 80 岁左右发生，其中有 11%～15% 的患者会出现视网膜裂孔[10]。

视网膜脱离的临床表现包括闪光感和飞蚊症，这些表现通常继发于出现症状的玻璃体后脱离。它会进展成视野像被黑色窗帘遮挡的经典现象，通常从周围视野开始，但是一旦累及到黄斑，就会向中心视野扩大[10, 11]。

对这些患者的治疗应从视力测试和视野检查开始。当视网膜脱离严重时，会出现传入性瞳孔障碍。在眼底镜检查中可以看到视网膜脱离，呈现灰白色和褶皱，但遗憾的是这种方法敏感性较差。裂隙灯检查也可用于评估视网膜撕裂，并寻找与脱离有关的色素颗粒。由经过培训的急诊科医师进行的床旁超声（图 7-3）对视网膜脱离有一定的诊断价值，诊断的灵敏度高达

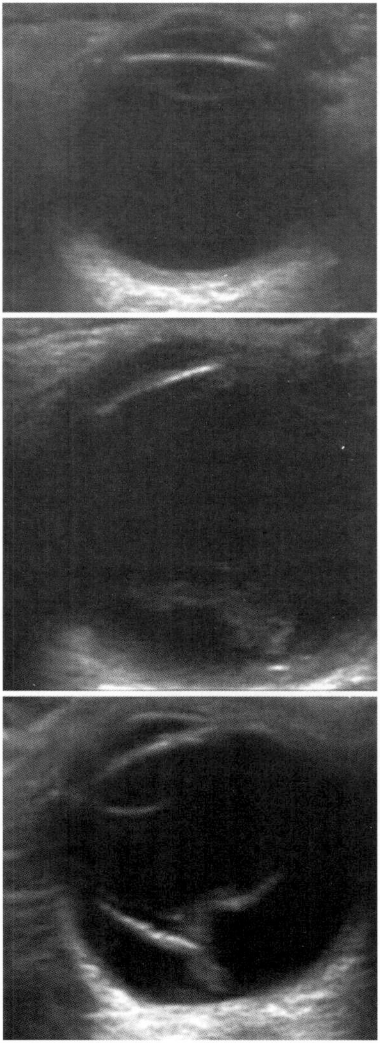

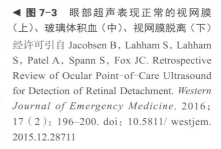

◀ **图 7-3**　眼部超声表现正常的视网膜（上）、玻璃体积血（中）、视网膜脱离（下）

经许可引自 Jacobsen B，Lahham S，Lahham S，Patel A，Spann S，Fox JC. Retrospective Review of Ocular Point-of-Care Ultrasound for Detection of Retinal Detachment. *Western Journal of Emergency Medicine*. 2016；17（2）：196–200. doi：10.5811/ westjem. 2015.12.28711

91%～100%[12]。假如认为出现了视网膜脱离，应立即请眼科会诊，因为早期干预和（或）手术与更好的视力恢复相关[11]。

急性闭角型青光眼会导致疼痛性单眼视力丧失。其病理生理学过程与正常房水流出道阻塞导致眼内压升高和眼神经损伤有关[13]。这可以是亚急性的，也可以是急性和突发的。急性闭角型青光眼患者会出现视物模糊，可以描述为围绕光源出现色彩鲜明的色环[13]。这些患者通常会出现眼眶周围和眼部的疼痛[14]。诊断这种疾病可能会很棘手，因为有时患者会出现额痛、恶心和呕吐，这可能会被误认为是偏头痛[5, 13]。患者也可能有与症状相关的腹痛[8]。由于房水阻塞的加重，在黑暗中瞳孔散大会刺激青光眼的症状，而明亮的房间或空间则会改善症状[13]。

检查结果（图 7–4）包括反应迟钝或固定的中度散大的瞳孔、结膜充血和模糊或浑浊的角膜[8, 13]。也可能会看到坚硬且疼痛的眼球和狭窄的前房角[8]。与照亮整个虹膜相比，如果在虹膜的鼻侧出现一个阴影，此时就考虑

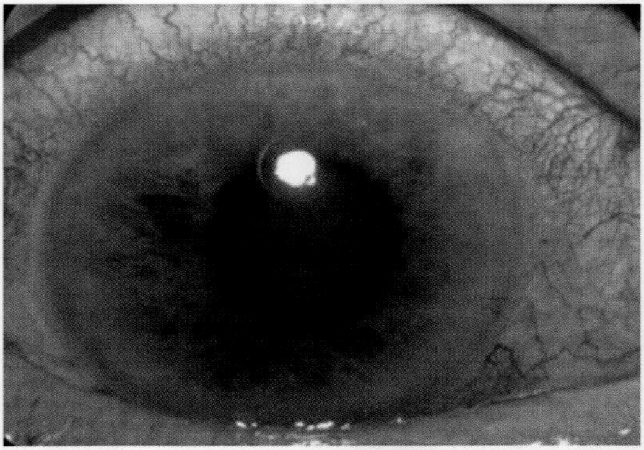

▲ 图 7–4　急性闭角型青光眼：注意浑浊 /“潮湿”的角膜和位置居中、固定的瞳孔

图片由 Jonathan Trove，MD 提供，Wikimedia Creative Common 发布。经许可引自 Gilani CJ，Yang A，Yonkers M，Boysen–Osborn M. Differentiating Urgent and Emergent Causes of Acute Red Eye for the Emergency Physician. *Western Journal of Emergency Medicine.* 2017；18（3）：509–517. doi：10.5811/westjem.2016.12.31798

前房角狭窄[8]。眼压＞30mmHg 可以提示诊断这种疾病[5]。有时会见到眼压＞70mmHg 的情况，尽管 40～50mmHg 的眼压足够导致急性视力丧失[8]。治疗的目标是降低眼压并恢复视力到正常水平[8]。建议外用 0.5% 噻吗洛尔、1% 阿普曲洛尼定和 2% 毛果芸香碱，每次 1 滴，间隔 1min，每 5min 重复 3 次，来帮助降低眼压[5, 8]。也可以静脉注射或者口服 500mg 乙酰唑胺，但是对磺胺类药物过敏的患者禁用[5, 8]。静脉注射甘露醇也是一种治疗方法[8]。最后，由眼科医师行激光虹膜切除术是首选的手术治疗方法[14]。

（五）持续性单眼或双眼视力丧失

视神经炎主要导致青壮年的亚急性视力丧失，它是由视神经的炎症引起的。视神经炎通常只累及一侧眼睛，但是也有双眼视力丧失的病例[15]。视神经炎与脱髓鞘病变和多发性硬化症相关，但是也可能与许多其他系统性和自身免疫性疾病有关[16]。患者症状通常表现为急性或渐进性的视物模糊。症状描述为难以辨别颜色，超过 90% 的人会有眼周疼痛和眼球运动引起疼痛的经历[16, 17]。症状通常持续 2～3 周，即使没有使用药物治疗，大多数症状也能够自行恢复[17]。在检查中，普遍会看到传入性瞳孔障碍。视野丧失也会经常出现[15]。在检查时 2/3 的球后视神经炎患者会表现视盘正常。一些患者患有视盘炎可能会引起视盘肿胀，但通常是轻度的，没有任何出血、棉絮状斑点或视网膜渗出物和沉积[15]。患有视神经炎的患者在出现症状后 2 周内应进行 MRI 检查。视神经炎的治疗方法包括每日静脉注射 1g 甲泼尼龙，持续 3d，加每日口服泼尼松[15]。治疗方法应当经神经内科会诊后确定。

缺血性视神经病变是另一种导致突发的无痛性视力丧失的原因。其病因是由于视神经灌注的减少，经常发生在具有血管危险因素的老年患者中。缺血性视神经病变可分为前部缺血性视神经病变和后部缺血性视神经病变[18]。前部缺血性视神经病变的原发病因与间歇性低血压、视神经灌注失调有关。前部缺血性视神经病变也可分为非动脉炎性和动脉炎性[18]。动脉炎性前部缺血性视神经病变与巨细胞性动脉炎有关，其发生的原因是血管炎症导致供应视神经血流受阻[2, 18]。后部缺血性视神经病变与术中低血压、贫血和在手术室时的体位所引起的血流灌注不足有关[2]。

缺血性视神经病变的症状包括急性无痛性视力丧失，通常是单眼视力丧失，但后神经病变时可能会累及双眼。此外症状也可能涉及视野缺损和色觉减退。巨细胞性动脉炎的患者通常会有其他症状，如头痛、颌跛行和（或）近端髋关节和肩部僵硬疼痛。检查能发现传入性瞳孔障碍和视野缺损。眼底镜检查中可发现视盘水肿伴有出血，特别是前部缺血性视神经病变[2]。而巨细胞性动脉炎的患者可能会出现视盘苍白。

病情的检查需要根据病史、体格检查及血沉和CRP以排除巨细胞性动脉炎。颞动脉活检是诊断巨细胞性动脉炎的金标准[18]。特别是在年轻患者中，由于缺血性视神经病变和视神经炎可能同时发生，因此可以用含钆的MRI来区分。此外，在急诊科可以进行的检查是有限的，应尽早请眼科会诊。

（六）双侧视力丧失

视交叉损伤会导致双颞侧偏盲。中心视觉不会受到影响，可能会有程度较轻的视觉障碍。垂体瘤引起视交叉损害是造成视力改变的常见原因。患者可能会出现内分泌系统症状，如溢乳症[1]。垂体卒中是因为垂体瘤出血或梗死而引起的突发症状，通常与头痛、面部疼痛和面部麻木有关[19]。通常为急性发作，可导致精神状态改变，并能够扩展到海绵窦，导致第Ⅲ、Ⅳ、Ⅵ对脑神经受损[1]。脑膜瘤、颅咽管瘤、视神经胶质瘤，以及其他几种肿瘤也会侵犯视交叉，导致视觉障碍。视交叉受损的患者可能会有周围视觉减退、深度知觉丧失或复视的经历。MRI是首选的诊断方法，但是首先可以先进行CT扫描[19]。蝶鞍上的颅内动脉瘤也会侵犯视交叉，导致视野缺损。患者通常表现出其他症状，如头痛、癫痫和反应能力降低，在检查时会表现出神经功能障碍，特别是当出现动脉瘤破裂时。考虑动脉瘤的患者应进行颅脑CT血管造影（CT angiography, CTA）和MRA检查。

先兆性偏头痛是造成短暂性双眼视力丧失的最常见原因，会导致视野中出现暗点，有时会出现完全的同向偏盲。经历双眼视力丧失哪怕是仅持续数秒的患者也需要考虑短暂性脑缺血发作（TIA）。区分TIA引起的视力丧失与偏头痛是困难的。偏头痛通常是突发的，并且伴有先兆头痛；而 TIA 是突发的，不常伴有头痛，但是可以伴有其他神经系统障碍[20]。TIA 导致双眼视力丧失可能是基于基底动脉或大脑后动脉的分布。

视神经交叉后的病变会导致双眼视力丧失，表现为同向偏盲。这些病变的部位包括视神经束、外侧膝状核、视辐射或枕叶皮质区。病变可继发于肿瘤、脑血管意外和动静脉畸形[21]。单发的同向偏盲最常见的原因是枕叶的病变，通常继发于脑血管疾病[1]。可以根据病因用 CT 和（或）脑 MRI 来评估。

可逆性后部脑病综合征（posterior reversible encephalopathy syndrome，PRES），可以表现为双眼、有时是完全性的视力丧失。这些患者通常会出现高血压、头痛、癫痫和反应能力降低的典型表现[1]。按照临床常见程度排序，PRES 病因包括高血压（61%）、细胞毒性药物（19%）、先兆子痫或子痫（6%）、自身免疫性和全身性疾病，包括脓毒症[22]。MRI 可以用来诊断这种罕见的综合征。PRES 发生的机制被认为是一种神经毒性状态，继发于在应对血压急性变化时后循环无法自动调节。由此产生的高灌注会破坏血脑屏障，导致血管源性脑水肿，但最初不会引起梗死，最常见的部位是枕顶区（这就是视力为什么会经常受到影响的原因）。对基本病因的处理通常足以扭转这种状况；但是，延迟治疗会导致不可逆的脑梗死[22]。

大脑性盲被描述为所有视力完全丧失。其特征是失去对光和暗的感知，以及失去强光刺激或眼睛受到危险时反射性的眼睑关闭。在进行常规的眼部检查时，患者仍然表现出正常的瞳孔反应和正常的眼外运动。大脑性盲通常是由脑血管意外引起的，包括大脑后动脉导致枕叶缺血。其他可能的原因包括大脑肿块、持续性低血压和感染（表 7–1）。

二、复视

（一）病例分析

患者女性，60 岁，有糖尿病病史，因来院前 2h 出现了新发的复视到急诊就诊。她描述自己的视觉像是看到两个相同的图像并排存在。患者否认有任何的全身症状，如发热、头痛、麻木和虚弱。

表 7-1　视力丧失总结

视力受损类型	诊　断	关键特征	检查结果	诊断方法
短暂性单眼视力丧失	一过性黑矇	无痛，与血管疾病有关	眼底镜检查无特异性结果	评估脑血管意外 CT/CTA 和（或）颅脑/颈部 MRI/MRA （+/–）双侧颈动脉多普勒、超声心动图
	颅内压增高	姿势的改变会加重视力下降 鉴别：特发性颅内高压、脑积水、颅内肿块或静脉窦血栓形成	视盘水肿	颅脑 CT/MRI （+/–）腰椎穿刺
持续性单眼视力丧失	视网膜中央动脉阻塞	突发、无痛，与血管疾病有关	（+/–）传入性瞳孔障碍 眼底检查：黄斑上的樱桃红点	
		无痛 与血管疾病有关	眼底镜检查：视网膜出血——“闪电样出血”表现	评估脑血管意外 CT/CTA 和（或）颅脑/颈部 MRI/MRA （+/–）双侧颈动脉多普勒、超声心动图

（续表）

视力受损类型	诊　断	关键特征	检查结果	诊断方法
持续性单眼视力丧失	视网膜脱离	无痛、闪光感和飞蚊症，视野像被黑色窗帘遮挡	（+/–）传入性瞳孔障碍 眼底镜检查：视网膜脱离、视网膜苍白 / 起皱	（+/–）床旁眼部超声
	急性闭角型青光眼	疼痛，模糊的视觉，描述为围绕光源出现彩虹光圈，恶心 / 呕吐、头痛	（+/–）固定的中毒扩张的瞳孔，结膜充血，角膜模糊或浑浊	眼内压
持续性单眼或双眼视力丧失	视神经炎	疼痛，与多发性硬化有关	（+/–）视盘水肿(大多数正常)	含钆的颅脑 MRI
	缺血性视神经病变	无痛、色觉减弱，与巨细胞动脉压有关	传入性瞳孔障碍、视野缺损 眼底镜检查：视盘水肿	（+/–）含钆的颅脑 MRI （+/–）血沉、C 反应蛋白
双眼视力丧失	视交叉受损	最常见的原因是垂体瘤 出现头痛、面部疼痛和面部麻木的患者考虑垂体卒中	双颞侧偏盲	颅脑 CT/MRI （+/–）CTA/MRA

（续表）

视力受损类型	诊　断	关键特征	检查结果	诊断方法
双眼视力丧失	偏头痛	短暂的，与头痛有关的	暗点 完全的同向偏盲	
	视交叉后视力丧失	与脑血管意外有关	同向偏盲	评估脑血管意外 CT/CTA 和（或）颅脑/颈部 MRI/MRA （+/–）双侧颈动脉多普勒、超声心动图
	可逆性后部脑病综合征	与头痛、精神状态改变、癫痫和高血压有关	（+/–）完全视力丧失	颅脑 MRI
	大脑性盲		完全视力丧失 失去光/暗的知觉	评估脑血管意外 CT/CTA 和（或）颅脑/颈部 MRI/MRA （+/–）双侧颈动脉多普勒、超声心动图

（二）复视的处理

复视被描述为双重视觉和对单个物体感知出 2 个图像[23]。以复视为主诉的疾病病因可能是复杂和艰巨的。因此，建立一个标准化的方法来帮助识别病因是很重要的。首先要确定的问题是，复视是否在受累的眼睛被遮盖时消失，因为这表明是双眼复视。单眼复视是指闭上任何一只眼睛后仍存在复视[24]。单眼复视来源于眼部问题。最常见的原因是眼部干涩；但也可能是由于角膜、晶状体和视网膜异常引起的[25]。如果确定患者的复视是单眼的，则需要进行全面的眼科检查，主要通过眼科会诊来进行。

双眼复试是最常见的复视类型，其原因是眼错位。这可以进一步分为水平、垂直和斜向复视[23]。水平复视是指图像是并排的，垂直复视是具有垂直方向的图像错位[25]。水平复视继发于内直肌和（或）外直肌的病变，伴随外展或内收的减弱[25, 26]。垂直复视继发于下直肌、上直肌、下斜肌和（或）上斜肌病变，伴随抬高或降低功能的减弱[25, 26]。如果复视在凝视某个方向时加重，则可能病变涉及这个方向上起作用的眼外斜肌。例如，如果向下凝视时垂直复视加重，这表明下直肌衰弱或滑车神经麻痹。如果向上凝视时复视加重，则可能提示上直肌和下斜肌无力或动眼神经麻痹[24]。如果复视随距离变远而加重，则说明眼外展存在问题，提示外展神经的受累。如果复视在看近处时加重，则说明眼部内收存在问题，提示动眼神经的受累[24, 26]。

全面的病史和症状回顾非常重要，可以指向具体的诊断。如果患者复视伴随头痛，则可能提示颅内动脉瘤或微血管缺血导致的脑神经麻痹。如果患者有眼外运动时的疼痛，则可能是眼眶疾病引起的，如特发性眼眶炎症。此外，颞动脉炎可能与复视相关，如果患者有肌痛导致咀嚼暂停、头皮压痛或风湿性多肌痛的体征，则提示颞动脉炎[24]。重症肌无力、Wernicke 脑病、Guillain-Barre 综合征、Miller Fisher 综合征和外伤均可以引起水平和垂直复视[25]。因此，病史是诊断的重要依据，会影响诊断的推定。体格检查是最重要的，应当仔细检查，以定位眼部运动的损伤。最初应独立检查每只眼睛，以定位任何眼外运动的受限。然后可以将它们一起检查以进行比较[24]。

（三）脑神经麻痹

脑神经麻痹导致复视涉及的脑神经有第Ⅲ、Ⅳ和Ⅵ对。当接诊疑似脑神经麻痹的患者时，重要的是要有一个系统的方法来帮助发现病因，并且帮助你进行正确的诊断检查。询问患者神经系统的症状、体征及外伤史有助于提示诊断。脑神经麻痹具有年龄相关性，在 50 岁以上或以下的糖尿病和高血压患者中，脑神经微血管缺血是导致脑神经麻痹的一个非常常见的原因[26, 28]。

动眼神经（第Ⅲ对脑神经）麻痹在检查时的典型表现为眼球"向下和向外"，可能表现瞳孔散大和上睑下垂。眼球向上、向下和内侧凝视受限[26]。如果瞳孔扩大，这可能是颅内动脉瘤引起的压迫性动眼神经麻痹。仔细检查患者以确定其压迫程度是很重要的。如果眼外肌只是部分受到影响，那么即使瞳孔大小正常，压迫性 / 动脉瘤性动眼神经麻痹仍然可能是病因[28]。其他造成动眼神经麻痹的原因包括微血管缺血、创伤和多发性硬化[28]。如果患者表现为复视，并且检查显示动眼神经麻痹伴瞳孔受累或局部动眼神经麻痹，应该进行颅脑 MRI 和 MRA 检查，以排除颅内动脉瘤。可以进行颅脑 CTA 检查，尤其是在急诊科。即使 CTA 或 MRA 为阴性，如果瞳孔受累，应对患者进一步检查，并考虑进行常规的血管造影。如果血管造影为阴性，则应通过脑干进行含钆 MRI，来排除可能会影响动眼神经的小肿瘤或炎症性病变[27]。

滑车神经（第Ⅳ对脑神经）麻痹影响上斜肌，上斜肌的作用是使眼球向下、向外运动。滑车神经麻痹导致眼球不能向内和向下运动，患侧眼球向上偏斜，造成上斜视。患者可以将头部向患侧的对侧倾斜，下巴朝下，使双眼对齐[27]。滑车神经麻痹会导致垂直复视，向下凝视时会加重复视[26]。滑车神经麻痹可能是先天性的，但是直到任何年龄出现创伤或内科疾病发生失代偿后才被注意到。患者可能会回忆起之前因为酒精或疲劳引起的间歇性短暂的垂直复视。其他导致滑车神经麻痹的原因包括微血管缺血、创伤和肿瘤[28]。滑车神经麻痹很少由微血管缺血引起，因此应该对脑和脑干进行含钆 MRI 检查[26]。

外展神经（第Ⅵ对脑神经）麻痹影响外直肌，导致同侧眼球不能外展。这会导致水平复视[26]。外展神经对颅内压增高敏感。外展神经麻痹的病因包括微血管缺血、创伤、肿瘤和多发性硬化[28]。高血压和糖尿病患者中新发的疼痛性外展神经麻痹通常是由于微血管缺血引起的；然而，如果这种情况持续8～12周，或者如果有任何其他症状或危险信号，则应进行MRI等影像学检查以排除肿瘤、脱髓鞘和炎症原因[25]。

当多个脑神经受累时，可能会累及海绵窦。海绵窦会受到脑膜瘤、颈动脉瘤、血栓和炎症的影响。应进行专门的海绵窦成像[27]。

（四）眼眶疾病

眼眶疾病包括多种类型，可能起因于创伤、感染、肿瘤、炎症、先天性肌肉疾病和甲状腺眼病。眼眶疾病的紧急症状通常包括眼球突出、眼睑退缩和眼眶周围水肿[24]。特发性眶部炎症会导致复视。其他体征和症状包括眼球外运动疼痛、眼球突出和视力下降。炎症可能发生在眼外肌、软组织和视神经。特发性眶部炎症可能是由多种疾病和自身免疫性疾病引起的，如巨细胞性动脉炎。治疗方法包括类固醇皮质激素和非甾体抗炎药[24]。由于眼眶周围组织的炎症和浸润，大约50%的Graves病患者会发生甲状腺眼病。这类患者会出现复视的症状，但也可以表现为眼球突出、结膜红斑、球结膜水肿、眼睑肿胀和发红[24]。甲状腺眼病的患者经常会出现复视，症状在醒来时最严重，并在一日内逐渐改善[28]。眼眶肿瘤因累及眼外肌，可以导致复视。在检查时，眼眶肿瘤的患者也会表现为眼球突出。通常，脑MRI可能会漏掉导致眼眶疾病的病理，所以应该考虑做一次眼眶MRI和（或）CT来排除眼眶疾病[24]。

重症肌无力也会导致复视，其症状与脑神经麻痹相似，可能会有眼外肌无力。区分两种疾病最重要的是详细的病史和体格检查。重症肌无力患者瞳孔不受影响，通常会出现其他症状，如近端肌肉无力，特别是在发力和上睑下垂后[25]。患者在刚醒来和静息时通常不会出现复视[27]。在检查时，可以要求患者持续向上凝视2min，如果患者不能做到和（或）有上睑下垂，那么这提示诊断为重症肌无力[25]。

三、经验与教训

（一）急性视力丧失

- 进行广泛的病史采集，询问患者真实的视觉感受、视觉模糊或浑浊、看近或看远困难、某些区域的视力丧失，以及单眼或双眼的受损。
- 应进行全面的体格检查，包括视力、瞳孔大小 / 反应和眼底镜检查。
- 一过性黑矇是暂时性单眼视力丧失的原因，视网膜中央动脉阻塞和视网膜中央静脉阻塞都是持续性单眼视力丧失的原因，需要进行脑卒中的排查。
- 视网膜脱离与无痛性飞蚊症和闪光感有关。床边超声可以诊断。
- 偏头痛或肠胃炎可能和急性闭角型青光眼有相似的症状。通过眼压测定诊断，及时请眼科会诊治疗。
- 双颞侧偏盲是由于视交叉损伤引起的。诊断需要 CT/MRI。出现头痛、精神状态改变和面部疼痛 / 麻木的患者应考虑垂体卒中。
- 短暂性脑缺血发作会引起短暂性双眼视觉改变。
- 脑血管意外会导致双眼视觉缺陷或完全失明，具体取决于病变的部位。
- 可逆性后部脑病综合征会导致双眼或完全视力丧失。有高血压、头痛、癫痫和反应能力降低的患者应考虑可逆性后部脑病综合征。

（二）复视

- 处理复视的第一步为确定是单眼还是双眼。
- 微血管缺血是脑神经麻痹最常见的原因。
- 动眼神经麻痹伴有瞳孔受累或局部动眼神经麻痹应该是压迫性 / 动脉瘤性病因导致的。
- 滑车神经麻痹应该通过脑和脑干 MRI 来检查，缺血性原因在这种类型的麻痹中很少见。
- 外展神经麻痹通常是由于微血管缺血引起的，如果症状持续数周，应进行 MRI 检查。

- 超过一个脑神经受累可提示海绵窦疾病。应进行专门的海绵窦影像学检查。
- 复视和眼球突出的患者，应进行专门的眼眶影像学来排查眼眶肿瘤。
- 甲状腺眼病通常以复视为特征，在醒来时最严重，并在一日内逐渐改善。
- 重症肌无力的特征是在刚醒来和静息时没有复视的症状。复视会随着疲劳和在当天的晚些时候加重。

第 8 章
头痛者何时需行影像检查，何时行腰椎穿刺
Headache: When to Image, When to Tap

Perrin T. Considine　Levi Filler　Murtaza Akhter　著
刘　帅　译
周建芳　张琳琳　校

一、病例分析

患者女性，47 岁，因严重头痛于周日下午 6 时来急诊就诊。患者自诉晨起时（上午 7 时）无不适，上午 9 时准备去教堂时开始出现头痛。头痛症状严重，服用对乙酰氨基酚及布洛芬，症状无明显缓解。其后，患者呕吐 4 次，光线及声音可使症状加重。

体格检查发现患者交谈时持续闭眼，回答问题时保持头部固定。生命体征正常。无失语症或构音障碍。双侧瞳孔等圆，对光反射相同。无指鼻试验辨距困难、跟胫共济失调或轮替运动障碍。四肢肌力 5/5 级。屈颈时患者诉轻微疼痛，Kernig 征或 Brudzinski 征阴性。行走时自觉疼痛，步态迟疑，但无明显共济失调或失衡。

二、概述

2% 急诊患者主诉为非创伤性头痛[1]，大多数患者头痛因良性病变引起，但是 2%～4% 或约占 1/25 的患者，其头痛为高风险病因导致（表 8–1

和表 8–2，继发性头痛的急性原因）[2]。在镇痛治疗的同时，识别可能迅速恶化并出现死亡、肢体或神经功能障碍的头痛患者是急诊诊疗的主要目标。

表 8–1　急性头痛的继发性原因

	继发性头痛的原因	漏诊可导致的风险
血管性因素	蛛网膜下腔出血 / 垂体卒中	死亡，神经功能障碍
	硬膜下血肿	死亡，神经功能障碍
	特发性颅内高压	神经功能障碍（失明）
	颅内肿瘤伴 ICP 增高	死亡，神经功能障碍
	垂体卒中	死亡，神经功能障碍
	静脉窦血栓形成	死亡，神经功能障碍
	颈动脉夹层	死亡，神经功能障碍
	小脑梗死	死亡，神经功能障碍
	高血压脑病	死亡，神经功能障碍，其他高血压并发症
	子痫前期	死亡，神经功能障碍，癫痫发作
	颞动脉炎	神经功能障碍（失明）
感染性因素	脑膜炎	死亡，神经功能障碍
	脑炎	死亡，神经功能障碍
环境因素	一氧化碳中毒	死亡（一旦返回原环境）
结构性因素	青光眼	神经功能障碍（失明）

表 8–2　导致继发性头痛的急性病因的比例

诊　断	头痛患者比例（%）
良性诊断	98.00
任何病理诊断	2.00
脑血管意外（卒中、短暂性脑缺血发作）	0.80
出血（颅内出血、蛛网膜下腔出血、动脉瘤）	0.60
中枢神经系统感染（脑膜炎、脑炎）	0.50
其他病理诊断	0.20

n=5198，改编自 Goldstein 等 [4]

对于具有明显神经功能缺损或中毒表现的患者，其诊断检查工作相对明确。不幸的是，导致头痛的最凶险的疾病的症状可表现轻微，尤其在病程早期。这些病例在第 1 次急诊就诊时可几乎没有危险信号，其预后取决于急诊医师的诊治策略 [3]。

对于可能危及生命、造成肢体或神经功能障碍的隐匿性病变，目标导向方法有助于发现潜在的病因，或者在没有异常表现的情况下，准确记录合理的检查结果。

镇痛治疗

一般而言，当鉴别诊断除外颅内出血时，对于轻至中度的非特异性头痛，初始可选择口服非甾体抗炎药（NSAID）。对于疑似偏头痛的患者，一线治疗可选择就诊机构偏头痛鸡尾酒治疗药物中的任一药物。除非怀疑蛛网膜下腔出血（SAH），通常应避免使用阿片类药物 [5, 6]。SAH 患者，应用阿片类药物有效止痛，可使颅内压降低 [7]。表 8–11 中列出了原发性头痛的急性治疗。

三、病史采集和体格检查

全面的病史采集和体格检查非常重要，同时还应根据病史和体格检查来判断应行哪些诊断评估。在恰当安排各项检查先后顺序的同时，可对原发性头痛或可逆转的头痛病因进行鉴别[5]。

可靠的病史采集和体格检查可帮助判断不必行哪些检查，但前提是获取的资料必须全面充分。可先行系统化的病史采集及体格检查，然后再行个体化的病史采集及体格检查。

（一）病史

表 8-3 列出了急性头痛中必须警惕的经典危险信号[1, 2]。从本质上讲，这些危险信号[1]涉及蛛网膜下腔出血和脑膜炎的经典特征，神经功能缺失或神经功能受损的表现[2]，颅内压升高的症状或危险因素[3]，或者其他[4]。“您最近怀孕了吗？”这个问题可以提供有益的信息，因为产后 4～6 周，仍有可能出现产后子痫和产后静脉血栓[8, 9]。表 8-4 列出了可从病史中获取的具体要素[1, 5]。值得注意的是，年龄也是一个重要的危险因素（表 8-5），随着年龄增长，合并严重病变的风险增加[4]。

病史中的 4 个要点——SAH 的经典特征、神经功能缺损、颅内压升高及妊娠状态，可以通过多种合适的方法进行评估，前提是采用的方法具有系统性，且可重复应用。

对于有头痛史的患者，如果可行，应评估患者此次头痛与既往发作模式及近期神经影像学结果是否存在偏差，如果通过合适的全面检查，发现头痛发作形式与既往相同，可能无须进行新的诊断检查和神经影像学检查。确切地说，具有良性头痛病史的患者，如果头痛性质与既往相同，且病史特征不提示新的诊断，无神经功能缺损或显著的并发症，则被认为是低风险性头痛，通常不需行神经影像学检查[10]。若怀疑头痛与既往头痛性质不完全一致，或者通常未就诊的患者，因头痛而来急诊，则需要进行重新评估，无论评估方法是否涉及有创或放射诊断。

如果临床高度怀疑某个疾病，但是诊断标准却很难满足，病史采集时

表 8-3　头痛的危险信号

类　别	危险信号
蛛网膜下腔出血的特征	＞50 岁，新发头痛
	“雷击样头痛”（在发作 1min 内达最大强度[a]）
	外伤 / 劳累后发作
	抗凝血 / 抗血小板治疗
脑膜炎的特征	发热
神经功能损害的征象	意识水平改变
	精神状态改变
	神经系统定位体征
	视物模糊
	癫痫发作
	昏厥
颅内压升高或局灶性占位效应的征象	免疫功能低下的病史（艾滋病等）
	恶性肿瘤病史
	神经外科手术或脑分流术病史
	视盘水肿
妊娠相关并发症的风险	妊娠期
	产后状态
其他	系统性红斑狼疮
	Behcet 病
	血管炎
	结节病
	近期应用抗生素

改编自 Singh 等[1] 和 Tintinalli[2]

a. 雷击样头痛的定义请参见蛛网膜下腔出血部分

表 8-4　急性头痛的病史发现及其考虑的诊断

病史发现	考虑的诊断
突然发作	蛛网膜下腔出血
仰卧、咳嗽或用力时加重	颅内压增高
枕部头痛（伴复视、构音障碍、吞咽困难或共济失调）	枕部出血、肿瘤或脑卒中
颈痛	蛛网膜下腔出血、脑膜炎、颈动脉或椎动脉夹层
颈强直	蛛网膜下腔出血、脑膜炎
“雷击样头痛”（在发作 1min 内达到最大强度[a]）	蛛网膜下腔出血、脑静脉血栓形成、颅内出血
慢性，逐渐恶化	颅内占位
发热	感染、颅内出血
神经功能缺陷	颅内出血、占位、特发性颅内高压

改编自 Singh 等[1]

a. 雷击样头痛的定义请参见蛛网膜下腔出血部分

表 8-5　不同年龄组病理性头痛的比例

年龄组	因病理性因素导致头痛的可能性（%）
＜25	1
25—49	1
50—74	5
75+	11
总体	2

可进行询问，譬如询问是否存在多囊肾、蛛网膜下腔出血家族史，或身体其他部位血管畸形，来判断颅内出血的风险；或询问是否存在血管炎，来判断巨细胞性动脉炎的风险。某些表现，譬如呕吐，既常见于良性病因，如偏头痛，也常见于颅内压或眼内压升高，如SAH或青光眼。

（二）体格检查

体格检查可围绕与病史采集相似的目标有条理地开展，但通常应从头至足进行检查。大部分体格检查项目，包括全面的急诊神经系统检查，都应作为例行检查项目，以便发现神经功能缺陷、免疫功能低下或颅内压增高的线索。有视觉问题时，可选择进行视敏度和视野检查；有视觉问题、眼痛时需行眼内压检查，或行青光眼相关检查，青光眼可因疼痛严重而不局限于眼部。

表8–6和表8–7总结了评估头痛的必要体格检查项目[1, 2, 5]。

病史采集及体格检查通常从生命体征和一般状况开始，用以大概判断疾病的严重程度。头痛合并发热，但无其他导致发热的原因时，可能需要行腰椎穿刺（Lumbar puncture，LP）检查。血压测量可发现高血压急症或低灌注[12]。如果与基线神经系统状态相比，出现急性意识改变（例如，与基线水平相比，警觉性或定向性下降，或精神欠佳），则需要行头部CT或MRI影像学检查，除非已排除有害的继发性头痛[13]。

其他可行的检查结果包括假性脑膜炎及视盘水肿。假性脑膜炎提示脑膜因感染、炎症或出血而受到刺激；最可靠的检查视盘水肿的方法是全景检眼镜或床旁超声检查[14]。视盘水肿是颅内压升高的延迟指标，在颅内压增高初期可不出现，颅内压恢复正常后可能会持续存在，但是如果明确存在视盘水肿，提示行腰椎穿刺检查之前应进行CT成像——理论依据是CT可以评估颅内压增高情况下合并小脑扁桃体下疝的风险[2]，详细讨论请参阅“临床评估”部分。

表 8-6　头痛急性评估的标准体格检查要素

器官系统	评估要素	潜在发现	潜在线索
生命体征	体温	发热	脑膜炎、脑炎、预后较差的蛛网膜下腔出血
	血压	高血压	蛛网膜下腔出血、高血压急症
	心率	心动过缓 / 心动过速	Cushing 反射（心动过缓、高血压、脉压增宽）
一般状况	意识水平	减弱	中枢神经系统损害
	精神状态	改变	中枢神经系统损害
头、耳、眼、鼻、喉	颞动脉压痛	+	巨细胞动脉炎
	眼底镜检查	视盘水肿	颅内压增高
	口咽部	鹅口疮	免疫功能低下
	牙齿状况	龋齿	感染
	颈强直	假性脑膜炎	脑膜炎、蛛网膜下腔出血
	震颤加剧	+	脑膜炎
	颈动脉压痛	+	颈动脉夹层
	颈动脉杂音	+	颈动脉夹层、动脉粥样硬化性疾病

（续表）

器官系统	评估要素	潜在发现	潜在线索
肺脏	气体运动	异常呼吸音	常规检查
心血管	心率、心律、杂音	心律失常，+ 杂音	需考虑继发于心房颤动血栓或心内膜炎赘生物导致的栓塞
腹部	局部压痛	+	常规检查
四肢	脉搏对称性	–	考虑主动脉 / 颈动脉夹层
神经系统	视野	缩小	沿视轴的病变
	瞳孔反应	传入神经缺损、动眼神经麻痹	周围神经病变（后交通动脉瘤压迫第Ⅲ脑神经）、视神经病变、Horner 综合征、脑血管事件
	眼外肌运动	眼肌麻痹	脑干病变
	脑神经Ⅶ支配区域面部对称性	不累及额纹的面神经麻痹	脑血管意外
	肢体感觉检查	感觉减弱	皮层损害
	肢体运动检查	力量减弱	中枢神经受累

（续表）

器官系统	评估要素	潜在发现	潜在线索
神经系统	旋前征	+	上运动神经元病[11]
	步态	改变	小脑病变
	踵趾步态	改变	小脑病变
	指鼻试验、跟胫试验	改变	小脑病变
	反射（深腱反射、Babinski 征）	改变	上、下运动神经元病理改变

改编自 Singh 等[1] 和 Tintinalli[2]

表 8-7 头痛急性评估的其他体格检查要点

器官系统	评估要素	症状提示	潜在病因
眼科学表现	眼内压	眼痛	急性闭角型青光眼
眼科学表现	视敏度	视觉不适	眼部感染、视神经炎、垂体卒中、颅内出血
眼科学表现	视野	视觉不适	眼部感染、视神经炎、垂体卒中、颅内出血
皮肤表现	皮疹	瘀斑 / 紫癜	脑膜炎、血管炎

四、鉴别诊断

(一)原发性头痛

- 紧张型头痛。
- 偏头痛型头痛。
- 丛集性头痛。
- 其他原发性头痛。

(二)继发性头痛

- 血管性因素
  - 蛛网膜下腔出血。
  - 硬膜下血肿。
  - 脑静脉窦血栓。
  - 颈动脉夹层。
  - 巨细胞动脉炎。
  - 高血压性头痛 / 脑炎。
  - 垂体卒中。
- 非血管性 / 其他颅内因素
  - 脑积水。

- 占位性病变。
- 假性脑瘤。
- 急性闭角型青光眼。
- 硬脑膜穿刺后头痛。
- 一氧化碳中毒。
- 脑膜炎。

急诊医师的首要目标是识别并快速处理和稳定危及生命的导致头痛的病因。对于主诉为头痛的患者，其鉴别诊断涉及范围广，识别病史和体格检查中的重要细节有助于将鉴别诊断的范围缩小至某一具体的因素。此外，可对头痛进行分类，从而为医师提供帮助并指导诊疗。急诊科医师可获取的各种资源中，国际头痛学会（IHS）对各种不同病因的头痛都有明确的指南和分类。国际头痛疾病分类（ICHD）将头痛分为原发性和继发性头痛[15]。根据ICHD，原发性头痛包括紧张型头痛、偏头痛型头痛、丛集性头痛和“其他原发性头痛”（运动诱导头痛、性交后头痛等），而继发性头痛为某一疾病的临床表现。导致继发性头痛的原因多种多样，但正确识别非常重要，有些原因常危及生命，因此首先必须除外继发性头痛。

五、原发性头痛疾病

（一）紧张型头痛

紧张型头痛被国际头痛学会列为一种原发性头痛[15]，是原发性头痛最常见的类型，估测患病率接近 40%[16]。具有以下特征中的任意 2 个，可诊断为紧张型头痛：双侧头痛、非搏动性疼痛、轻中度疼痛，且不因运动加剧[1]。紧张性头痛与其他原发性头痛最重要的不同之处在于患者无功能障碍，并且能进行正常的日常活动[17]。触诊时颅周疼痛加重是紧张型头痛最显著的表现[15]。发作性紧张型头痛持续时间最短仅 30min，最长可达 7d[17]。

（二）偏头痛型头痛

偏头痛型头痛是第二常见的头痛类型，美国人口患病率达 12%[1]。既往文献对偏头痛型头痛的多种亚型进行了描述，其临床表现存在不同程度的差别。偏头痛型头痛最主要的 2 个亚型为有先兆偏头痛和无先兆偏头痛 [15]。急诊医师通常很难作出诊断，因为只有其他更严重的导致头痛的病因可能性很小时，方可考虑该诊断。与紧张型头痛不同，偏头痛型头痛可能会高度致残。这种头痛的典型特征是单侧头痛，呈搏动性，中至重度疼痛，日常体力活动可使头痛加重，且伴有恶心和（或）畏光、畏声 [15]。有先兆偏头痛需要伴有 1 个或多个完全可逆的先兆症状，包括视觉、感觉、言语和（或）语言、运动、脑干或视网膜先兆等 [15]。偏头痛型头痛可持续 4～72h，先兆症状可持续 1h，但一般持续 10～20min[17]。

（三）丛集性头痛

丛集性头痛的临床表现和起病时的严重程度与多种严重的继发性头痛类似。相较于其他原发性头痛，丛集性头痛相对罕见，人口患病率约为 0.1%[18]。丛集性头痛因头痛在一段时间内密集发作而得名，这意味着 24h 内可多次发作 [17]。丛集性头痛的表现可类似于其他严重头痛，尤其是急性闭角型青光眼、三叉神经痛、蛛网膜下腔出血和牙齿疼痛。典型表现为单侧，且疼痛程度剧烈 [2]。丛集性头痛还可以出现副交感神经兴奋的特征，包括巩膜充血、流泪、流涕、面部及眼睑出汗 [1]。乍看之下，这些症状可与同侧 Horner 综合征的表现相似。此外，结合临床证据，还必须考虑颈动脉夹层导致的继发性头痛的可能性。与其他原发性头痛（如偏头痛）相比，丛集性头痛患者典型特点是因无法静坐而一直踱步 [15]。

六、继发性头痛疾病

（一）血管性因素

蛛网膜下腔出血

蛛网膜下腔出血是最常见且众所周知可危及生命的引起头痛的病因之一。SAH 发病急骤，且头痛严重，因此常将 SAH 导致的头痛称为“雷击样”头痛，不过许多其他因素引起头痛，也可有类似的表现。虽然 SAH 广为人知并广泛被文献描述，但是仅 1% 急诊头痛因 SAH 引起 [4, 19]。详细的病史采集对诊断 SAH 至关重要。病史采集者应认识头痛的潜在“危险信号”，包括头痛的起病特征，以及最严重的疼痛程度。根据患者的描述，SAH 的其他相关症状还包括颈部疼痛或僵硬、恶心、呕吐、头晕或晕厥。

尽管病史和体格检查中的许多特征有助于 SAH 的诊断，但实际上任何一个特征都不具备足够的敏感性或特异性来确诊或者排除 SAH[3, 20-22]。头痛突然发作这一特征例外，这是 SAH 诊断的必要条件[20-22]；对于突发头痛的患者，无论严重程度如何，均应进一步明确是否存在 SAH[22, 23]。

不同临床医师对于“突然发作”的概念理解可能存在差异。国际头痛学会头痛分类委员会将突然发作定义为在 1min 内达到最大强度的发作[15]。相关指南中也应用了该定义[10, 24]。然而，几项评估 SAH 诊断准确性的重要研究，将 1h 作为头痛达到最大强度的界值[7, 19, 25]。因此，我们推荐与 Perry 等一样，将突发头痛定义的时间窗定为 1h。

除了症状描述，还必须询问患者的既往史和家族史，以发现潜在的 SAH 重要危险因素。根据 Van Gijn 等的研究结果，约 86%SAH 为颅内囊状动脉瘤破裂导致，11% 是由中脑周围综合征引起，其余由动静脉异常和罕见原因引起[26]。众所周知，颅内动脉瘤可通过多种遗传机制表现为家族发病模式。1970—1979 年间，Schievink 等对动脉瘤性 SAH 患者的家属进行了评估，结果发现，76 名患者中，15 名（20%）患者的一级或二级亲属中存在动脉瘤性 SAH 者[27, 28]。若患者具有脑动脉瘤家族史，尤其存在一级亲属患病，应放宽行相关急诊检查的适应证，以明确是否存在动脉瘤。其他已知的影响 SAH 的形成和破裂的基因学因素包括常染色体显性遗传性多囊肾病，Marfan 综合征和Ⅳ型 Ehlers–Danlos 综合征，以及其他可能的遗传缺陷病[28]。在怀疑 SAH 时，除相关的症状和家族史外，还应关注其他因素，包括性别、高血压、动脉粥样硬化、糖尿病和血管解剖学差异。目前认为这些因素与动脉瘤的发病机制有关[29, 30]。

根据美国急诊医师学会（ACEP）的临床指南，对于新出现、突然发作的严重头痛的患者，应行急诊头部 CT 检查[10]。除了这些推荐意见外，还应考虑其他导致新的突发头痛的病因。对有家族病史及上述其他相关危险因素的患者，急诊医师应安排急诊神经影像学检查，以避免漏诊而导致致死性后果。

蛛网膜下腔出血其他可供选择的诊断检查

SAH 的标准诊断方法是先行头部 CT，若 CT 结果为阴性，则进行腰椎穿刺（LP）。Perry 等已证实，该诊断方法敏感性为 100%[19]，美国急诊医师学会（ACEP）[10]、美国心脏协会（AHA）和美国卒中协会（ASA）[31] 指南均推荐采用该诊断方法。

当怀疑 SAH 时，大多数医师会选择在进行腰椎穿刺前先行头部 CT 检查，部分医师在 CT 检查前先行腰椎穿刺。ACEP 建议，对于有颅内压升高征象（如视盘水肿、眼底检查静脉搏动性消失、精神状态改变、局灶性神经功能缺失、脑膜刺激征）的成年头痛患者，在腰椎穿刺之前，应先进行神经影像学检查；反之，如果没有颅内压升高的临床证据，腰椎穿刺前可不行神经影像学检查 [10]。

对于如何判定腰椎穿刺结果“阳性”，排除“穿刺损伤”导致的出血，目前尚存在争议。一些医师对第 1 管和第 4 管脑脊液进行细胞数检测，通过红细胞“清除”来对两者进行区分，然而，该方法并不能敏感地区分穿刺损伤和真正 SAH[32, 33]。此外，研究表明，黄变也不能敏感地诊断 SAH，尤其是如同乡村医疗中心一样，通过视觉来评估是否存在黄变，更难准确诊断 SAH[34-39]。幸运的是，Perry 等最近发现，如果脑脊液无黄变，且红细胞计数＜ 2000×10^6/L（＜ 200/mm^3），排除 SAH 诊断的敏感性达到 100%，特异性达到 91.2%[25]。

某些患者可能不必行腰椎穿刺。Perry 等的研究表明，在出现症状后 6h 内行 CT 检查，对诊断 SAH 的敏感性和特异性均为 100%[7]。这表明假如患者在起病 6h 内就诊并且头部 CT 结果为阴性，即便没有腰椎穿刺也可以安全出院。但是，无论起病时间长短，ACEP 仍然建议采取 CT/LP 方法来明确有无 SAH[10]。

对于突发性头痛、CT 结果阴性患者，一些研究探讨了 CT 血管造影（CTA）替代腰椎穿刺的可能性 [40-46]。对于急诊医师而言，CTA 操作更简单（与耗时的腰椎穿刺相比），且有些患者不愿接受穿刺。但是 CTA 可对患者产生辐射，且需要应用造影剂。有人认为 CT/CTA 可以替代 CT/LP 方法 [40, 44-46]，但其他研究团队进行成本效益分析（CEA）发现，CT/LP 优于 CT/CTA 方

法 [41, 43]。但是这些成本效益分析，忽略了 CTA 发现除动脉瘤以外其他导致雷击样头痛的病因的可能性，包括颈动脉夹层、可逆性脑血管收缩综合征（RCVS），甚至脑静脉窦血栓形成（CVST）[47, 48]。而且，这些病因无法通过腰椎穿刺诊断。这些成本效益分析也未考虑腰椎穿刺带来的疼痛 [49]。截至目前，ACEP 和 AHA/ASA 指南仍建议采取 CT/LP 方法诊断 SAH[10, 31]，但是许多专家建议对突然发作的头痛且头部 CT 结果为阴性的患者，应同时采用 2 种方法进行进一步检查 [49-51]。

（二）硬膜下血肿

硬膜下血肿可以自发出现，也可以发生在创伤后。硬膜下血肿通常是由于硬脑膜与蛛网膜之间的桥静脉受到剪切力损伤而形成 [52]。典型的硬膜下血肿 CT 影像表现为凹形和新月形，与颅骨弧度一致，与硬膜外血肿双面凸透镜形外观相反 [52]。硬膜下血肿分为急性、亚急性或慢性，其临床表现可存在较大差异。硬膜下血肿常见于老年人，老年 TBI 患者合并硬膜下血肿的比例达 46%，而年轻患者组仅占 28%[53]。老年患者硬膜下血肿高患病率可归因于多种因素，包括皮质萎缩、跌倒风险更高，以及应用抗凝药物的可能性更大，这些因素使得出血风险增加，即使是轻度创伤，亦是如此 [53]。轻度创伤可导致慢性硬膜下血肿，其表现更为隐蔽，且很少出现 ICP 急剧升高的典型症状，如头痛、视力改变和呕吐 [54, 55]。总体而言，对头痛伴精神状态改变的老年患者，病情隐匿而逐渐进展，或有服用抗凝血药物史，应进行硬膜下血肿评估。同时还应该考虑常见的与硬膜下血肿表现类似的病变。一项系统回顾发现，最常见的相似疾病为淋巴瘤（29%），其次是转移瘤（21%）、肉瘤（15%）、感染性疾病（8%）和自身免疫性疾病（8%）[56]。在评估硬脑膜下血肿时也应考虑这些诊断（图 8–1）。

（三）脑静脉窦血栓

有关脑静脉窦血栓（CVST）描述已经非常充分，但与其他引起头痛的疾病相比，该病相对少见。诊断该头痛病因的关键，部分依赖于既往病史。与深静脉血栓（DVT）病史患者类似，CVST 患者常伴有高凝性疾病、妊娠、全身性炎症性疾病、结缔组织病或口服避孕药的病史 [5, 57]。这就是 CVST 俗

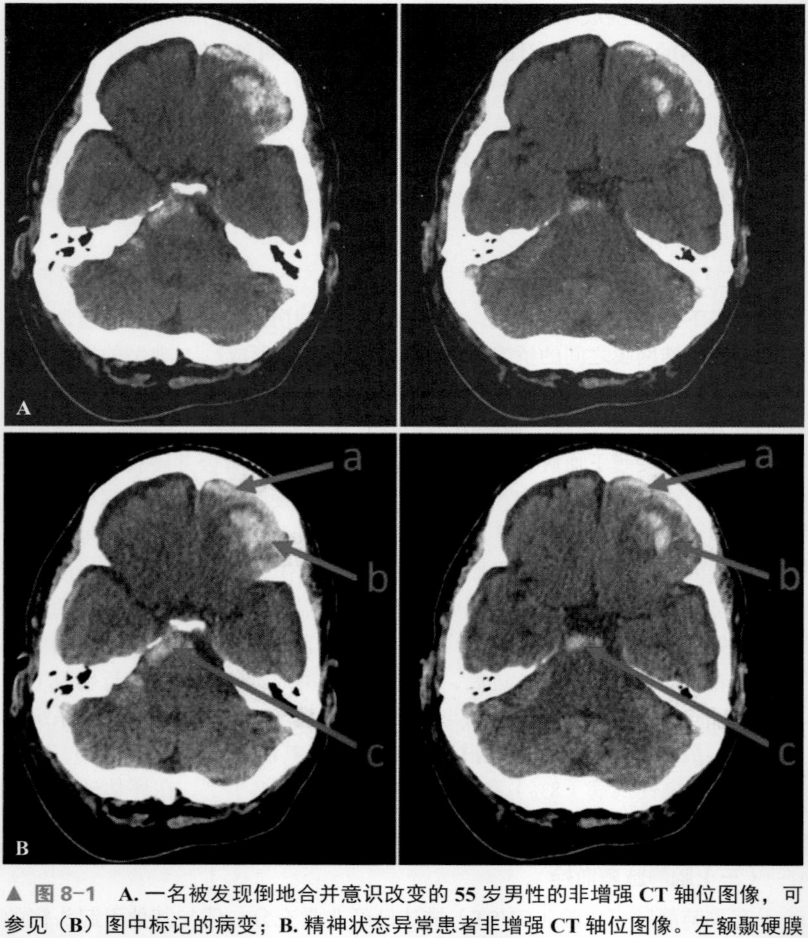

▲ 图 8-1 **A.** 一名被发现倒地合并意识改变的 **55** 岁男性的非增强 **CT** 轴位图像，可参见（**B**）图中标记的病变；**B.** 精神状态异常患者非增强 **CT** 轴位图像。左额颞硬膜下出血（**a**），左额叶实质出血（**b**），右小脑脑桥池蛛网膜下腔出血（**c**）

由 Perrin Considine 提供

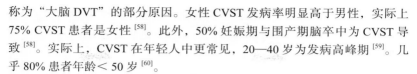

称为“大脑 DVT”的部分原因。女性 CVST 发病率明显高于男性，实际上 75% CVST 患者是女性[58]。此外，50% 妊娠期与围产期脑卒中为 CVST 导致[58]。实际上，CVST 在年轻人中更常见，20—40 岁为发病高峰期[59]。几乎 80% 患者年龄< 50 岁[60]。

CVST 有 2 种类型临床表现：因静脉回流障碍引起颅内压升高的表现，以及因静脉缺血/梗死或出血引起的局灶性脑损伤相关的表现[59]。其症状因血栓部位不同而有所差异，可能出现的症状包括头痛、意识水平下降、癫痫、神经系统定位体征，甚至昏迷[5, 57]。90% 患者可出现头痛，50% 患者有脑卒中症状，40% 患者出现癫痫[57]。临床医师应注意，多达 25% CVST 患者，仅表现为头痛，不伴有局灶性神经功能改变或视盘水肿[61]。

对于疑似 CVST 患者，AHA/ASA 推荐完善全血细胞计数、生化、红细胞沉降率、凝血酶原时间和活化部分凝血酶原时间检验[59]。作为评估的一部分，D - 二聚体非常有价值，可以非常准确地协助诊断 CVST[62, 63]。确诊（或排除诊断）CVST 需要行影像学检查[59]。尽管 CT 静脉造影对 CVST 诊断的敏感性和特异性很高，但磁共振静脉造影检查是 CVST 诊断的金标准（图 8–2）[64]。

（四）颈动脉夹层

在众多引起头痛的血管性因素中，鉴于发病率及漏诊后的病死率，动脉夹层仍为急诊科医师常常需要考虑的诊断之一。具体而言，头痛可能由椎动脉和颈动脉夹层引起。通常，夹层会伴有神经系统定位体征，而责任血管将决定相关的症状。由于夹层段最终形成血栓，导致血流阻断，或者夹层段血栓进入颅内动脉并引起栓塞，因此，患者常出现延迟性神经系统症状[52]。所有引起缺血性卒中的病因中，颈动脉夹层仅占 1%～2%，但在年轻患者中，10%～25% 脑卒中由颈动脉夹层引起[65]。与蛛网膜下腔出血不同，家族史并不是常见危险因素[65]。椎动脉夹层患者出现颈部疼痛症状的概率是颈内动脉夹层患者的 2 倍[65]。颈动脉夹层的常见已知症状包括部分性 Horner 综合征引起的相关症状，即瞳孔缩小和上睑下垂[2]。但是，这些症状仅见于约 25% 患者。相比之下，椎动脉夹层常以眩晕为首发症状，并伴有头痛和颈痛，常

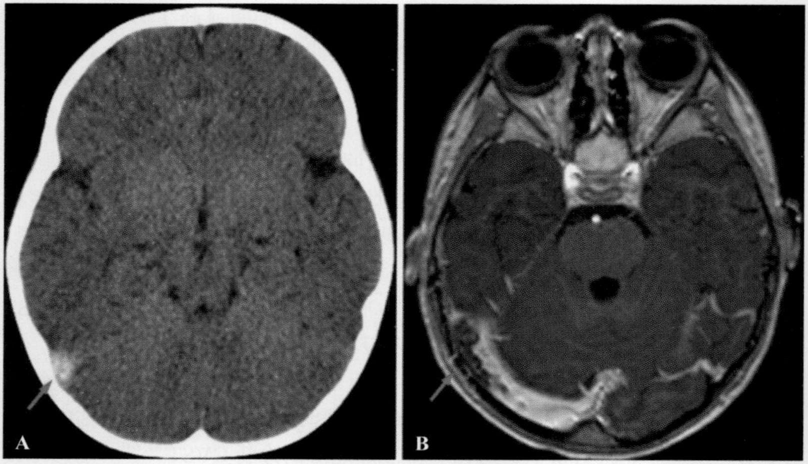

▲ **图 8-2　非增强头颅 CT 和 MR 静脉造影显示脑静脉血栓（箭）**

引自 Hellerhoff—Own work，CC BY-SA 3.0，https://commons.wikimedia.org/w/index.php?curid=8938877

见于创伤患者[2]。典型表现为夹层血管同侧的突然发作的头痛、面部疼痛或颈部疼痛[15, 65]。清晰的病史和全面的神经系统检查有助于头痛病因的鉴别诊断。

（五）巨细胞动脉炎

血管因素引起的头痛大多是由颅内出血或血栓形成导致，但巨细胞动脉炎（GCA）不同，它是一种中、大型动脉炎，如合并颞动脉局部病变，可导致继发性头痛表现[66]。GCA 通常被认为是老年性疾病，好发于 50 岁以上群体，80 岁人群患病率最高[67]。GCA 可能出现发热、厌食、疲劳和体重减轻等全身性症状，以及局部头痛、头皮压痛、下颌及上肢"间歇性跛行"、视力障碍或失明等缺血表现[67]。与其他血管性因素导致的头痛不同，GCA 引起的头痛并不是突然发作，程度亦不严重，除了可能失明外，无其他局灶神经系统表现。视觉丧失的发生率为 15%～30%[67]。此外，高达 50% 患者也可能出现风湿性多肌痛的症状[67]。由于潜在的并发症会掩盖其症状，GCA 的诊断可能很困难。

（六）高血压性头痛 / 脑炎

临床评估头痛时，有人认为血压增高与头痛有关；然而，目前无明确证据表明两者之间存在关联[2]。Gus 等的研究对动态血压和头痛的关系进行观察，结果发现，伴或不伴有头痛的高血压患者，24h 动态血压无显著差异[68]。此外，他们还发现，在紧张型头痛或偏头痛发作期间，血压无变化。然而，该研究仅评估了轻度血压升高，无法推广至严重高血压患者[68]。全身性血压升高与头痛之间的关联仍存在争议。国际头痛学会认为，轻中度的慢性动脉高压不会引起头痛，但颅内压升高可引起头痛[15]。充分的证据表明严重或快速的血压升高可能与头痛相关，如嗜铬细胞瘤或可逆性后部脑病综合征[2]。大多数严重高血压导致的头痛，其血压波动范围为 150～250mmHg[17]。

（七）垂体卒中

垂体卒中是头痛的罕见病因。然而，它是一种威胁生命的继发性头痛的病因，因此值得一提。垂体卒中可表现为严重的突然发作的“雷击样”头痛。实际上，垂体卒中是非动脉瘤性蛛网膜下腔出血的原因之一[15]。典型的垂体卒中是由于已存在的垂体腺瘤自发出血或梗死[2]。一旦发生出血或缺血，垂体腺瘤可迅速扩大，并引起垂体卒中，可见于 14%～22% 患者[69]。由于累及垂体腺体，可能还会出现激素效应，其临床表现可在发病后即刻出现，亦可延迟出现。垂体卒中患者，70%～80% 可出现垂体功能减低[69]。由于累及垂体，头痛可能会合并视觉障碍。多脑神经受累的比例达 43%[69]。

七、非血管性/其他颅内因素

（一）脑积水

脑积水是一个宽泛的术语，表示脑内脑脊液异常积聚。该术语起源于希腊语和拉丁语，“hydro”表示水，“cephalus”表示头。脑积水有多种类型，大致可分为获得性脑积水和先天性脑积水。脑积水可以进一步分为梗阻性脑积水（非交通性脑积水）和非梗阻性脑积水（交通性脑积水）[70]。顾名思义，梗阻性脑积水是由于脑室系统脑脊液循环阻塞引起的。而交通性脑积水继发于脑脊液吸收或生成障碍[70]。正常颅压性脑积水是交通性脑积水的一种，可能在急诊室遇到。国际头痛学会认为，正常颅压性脑积水一般不会引起头痛；有报道指出，患者偶可出现轻度头部钝痛[15]。1965 年，Hakim 和 Adams 首次将正常颅压性脑积水定义为一种以步态不稳、尿失禁和记忆障碍为特征的疾病[71]。患者如出现上述症状，伴有轻度钝性头痛，应考虑这一诊断。

（二）占位性病变

头痛可见于占位性病变，最常见于脑肿瘤。通常认为，占位效应引起头痛的部分原因是颅内压增高和脑脊液循环障碍[2]。患者也可以表现出局灶性神经系统改变，其表现在很大程度上取决于病变的位置和大小。脑肿瘤的一般症状可能包括头痛，Valsalva 动作时加重，癫痫发作，意识状态改变，近期诊断的癌症，患者可因头痛从睡眠中觉醒[2]。头痛通常进行性加重，这与其他血管疾病引起的突发、严重头痛不同，并且通常在晨起或午睡后加剧[15]。脑部肿瘤性头痛的经典三联征——睡眠障碍、剧烈疼痛、恶心和呕吐，仅见于少数患者（图 8–3）[17]。

（三）特发性颅内高压

特发性颅内高压，也称为假性脑瘤和良性颅内高压，表现为颅内压增高，但不伴有明显的病变。其每年发生率约为 1.2/10 万，肥胖的年轻女性更为常见。它也与避孕药的应用有关[72]。根据 Tintinalli 的教材，20—44 岁的肥胖女性发病率为 19.3/10 万[2]。典型症状包括头痛、短暂性视觉模糊、背痛、搏动性耳鸣和视力丧失[2]。若符合上述人口学特征，有头痛病史，且合并上述视觉症状，应完善眼底镜检查以发现单侧或双侧视盘水肿。在一项研究中，81.96% 患者出现双侧视盘水肿[73]。目前已有该病的诊断标准，临床医师可以遵循改良的 Dandy 标准协助诊断。Dandy 标准由美国神经外科医师 Walter Dandy 博士提出，他在 19 世纪 30 年代，提出了关于 CSF 循环正常和受阻的概念[74]。原诊断标准已被修订。当前的标准包括颅内压增高的症状和

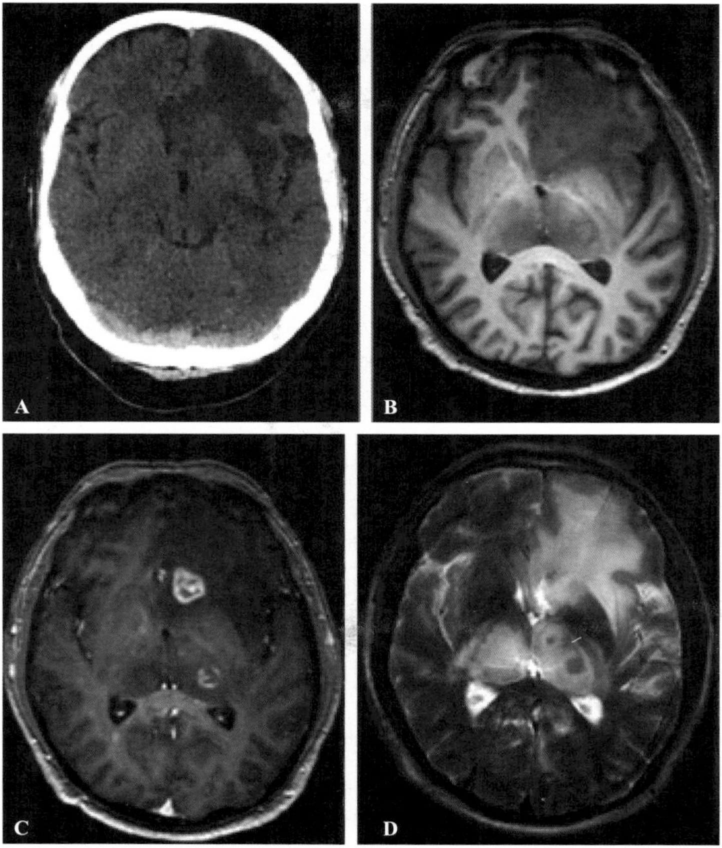

▲ 图 8-3 **A.** 非增强 **CT**；**B.** 非增强 **MRI** T_1；**C.** 增强 **MRI** T_1；**D.** 一名 **54** 岁 **HIV** 阳性的男性患者，出狱后发生晕厥，其后意识模糊，图为非增强 **MRI** T_2。在非增强头颅 **CT**（**A**）中发现左额叶肿块伴中线移位 **4mm** 及血管源性脑水肿，考虑胶质母细胞瘤、淋巴瘤或转移瘤。进一步行非增强 **MRI**（**B** 和 **D**），影像学考虑中枢神经系统淋巴瘤；入院后第 **2** 天进行增强 **MRI**（**C**），显示环状强化病变，该表现也可在弓形虫病中发现

由 Perrin Considine 提供

体征，无其他神经系统异常或意识水平受损（除外展神经麻痹），颅内压增高且脑脊液成分正常，CT证实没有导致ICP升高的病变，且无其他导致颅内高压的原因[75]。尽管这些标准可以作为总指导方针为疾病诊断提供帮助，但最终更详细的病史采集、完整的眼底和神经系统检查、腰椎穿刺明确测量CSF压力至关重要[76]。IIHTT标准建议将CSF压力达到200mmH_2O作为诊断标准之一[77]。Friedman标准[78]和传统的改良Dandy标准[79, 80]中推荐的CSF压力界值更高，为250mmH_2O。

（四）急性闭角型青光眼（见第7章）

急性闭角型青光眼可表现为突然发作的头痛，伴有剧烈的眼痛和视力锐减，有时伴有全身症状，如患侧前额剧烈疼痛、恶心和呕吐[81]。由于与蛛网膜下腔出血、虹膜炎、丛集性头痛和偏头痛症状相似，有时可被误诊。病史有助于鉴别诊断。急性闭角型青光眼可在瞳孔扩大后突然出现，经典的病史是患者由光线充足的环境进入暗室（如电影院）后发作。从解剖学上讲，瞳孔扩大会使虹膜和晶状体之间的接触增加，总体上会使周围虹膜、小梁网和角膜之间的夹角急剧闭合，从而导致眼内压急剧上升[2]。体格检查可发现眼红、瞳孔固定和中度扩张、角膜混浊且前房变浅[17]。眼内压为60～90mmHg（正常为10～20mmHg）可以考虑诊断该病，并可以用于区分急性闭角型青光眼与其他类似的头痛病因[17]。

（五）硬脑膜穿刺后头痛

腰椎穿刺后头痛大部分认为是继发于低颅压。颅内压取决于大脑中脑脊液的流动和吸收，脑脊液漏入脊柱及颅骨时，可导致颅内压减低[82]。头痛是腰椎穿刺最常见的并发症，发生率多达40%[17]。年轻、低体重指数、慢性头痛或先前曾出现硬脑膜穿刺后头痛、女性、大口径和切割型穿刺针均可能增加硬脑膜穿刺后头痛的风险[83]。若近期有腰椎穿刺史，则诊断相对简单。这种头痛的特征是与体位相关，直立时加重，平卧位减轻[17]。通常平卧30min内症状即可缓解[82]。国际头痛学会认为，头痛在腰椎穿刺后5天内出现，通常伴有颈部僵硬和（或）主观听力改变，症状可在2周内自行缓解，或行自体补片漏口封堵后缓解[15]。其他症状可能包括畏光、肩胛区疼痛、耳鸣、听觉过敏及恶心或呕吐[82]。

（六）一氧化碳中毒

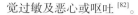

一氧化碳中毒可通过多种途径发生，并且没有区别，可发生于所有人群。一氧化碳通常作为燃烧的副产物存在于环境中，并存在于内燃机和其他发动机的废气中[2]。其他来源包括火炉、加热器或天然气生产装置。一氧化碳中毒的病理生理学机制为一氧化碳与血红蛋白结合，从而对人体氧供需平衡产生有害影响。由于一氧化碳中毒缺乏特异的中毒症状，因此诊断困难[2]。通常，碳氧血红蛋白含量为 10%～20% 会引起轻度头痛，而不伴有胃肠道或神经系统症状；20%～30% 时会引起中度搏动性头痛和易激惹；30%～40% 时会导致严重的头痛，伴有恶心、呕吐和视物模糊[15]。鉴于一氧化碳中毒的体征和症状并不特异，如呕吐、共济失调、癫痫发作、晕厥、胸痛和神经系统定位体征，因此必须依靠其他环境接触史来协助诊断[2]。有时，患者家属可能会在相似的时间出现类似的症状，因为冬季加热器、火炉和发电机的使用增多，如果患者在冬天出现症状，应更多地考虑该病。

（七）脑膜炎

众所周知，脑膜炎是引起头痛的原因，并且可能是急诊医师面对急性头痛进行鉴别诊断时最常考虑的疾病之一。脑膜炎有两种不同的病因——病毒性（无菌）和细菌性，两者的发病率、病死率和表现形式均不相同。病毒性脑膜炎症状总体上轻于急性细菌性脑膜炎。病毒性脑膜炎的严重程度取决于致病的病毒。有些病例病情很轻且无后遗症，而如疱疹病毒等感染却可能会致命[2]。急性细菌性脑膜炎定义为由细菌引起的软脑膜的急性炎症，是导致死亡和致残的主要原因[84]。急性细菌性脑膜炎的病死率为 10%～30%，5%～40% 病例可合并远期后遗症，仅部分恢复[84]。总体而言，尽管随着疫苗的发展，细菌性脑膜炎病例有所减少，但这仍然是一个难题，尤其在发展中国家。临床上出现发热、头痛、颈部僵硬和精神状态改变的表现，医师则应考虑该诊断。但无上述症状时，并不能排除脑膜炎[2]。超过 85% 患者有头痛症状，发热是第二常见的症状，25%～30% 患者可出现癫痫发作和神经系统定位体征[2]。如果不行腰椎穿刺，几乎无法对病毒性脑膜炎和细菌性脑膜炎进行鉴别诊断。一项研究发现，细菌性脑膜炎比病毒性脑膜炎更容易出现意识混乱或意识水平改变（73.7% vs 24.2%）[85]。体格检查的阳性发现包括经典的脑膜刺激征，如 Kernig 征和 Brudzinski 征。Thomas 等研究表明，这 2 个体征并不能准确地区分脑膜炎和非脑膜炎患者，并且单个体征的敏感性均只有 5%[86]。在这项研究中，颈强直的敏感性更高，达到 30%，是比 Kernig 征和 Brudzinski 征更为可靠的体格检查[86]。总的来说，对于表现出头痛、颈部症状、发热或脓毒症迹象的患者，仍应高度怀疑脑膜炎，以避免延迟治疗导致严重后果。

八、临床检查

表 8–8 列出了针对各种潜在的头痛的病因需要进行的标准化检查项目。急性头痛的紧急评估目的并不完全在于明确诊断，更重要的是判断需要行多少（如果需要）诊断性检查来评估潜在的致死或致残性疾病。表 8–8 概括了标准实验室和影像学检查。进行目标导向的病史采集和体格检查，其重点是评判这些检查的必要性及优先顺序。

1992—2001 年美国急诊科的一项研究中，每 6 例急性头痛患者中，有 1 例接受了头部 CT 或 MRI 检查。2% 患者进行了腰椎穿刺检查。其中，5% 头部影像学和 10% 腰椎穿刺发现了“不可漏诊”的病变（表 8–1）[4]。是否需要行进一步的诊断检查，在很大程度上取决于病史和体格检查。例如，急性头痛、神经系统检查正常的患者，行神经影像学检查发现异常的概率为 2.4%；具有典型偏头痛特征的患者，该概率降至 0.4%[87]。

如果要进行腰椎穿刺，除非有充足的临床证据表明患者无颅内压（ICP）升高[88]，否则应在腰椎穿刺前行 CT 扫描以评估 ICP。考虑存在颅内压增高，腰椎穿刺存在风险，影像学检查提示腰椎穿刺禁忌的指征请参见表 8–9。对于年轻患者，如果神经系统检查正常（包括意识状态正常），无已知的颅内病变，无理由怀疑颅内压升高，无扁桃体疝风险（如免疫功能低下、弓形体病易感或中枢神经系统淋巴瘤），腰椎穿刺可能是安全的[88]。对于其他患者，应常规行 CT 影像学检查，以评估腰椎穿刺是否会出现并发症。ACEP 的策略亦是如此，即患有头痛并表现出颅内压升高证据（如视盘水肿、检眼镜检

表 8-8　评估急性头痛时应考虑的标准实验室和影像学检查

检查类型	检　查	发　现	检查指征
影像学检查	非增强 CT	ICH（SAH、SDH、EDH、IPH）	+ 危险信号（表 8-3）
	磁共振成像（MRI）	颅后窝占位、梗死灶	怀疑颅后窝病变，评估梗死灶
	磁共振静脉造影（MRV）	颅内静脉血栓形成	怀疑高凝状态，颅内压升高，基于接诊医师经验
实验室检查	红细胞沉降率	颞动脉炎	满足巨细胞动脉炎诊断标准中的 2 条或以上，或医师经验
	碳氧血红蛋白	一氧化碳中毒	临床怀疑
	全血细胞计数	白细胞增多	考虑高危头痛
	基础生化检验	电解质紊乱	考虑高危头痛
	凝血功能	凝血障碍	计划行腰椎穿刺
	血培养	微生物和敏感性	考虑高危头痛
手术	腰椎穿刺	脑膜炎、SAH	考虑感染、颅内出血、IIH

改编自 Singh 等[1]，Rosen[5]

IIH. 特发性颅内高压；ICH. 颅内出血；SAH. 蛛网膜下腔出血；SDH. 硬膜下血肿；EDH. 硬膜外血肿；IPH. 脑实质出血

查时静脉搏动消失、精神状态改变、局灶性神经系统缺陷、脑膜刺激征）的成年患者，腰椎穿刺之前应进行神经影像检查；然而，若无颅内压升高的临床表现，则可以在无神经影像学检查的情况下进行腰椎穿刺[10]。

表 8-9　腰椎穿刺前行头部 CT 的适应证

腰椎穿刺前无须 CT 的指征	提示腰椎穿刺禁忌的 CT 指征
年龄＜ 60 岁	中线移位
无免疫力低下	梗阻性脑积水
无中枢神经系统疾病史	基底池受压
1 周内无癫痫发作	第四脑室的移位 / 受压（通常为颅后窝占位）
无意识状态改变	
神经系统检查正常	

符合上述标准的 97% 患者无颅内压升高的 CT 征象（且无患者发生脑疝）。235 名疑似脑膜炎的成年患者进行 CT 扫描[88]

有关影像学检查的进一步讨论，请参见下文中“神经影像学”部分。

腰椎穿刺的其他主要风险包括感染和凝血异常，因此，应避免在存在蜂窝织炎或感染的皮肤部位行腰椎穿刺，以免感染种植性播散至硬膜外腔。凝血异常是指 INR ＞ 1.8 或血小板＜ 50 000，且存在其他部位活动性出血[89]。

在突发性急性头痛领域，LP 主要是一种诊断方法，但对于特发性颅内高压患者，LP 还是一种治疗手段（见“鉴别诊断”部分）[2]。对于病情复杂的成年患者，腰椎穿刺时应留取 15～20ml 脑脊液，以避免由于样本不足而需重复采样[90]。如 1 名免疫功能低下的患者，鉴别诊断如果包含结核病，仅抗酸杆菌培养就需要 $10cm^3$ 的脑脊液[90]。标准化验包括葡萄糖水平、蛋白质水平、革兰染色分析，细胞计数和分类，以及初始压力——测量时患者需侧卧位，坐位时无法准确测量[2]。如果为血性脑脊液，怀疑存在穿刺损伤，可以在更高的椎间隙（如果选择的部位处于 L_3/L_4 或更低的水平）重新进行腰椎穿刺[89]。

巨细胞性动脉炎（GCA）和一氧化碳中毒的患者，还可以分别考虑检测红细胞沉降率和碳氧血红蛋白。有关更多信息，见“鉴别诊断”部分。

对于一般状况较差或可能需要住院或手术的患者，可以行全血细胞计数、生化和尿液妊娠试验，这些化验可为会诊医师提供有用的信息。需行腰椎穿刺、应用抗凝血药或怀疑出血的患者，可检测 INR。合并急性神经系统症状、怀疑低血糖患者，应检测随机血糖[2]。

九、神经影像学检查

大多数急性头痛患者，如果病史和体格检查中发现危险信号，均需行神经影像学检查。急性头痛常规影像学检查的指征和注意事项见表 8-10。

最常用的检查是头部非增强 CT，主要用于评估急性颅内出血或初步评估急性颅内压升高[2, 91]。关于何时仅需行 CT 检查来排除蛛网膜下腔出血（SAH），何时还需行腰椎穿刺，目前仍存在争议。如果在头痛发作后 6h 内进行头颅 CT 检查，并由具有资质的放射科医师阅片，则认为头部 CT 具有充足的敏感性来识别 SAH（敏感性为 97%～100%）。请参阅“鉴别诊断”部分，尤其是“蛛网膜下腔出血其他可考虑的检查”的相关内容[7]。非增强头颅 CT 还可发现脑积水、脑沟回消失、中线移位或基底池消失，这些既可能是 ICP 增高的病因，也可能由 ICP 增高引起[91]。

钆造影磁共振成像也可以在急诊完成，通常与头颅非增强 CT 结合应用，对非出血性颅内占位的检出率优于单独 CT 检查。特别是怀疑脑脓肿、弓形虫病、中枢神经系统淋巴瘤等占位性病变时，应行该项检查。该检查还能更清楚地显示颅后窝病变[2]。

CT 血管造影（CTA）和 MR 血管造影（MRA）可更清晰地显示血管系统。一般而言，当怀疑动脉病变时，如狭窄、夹层、动脉瘤、动静脉畸形或血管炎等血管异常时，可以行 MRA 检查[17]。

MR 静脉造影可以评估脑静脉系统血栓形成。肾功能不全可能是增强 CT 和增强 MR 的相对禁忌证，这取决于患者是无尿还是少尿，少尿患者尚有部分残余肾功能，应用造影剂可能造成残余肾功能丧失[2]。

表 8–10　急性头痛神经影像学检查的适应证和注意事项

影像学检查	适应证	潜在发现	注意事项
头部非增强 CT	考虑颅内出血或 ICP 升高（创伤、雷击样头痛，伴有神经系统定位体征或视盘水肿的新发头痛）	脑积水，颅内出血（蛛网膜下腔出血、硬膜下出血、硬膜外出血、脑实质出血），占位性病变，缺血性病变	对于发现颅后窝病变效果不佳，可能无法显示所有颅内占位
头部增强 CT	MRI 不耐受，怀疑脓肿、血管病变、占位性病变、动脉瘤	更详细显示非出血性软组织病变	碘造影剂可引起造影剂相关肾病，肾功能不全（除非无尿）患者禁用
磁共振成像	需要更详细的软组织信息，怀疑颅后窝病变、颅内病变、高血压脑病	更详细显示非出血性软组织病变	一些患者行 MRI 检查时可能需要镇静 需有相应资源 体内存在金属硬件或异物患者可能存在禁忌
磁共振血管造影	怀疑动脉病变，如狭窄、夹层、血管炎、先天性畸形	动脉异常	钆可导致肾源性系统性纤维化，肾功能不全患者禁用
磁共振静脉造影	怀疑脑静脉血栓形成	充盈缺损、三角征阳性	造影剂对孕妇和哺乳期女性来讲是相对禁忌

当由于不经常使用、患者特征不典型或资源受限，临床医师对选择进行哪种检查存在困惑时，放射科医师对进一步影像学检查的建议通常是非常有价值的。

（一）治疗 / 镇痛

与所有患者一样，头痛患者的最终治疗取决于引起疾病的根本原因。危急重症患者，如颅内出血，可能会收住神经重症病房，并请神经外科会诊。细菌性脑膜炎通常收住内科病房，并应用抗生素。各种急诊头痛更确切的治疗措施在本书的其他章节进行介绍。

根据定义，所有头痛患者均处于疼痛状态。如果无禁忌证，应给予镇痛药。表8-11列举了原发性头痛可选择的治疗方案(注意是原发性头痛，例如，对于SAH引起的继发性头痛，不应给予非甾体抗炎药)。

（二）急诊后处置

在本例中，针对头痛予以生理盐水和静脉注射甲氧氯普胺，同时静脉注射小剂量劳拉西泮以缓解恶心。实验室检查未见明显异常。头部CT平扫未发现急性病变。患者症状稍缓解，仍伴有明显疼痛。医师在患者床旁将诊治决策与患者及其家属分享，患者决定接受腰椎穿刺。腰椎穿刺结果提示红细胞数为500/mm^3。神经外科会诊，建议将患者的收缩压控制在140mmHg以下，完善CT血管造影检查，并建议收入神经重症监护病房。尽管目前对于钙通道拮抗药预防SAH血管痉挛的意见并不一致，作为有经验的急诊医师，给予尼莫地平治疗。当天，专科医师通知，患者的影像学检查提示存在“责任”动脉瘤，并已至手术室行动脉瘤栓塞术。

十、经验与教训

（一）原发性头痛

- 在诊断良性原发性头痛前，需先对威胁生命的继发性头痛原因进行评估。
- 谨慎执行以下操作
  - ➢将持续的神经系统异常归因于先兆性偏头痛。
  - ➢诊断丛集性头痛这种罕见疾病时，未对急性闭角型青光眼、Horner综合征等进行评估。
- 紧张型头痛虽然很普遍，但在急诊科并不常见。
- 因为严重病因导致的头痛，也可因镇痛治疗缓解，对症治疗不能替代全面的病史采集和体格检查。

表 8-11　原发性头痛的急性治疗

	紧张型头痛	丛集性头痛	偏头痛
非甾体抗炎药	合理治疗[92]	证据不足	一线治疗[1]
多巴胺拮抗药	可能有效[92]	可能有效[93]	疗效优于安慰剂[1]
– 氯丙嗪	非一线治疗，但可能有效	非一线治疗，但可能有效。有不良副作用	由于不良反应（如抗胆碱能）而不再作为一线药物[1]
– 甲氧氯普胺	非一线治疗，但可能有效	非一线治疗，但可能有效	疗效与布洛芬和舒马曲坦相似[1]
– 丙氯拉嗪	非一线治疗，但可能有效	非一线治疗，但可能有效	一些研究表明疗效优于甲氧氯普胺，但可能不良反应更多[1]
曲坦类药物	不常用	一线治疗，疗效优于安慰剂[1]	一线治疗，但有相对禁忌证和绝对禁忌证[1]
DHE（双氢麦角碱）	不常用	可以应用，但缺乏证据[93]	与舒马曲坦和吩噻嗪相比，初始治疗选择该药未使患者获益[1]
阿片类药物	不常用	证据不足	目前的指南只推荐用于严重的难治性头痛[1]
类固醇	不常用	可以使用，但缺乏高质量证据[92]	随机对照研究显示对急性头痛没有任何益处[1]，或可防止复发[2]
氧疗	不常用	一线治疗[2, 92]	无效[94]

多巴胺拮抗药或抗精神病药，可包括氯丙嗪、甲氧氯普胺和丙氯拉嗪
紧张型头痛的药物替代方法，包括按摩、生物反馈和冥想[92]

（二）继发性头痛

- 尽管研究表明起病 6h 内行头部 CT 检查，诊断急性蛛网膜下腔出血的敏感性和特异性均很高（均为 100%），但 ACEP 仍推荐联合使用 CT 和腰椎穿刺两种方法。
- 老年患者，尤其是服用抗凝血药的患者，可在轻微创伤后出现硬膜下血肿，甚至自发性血肿。
- 有高凝状态危险因素的患者，出现头痛和神经系统症状，应迅速考虑脑静脉窦血栓形成（CVST）。
- 多达 25% CVST 患者出现孤立性头痛，而不伴有神经系统定位体征或视盘水肿。
- 在年轻人群中，10%～25% 脑卒中由颈动脉夹层引起。
- 一旦怀疑颞动脉炎，应早期甚至在行确诊检查之前即应用类固醇类药物，以预防或减轻视力丧失。
- 轻中度血压升高引起头痛可能性甚小。
- 对于突发头痛伴有垂体症状的患者，应怀疑垂体卒中。
- 正常压力脑积水（NPH）可仅表现为头部钝痛，不一定以典型的步态不稳、尿失禁和记忆力减退为主要表现。
- NPH 患者出现视盘水肿的比例非常高，一旦怀疑 NPH，必须进行眼底镜检查。
- Valsalva 后加剧的头痛或使患者从睡梦中痛醒的头痛，高度提示颅内恶性肿瘤，尤其是有癌症病史者。
- 怀疑急性闭角型青光眼，尤其是合并瞳孔突然扩张病史时，应尽快测量眼内压。
- 穿刺针大小和类型会影响硬脑膜穿刺后头痛的发生率。
- 多名家庭成员同时出现头痛，尤其是在冬季，应怀疑 CO 中毒。

第 9 章
急性非创伤颈背痛
Atraumatic Acute Neck and Back Pain

John W. Martel　J. Brooks Motley　著
张少兰　译
陈光强　张琳琳　校

一、急性背部疼痛

病例 1：患者男性，39 岁，既往有静脉药物注射史，患者在急诊就诊时主诉腰痛。在他之前的 2 次就诊时，医师考虑病因可能是肌肉骨骼痛，给予对症治疗后出院。患者本次感觉腹股沟麻木、排尿困难和双下肢无力，否认发热和外伤。患者腰椎 MRI 显示硬膜外脓肿压迫了马尾神经根，随后被送往手术室进行急诊减压手术。

二、概述

在美国，背部疼痛是患者就诊的常见原因，是急诊室最常见的五种主诉之一[1, 2]。85%～90% 主诉背部疼痛的患者最终无法明确病因，而且无论接受治疗与否，症状通常在 4～6 周后缓解[3-6]。大部分背部疼痛的病因是良性的，急诊医师所面临的挑战是从其中识别可能带来灾难性后果的少部分患者。约 2% 急性背部疼痛是由危及器官功能和（或）生命的病变导致的[7]。

在美国成人中，颈部疼痛也是一种常见的症状，但与背部疼痛对比，颈部疼痛的患病人数较少，而且在致残率、生产力下降、收入减少、医疗保健支出等疾病负担程度方面都较轻[8]。部分颈部疼痛患者可以通过保守治疗并能安全从急诊出院；另外部分患者的症状需要进一步的紧急评估。与面临背部疼痛患者一样，临床医师对这两部分患者进行鉴别诊断都存在挑战性。

（一）急诊鉴别诊断

- 脊髓或神经根受压
  - ➢ 马尾综合征。
  - ➢ 椎间盘突出伴神经功能损害。
  - ➢ 恶性肿瘤。
- 严重血管病变
  - ➢ 主动脉夹层。
  - ➢ 腹主动脉瘤破裂。
- 感染
  - ➢ 硬膜外脓肿。
  - ➢ 骨髓炎。
- 恶性肿瘤
  - ➢ 原发性脊髓肿瘤。
  - ➢ 转移瘤。

1. 脊髓或神经根受压

成人的椎间盘结构通常在 30 岁后开始逐渐出现不同程度的机械性退化和变性。外伤性的和与年龄相关的韧带纤维环损伤可以增加髓核从中央腔向外突出的风险，从而压迫局部神经根或脊髓并导致急性发病（图 9–1）。脊髓压迫可由多种其他原因引起，包括硬膜外脓肿、骨髓炎、原发性肿瘤或转移瘤、术后血肿或创伤等[9]。

成人的脊髓通常终止于第 1 腰椎椎体（L_1）水平，在此点远端存在的脊髓根统称为马尾。该脊髓区域的主要作用是支配包括膀胱、会阴和下肢等多种组织结构的感觉运动神经。马尾综合征是一种外科急症，由几个重要的“预警”症状组成，包括尿潴留、大便和（或）尿充溢性失禁、直肠张力下降和被称为“鞍状麻醉”的会阴感觉丧失。严重的中央型椎间盘突出所致的马尾综合征有可能进展为永久性的功能障碍性疾病。然而，之前描述的大多

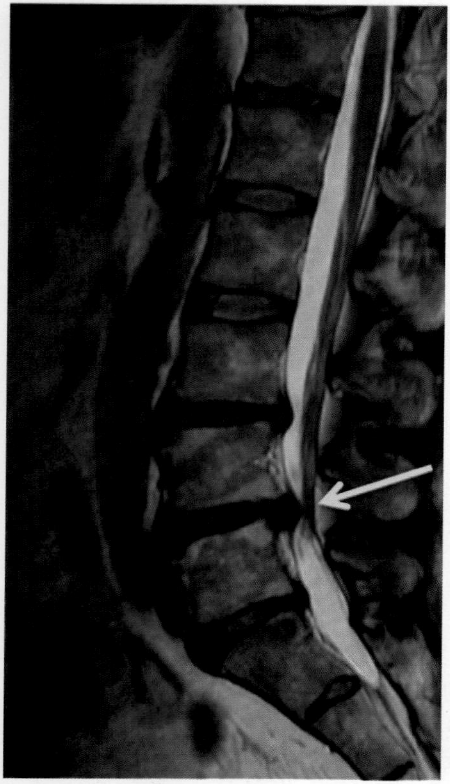

◀图 9-1 L_4/L_5（箭）中央旁型椎间盘突出图像（T_2 加权像 MRI）

数其他病理性病变也会导致该综合征[7]。

2. 严重血管病变

主动脉夹层和腹主动脉瘤破裂（ruptured abdominal aortic aneurysm，rAAA）均可出现急性背部疼痛。经历过主动脉夹层的患者通常描述其为一种严重的急性背部疼痛，为突然发作的撕裂样疼痛。据报道，虽然 rAAA 导致腹痛更为常见，但是大约 20% 的患者有背部疼痛的症状[10]。同样重要的是，当患者存在急性背部疼痛和确定的既往病史的情况下，临床医师要考虑到腹主动脉瘤（abdominal aortic aneurysm，AAA）腔内修复术内漏的可能性[11]。在早期阶段，急性主动脉夹层的死亡率每小时会增加 1%[12]，在未经治疗的患者中，死亡率在最初 48h 内接近 50%，并在 3 个月内上升到 90%[13]；同样，未经治疗的 rAAA 与 90% 的死亡率相关[14]。

3. 感染

脊髓硬膜外脓肿和骨髓炎（图 9–2）是部分主诉背部疼痛患者严重感染

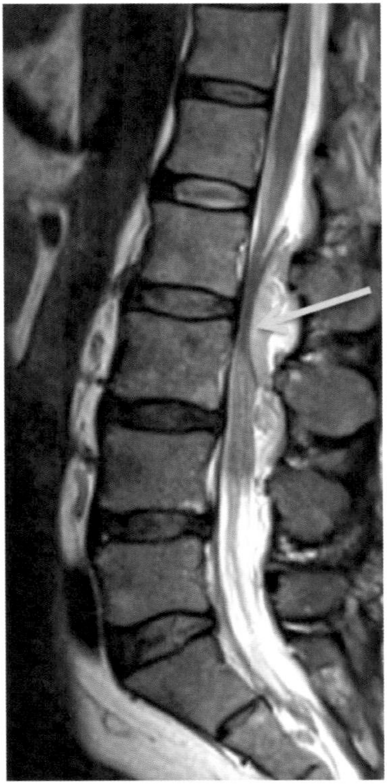

◀ **图 9–2　硬膜外脓肿**

T_2 加权 MRI 图像显示脓肿（箭）从 T_{12}/L_1 水平延伸至骶骨，并伴有椎管狭窄和马尾神经根受压

的病因。脊髓硬膜外脓肿是一种相对少见但严重的中枢神经系统（Central nervous system，CNS）感染，通常累及3～5个连续的椎体水平，多见于胸腰椎区域。据报道，该区域具有较大的硬膜外腔和脂肪组织，并形成更广泛的硬膜外静脉丛。因此，患者存在经血行播散导致急性感染的危险[15, 16]。但是脓肿也可以发生在脊柱的其他任何部位，并且可能以非相邻的病灶分布为特征[15]。此外，局部肌肉或椎间盘感染，以及侵入性手术直接感染椎管等均可导致脊髓硬膜外脓肿。硬膜外脓肿与多种疾病相关，包括急性脊髓压迫、局部血液供应障碍、血栓性静脉炎和脓毒症。脊髓硬膜外脓肿和骨髓炎被认为主要在50岁以上成年男性中发病[17]。过去30年报道的发病率逐渐增加，归因于静脉药物成瘾者（Intravenous drug users，IVDU）增加、患者平均年龄增加，以及与有创性手术和留置医疗器械相关的感染率增加[18, 19]。这些感染性病因通常最初没有全身症状，并且通常在患者多次就诊于不同的医疗机构后才被诊断[17]。

4. 恶性肿瘤

肿瘤骨转移常见于各种肿瘤的进展过程，包括原发性乳腺癌、肺癌、前列腺癌、肾癌和甲状腺癌（图9–3）。据估计，80%出现急性背部疼痛的癌症患者可能与潜在的转移性疾病有关。与此相反，脊柱的原发肿瘤病变则比较少见，仅占所有患者的0.7%[7]。

（二）病史

医师对患者进行详细的、有针对性的病史采集有助于对疾病的急诊诊断，这点非常重要。既往病史可指示特定的器官系统是引起该病的根本原因，包括之前的AAA、周围血管疾病、IVDU，之前的（或现在的）血管留置通路、以前的背部手术或恶性肿瘤等。除此之外，任何与疼痛相关的严重创伤都应该考虑到急性骨折的可能。

通过筛查所谓的“危险表现和症状”，有助于监测患者的紧急病理状态，这些表现和症状被广泛用于帮助识别可能危及生命的急性背痛病因（表9–1）。但是需要注意的是，这种筛查方法往往存在比较高的假阳性率。最近的一项研究表明，只有0.9%急性腰痛患者最终被确诊为存在确切的急诊病因，但

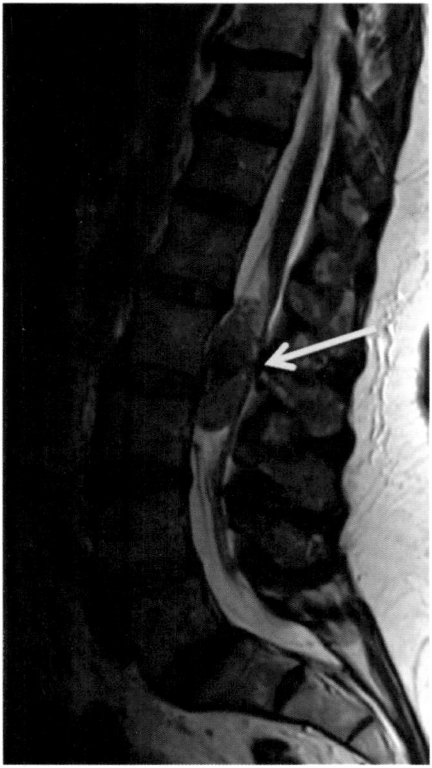

◀图 9-3　**脊柱肿瘤**

T_2 加权 MRI 图像显示充满椎管的神经鞘瘤（箭），该患者具有典型的马尾综合征症状

是 80% 患者至少有 1 个阳性的“危险表现和症状”[20]。因此，临床医师在采集关键的病史并考虑整体临床情况之后再进行诊断至关重要。

（三）体格检查

应对背部疼痛患者进行完整的体格检查，包括骨骼肌肉系统、神经系统和循环系统的检查和评估，以及针对特殊症状的相关检查。不完整的临床评估可能会导致患者接受不必要的高级影像学检查，这不但不会改善患者的预

表 9–1　急性背部疼痛的危险表现和症状[6, 65]

病　史	检　查
年龄＞ 50 或＜ 30 岁	神经科临床症状（＞ 4 周）
癌症病史	鞍状麻醉
不明原因的体重减轻	肛门括约肌松弛
免疫抑制	下肢主要运动肌肉无力
长期应用激素	发热
静脉注射吸毒史	脊椎压痛
已知的主动脉瘤	脊柱活动度受限
休息后加重或不能缓解的疼痛	
持续发热和（或）盗汗	
严重的创伤	
尿失禁或大便失禁	
尿潴留	

后，而且会增加患者额外的风险，也会增加额外的医疗支出[21-23]。

医师需要重点关注患者异常的生命体征。医师对整体临床状态初步快速评估时，可能会发现患者存在发热、心动过速或低血压。急性机械性背部疼痛的患者出现这些体征常常是医师意料之外的，但它们可能提示存在潜在的严重的病理状态。

骨骼肌肉检查包括对椎旁肌肉组织的系统触诊和对脊柱（包括骶髂关节和髋关节）的中线椎体评估。这些检查可以鉴别局灶性肌肉或椎体压痛。中线椎体压痛对疾病的特异性较低，不同评估者的可靠性也很差，但是与椎旁肌肉局限性压痛相比来说情况更加严重[7, 24]。

进行全面的神经系统检查是很重要的，其中对运动、感觉和反射的具体评估非常关键（图 9–4 和表 9–2）。大多数有症状的椎间盘突出发生在 L_4、L_5 和（或）S_1 水平，常伴有可预测的感觉运动障碍[7, 25]。对患者进行直腿抬高和下沉试验会产生神经根症状，两者具有不同程度的敏感性和特异性。直腿抬高试验是在患者仰卧时伸直膝关节后抬高患肢，当腿的角度＜ 90° 时疼痛沿皮节分布向膝关节远端放射，即为阳性。相比之下，下沉试验是在患者

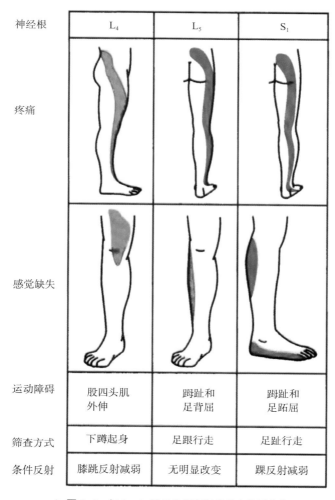

神经根	L_4	L_5	S_1
疼痛	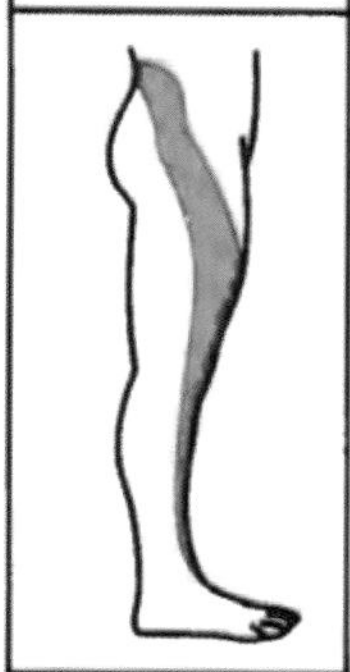	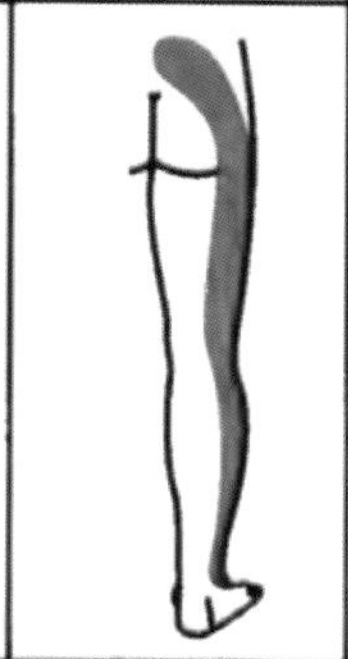	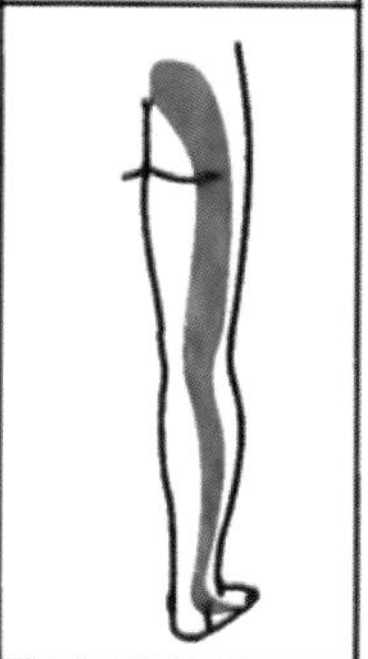
感觉缺失	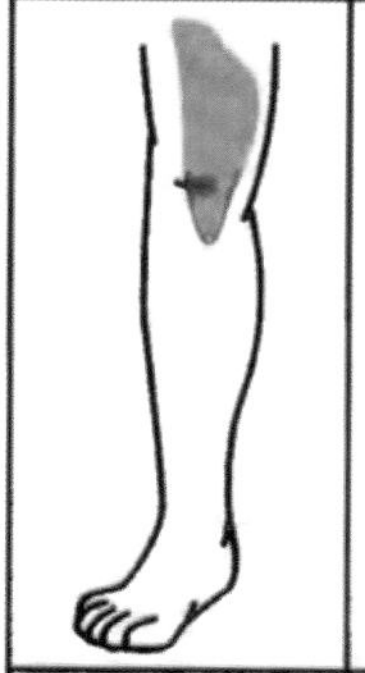		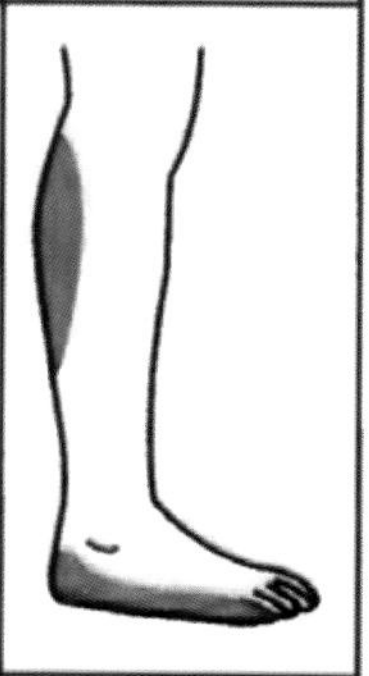
运动障碍	股四头肌外伸	踇趾和足背屈	踇趾和足跖屈
筛查方式	下蹲起身	足跟行走	足趾行走
条件反射	膝跳反射减弱	无明显改变	踝反射减弱

▲ **图 9-4　与 L_4-S_1 神经根损害相关的皮节区症状**

引自 Bigos S et al[6]（public domain）

处于坐姿时进行的，当臀部和膝弯曲到90° 时，嘱患者向前“弯腰”，同时检查者在胸椎上施加压力使患者的脖子弯曲，然后受累肢体的膝和足分别伸展和背屈，这种情况下下肢出现皮节分布的神经根性症状即为阳性。这些试验的敏感性是不确定的，据报道，敏感性范围为50%～80%，特异性范围为80%～90%[7, 26]。值得注意的是，如果患者没有发现感觉运动障碍，即使出现阳性试验结果也并不要求进一步的紧急评估。相反，这些检查有助于缩小鉴别诊断的范围，并可助于建立合适的门诊随访。此外，步态试验可以提供患者整体机械和神经功能的宝贵信息，这可以对能够遵嘱的患者进行相应的评估。

表 9–2　与 L_1–S_1 神经根相关的神经学检查结果

神经根	反射	疼痛区域分布	运动障碍	感觉缺失
L_1	提睾反射	腹股沟区	髋关节屈曲	腹股沟区
L_2	提睾反射、股内收肌反射	腹股沟区、大腿前区	髋关节屈曲和内收	大腿前区
L_3	膝跳反射	大腿前区、膝	股四头肌内收	大腿前区、内侧
L_4	膝跳反射	大腿前区、小腿内侧	膝关节伸直、髋关节屈曲	小腿前区、踇趾、内踝
L_5	无	大腿后外侧、小腿外侧	踇趾背屈	足背、中三足趾
S_1	跟腱反射	大腿和小腿后侧、足外侧	跖屈	足外侧、足跟

鞍状麻醉、尿潴留、大便或尿充溢性失禁都属于马尾综合征严重的症状[27, 28]。尿潴留的敏感性为90%，无显著的剩余尿量（post–void residual，PVR）的阴性预测值为99.9%[24]。在临床中PVR ＞ 100cm^3 可能是不正常的，

PVR ＞ 300cm^3 就被认为是病理性的。近 75% 急性脊髓压迫患者存在客观的会阴感觉障碍（鞍状麻醉）和下肢感觉运动障碍。高达 50% 患者表现为足下垂和踝关节反射消失 [29]。直肠张力下降在临床中也很值得关注，可以通过直肠指检来评估 [30]。

除了系统的神经系统检查外，周围脉搏的评估也有助于严重的血管病变如主动脉夹层与 rAAA 的鉴别，全面的腹部检查可能发现提示 rAAA 的搏动性肿块。约 50% rAAA 患者具有剧烈疼痛、可触及的腹部搏动性肿块和低血压症状 [10, 31]。当合并纵隔增宽（胸部 X 线摄影，CXR）时，96% 主动脉夹层与周围脉搏缺失和（或）低血压相关 [32]。床边超声检查（ultrasonography，US）是快速评估是否存在 AAA 的重要工具。

每年美国急诊室上报的背部疼痛患者总数都在增加，评估患者潜在的社会心理和非器质性影响也很重要，这对于优化使用临床资源，以及减少患者在辐射和造影剂下暴露的不良反应是很重要的。Waddell 体征（表 9–3）可用于评估急性背痛患者的非器质性病变。当患者在三个或三个以上类别中得分都为阳性时，这个测试就被认为是阳性的。这些症状可能提示非器质性疾病，并且与精神病理学相关 [33]。目前诈病和潜在的社会心理疾病仍然属于排除诊断。

（四）急诊室处理流程

在急诊室，医师诊断背部疼痛的最初目标是排除危及生命或致残的疾病，通常通过如前所述的方法获得完整的病史和系统的体格检查后可以完成，但在某些情况下仍然需要神经影像学来进行诊断。

（五）神经影像学检查

绝大多数就诊的背部疼痛患者不需要进行急诊影像学检查。鉴于常规 X 线摄影检查的低显影性及辐射的不良反应，一般不推荐进行 [6]。若患者没有危险症状或体征，并且疼痛持续时间＜ 4 周，通常不需要进一步的评估。若患者有既往史或体格检查有阳性体征时，进行影像学检查可能是必要的。

1. 脊髓压迫

磁共振成像（magnetic resonance imaging，MRI）是评价背部疼痛压迫性

表 9–3　Waddell 体征提示非器质性背部疼痛

类型	非器质性测试	非器质性体征
压痛	表浅性的	腰椎部位的皮肤有广泛的轻捏痛
	无解剖定位的	无明确组织结构定位的深压痛，疼痛范围广，常可扩展到胸、骶椎或骨盆周围
模拟试验	轴向施压	对患者（站立位）头顶施加轻微压力时出现腰痛症状
	旋转	水平位被动旋转患者（并腿站立位）的肩膀和骨盆时出现腰痛症状
注意力分散试验	注意力分散试验	患者仰卧位和坐位直腿抬高的极限角度明显不同
局限性不适	肌力减弱	多组肌肉的齿轮样肌力下降
	感觉	轻触觉、针刺觉等感觉减弱呈“袜套”样分布但不符合神经节段分布
过度反应	过度反应	言语和表情的过度反应，肌肉紧张、战栗、虚脱和出汗等

改编自 Apeldoorn 等 [33]

病因的首选诊断性影像学检查，病因包括脊髓硬膜外脓肿（图 9–2）、椎间盘突出、椎体骨髓炎和椎体转移性病变 [34]。钆增强 MRI 通常用于评估硬膜外脓肿和椎体骨髓炎，对这两种疾病具有高度的敏感性和特异性 [35, 36]。通常采用造影剂和非造影剂成像两种方法对肿瘤性脊柱肿块和转移性疾病进行评估。当评估明确的急性椎间盘突出时，通常不使用造影剂成像。

2. 血管急症

对于主动脉直径＞ 3.0cm 的未破裂的 AAA，床旁超声检查因其敏感性和特异性均接近 100%，有助于快速诊断 [37, 38]。对于评估肾上腺动脉瘤、区分破裂和未破裂动脉瘤，以及筛查潜在的血管内瘘方面，CT 血管成像（computed tomography angiogram，CTA）被认为优于超声检查[39, 40]。虽然许多医疗中心应用静脉造影剂，但是在患者存在急性血容量不足和慢性肾脏疾病的情况下，由于其可能造成造影剂相关肾病，不建议用于 rAAA 的评估[41]。CTA 是评价主动脉夹层的首选影像学手段。

三、急性颈部疼痛

病例 2：患者男性，80 岁，在急诊室主诉左侧颈部疼痛可放射至左耳，既往有高血压、高脂血症、冠心病和糖尿病病史，患者之前没有外伤或有创性手术史，神经系统体格检查无异常。患者被诊断为颈部肌筋膜疼痛并接受治疗后出院。回家后，患者突然出现眩晕，然后又回到急诊室。患者头和颈部的 CTA 结果显示左侧椎动脉破裂。

据报道，高达 16% 的美国成年人患有颈部疼痛，其中 1/3 的患者伴有腰痛[42]。文献报道了颈部疼痛的一些危险因素，包括既往损伤史[43]、体力劳动及女性[43, 44]。颈部疼痛的症状可能来源于颈部局部解剖结构，也可能是其他部位病变导致的牵涉痛。患者即使完善了影像学检查，具体病因也常常不能被确定[45]。对于急性颈部疼痛患者，涉及潜在临床严重疾病的征象包括：①既往有急性或局部外伤史；②存在系统性疾病，如结构性肿块 / 肿瘤、免疫抑制或 IVDU；③存在急性神经功能缺损；④颈前痛（一般为非脊柱性病因）；⑤伴有头痛、视力改变（如颞动脉炎），或伴有肌肉束带不适（如风湿性多肌痛）。

（一）常见的颈部疼痛病因

- 颈部劳损。
- 颈神经根病。
- 颈动脉夹层。
- 脑膜炎。
- 脊髓受压。

1. 颈部劳损

颈部肌肉组织的急性劳损与从睡姿到站姿的多种非创伤性原因有关，可能伴有持续长达 6 周的上背部和肩部压痛。一般继发于轻度颈旁肌肉损伤，并常伴有痉挛。一般不伴有急性神经功能缺损，若存在则提示其他更严重的病因。

2. 颈神经根病

与颈椎间盘突出相关的不适感常归因于神经根受压，会导致上肢产生与下肢坐骨神经痛类似的放射状不适。据估计，高达 22% 患者有颈椎神经根不适的同时伴有相关的外侧椎间盘突出 [46]。

3. 颈动脉夹层

颈动脉和椎动脉发生内膜壁破裂，导致假腔形成和血液积聚，从而形成壁内血肿（图 9–5），通常与头痛、颈部疼痛及严重的急性神经功能障碍有关。特别是当患者出现 Horner 综合征（由上睑下垂、瞳孔缩小和无汗三联征组成）时应格外警惕。由于穿过颈内动脉外表面的交感神经纤维扩张，大约有 25% 病例可出现这种症状 [47]。此外，颈动脉夹层也可以表现出脑神经相关功能缺失的症状，以及颈神经根冲击损伤的表现 [48]。自发性颈动脉夹层与轻微创伤（如运动相关）和结缔组织病（如 Marfan 综合征）相关，并被认为是 40 岁以下患者脑卒中的常见原因 [49]。

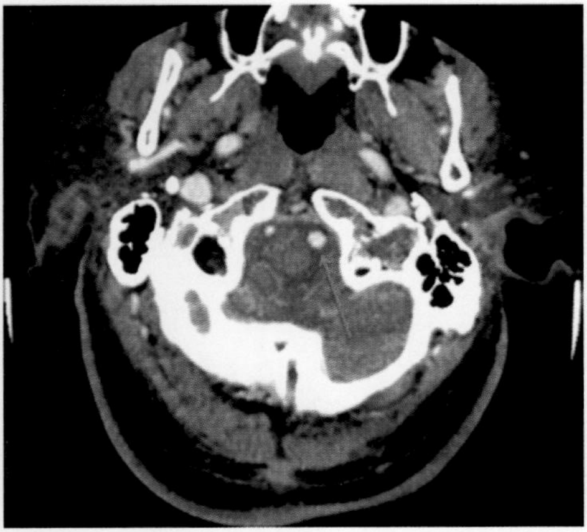

◀图 9–5　椎动脉剥离（箭）
左侧椎动脉皮瓣剥离导致急性颈痛和眩晕的 CTA 影像

4. 脑膜炎

急性颈部疼痛通常由大脑和脊髓周围的软脑膜炎引起。细菌性脑膜炎被认为是全球十大最常见的感染性疾病死亡原因之一[50]。颈部疼痛也可能与更常见的、致命性更低的病毒性脑膜炎有关，主要影响儿童，每年约有 4 万例患者因此病住院[51, 52]。这两种疾病可能出现发热、颈强直、精神状态改变和畏光的表现，但是在细菌感染时也有可能不存在颈强直的情况[52]。据估计，在近 700 例社区获得性细菌性脑膜炎患者中，44% 患者伴有发热、颈强直和精神状态改变的症状。另外，最终诊断为细菌性脑膜炎的患者中，有 95% 以上的患者至少有下列 4 种症状中的 2 种：头痛、颈强直、精神状态改变和发热[53]。脑膜炎患者很少表现是正常的[54]。虽然高热最常见，但有时也会表现为低体温[55]。与细菌性脑膜炎不同，病毒性脑膜炎没有针对性的治疗方法。

（二）病史

与评估非创伤性背部疼痛相似，获取详尽而有针对性的病史对于评估颈部病变的严重程度至关重要。这种情况下，患者的既往病史也可能提示某个器官系统为患病的原发病因，例如，颈部肿块中的既往头颈部恶性肿瘤或牙周病、中风危险因素（如心血管疾病或既往中风）或颈动脉夹层中的局灶性神经功能缺损。此外，若患者既往有颈部外伤、疼痛或上肢神经根症状的病史，应行进一步的体格检查和影像学检查。

（三）体格检查

为全面评估患者的颈部疼痛症状，需要对其进行全面的神经系统检查。例如 Horner 综合征（上睑下垂、瞳孔缩小、无汗）、肢体感觉运动障碍、步态障碍、反射亢进、Babinski 征等，都可缩小鉴别诊断范围。下面将讨论针对个别诊断的检查操作。

1. 颈神经根病

有几种临床试验可用于评估颈神经根病。手动牵引试验通过将双手分别放置在患者的下颌骨和枕骨下，施加一个垂直向上的牵引来完成[56]，若患者的疼痛随着操作的进行而减轻，则认为该试验为阳性，表明神经根受到的压力得到了缓解。Spurling 试验是将患者头部转向患侧，用手按住患者顶部并向下施加压力，若患者患侧产生放射性疼痛则为阳性。疑似类风湿关节炎、转移瘤或已知的颈椎畸形的患者应避免进行这种检查操作。Elvey 上肢拉伸试验与评估下肢神经根病的直腿抬高试验类似，它是通过把患者的头转向健侧，同时使患侧的肩膀和肘关节外展来完成的，若患者病侧产生放射性疼痛则为阳性。

2. 脑膜炎

Brudzinski 征与 Kernig 征为临床评估颈强直程度的两种体征，阳性结果提示脑膜炎。Brudzinski 征阳性指的是当患者颈部被动屈曲时髋关节发生屈曲，Kernig 征阳性指的是使患者髋关节和膝关节呈 90° 弯曲时因疼痛而不能伸膝。虽然这两种试验的敏感性比较低，但是特异性接近 95%[57]。

3. 颈脊髓受压

颈部被动屈曲时出现的闪电样感觉异常（Lhermitte 现象）提示颈髓从椎间盘突出或被脊椎病压迫，但也可能是髓内病变（如多发性硬化）的一种症状。椎管狭窄（如脊髓型颈椎病）的患者可能会出现与压迫性病变（如肿瘤、硬膜外脓肿）相似的局灶性症状，如上肢感觉运动障碍、膀胱失禁和共济失调。

（四）急诊室处理流程

与急性背部疼痛一样，大多数非创伤性颈部疼痛患者不需要在急诊室进行影像学检查。常规影像学检查不适用于症状表现为颈部劳损，而神经系统检查正常的患者。具体的影像学检查模式将在下面阐述，每一种模式都有其具体的适应证。

（五）神经影像学检查

CT 和 MRI 都是常规用于评估及鉴别颈部疼痛的检查手段。MRI 在鉴别脊髓受压、感染（硬膜外脓肿）和恶性肿瘤时更有优势[58]。但是当怀疑患者颈部深部感染时，应首选 CT 检查[59]。

1. 颈椎病和神经根病

在急诊室通常不需要针对这些病因进行进一步的影像学检查。如上所述，因为影像学的效用很低，所以结合病史和体格检查通常就足够了。

2. 颈动脉夹层

对于伴有严重急性颈部疼痛和（或）头痛，并伴有局灶性神经功能缺损的患者，进一步的影像学检查有助于识别动脉夹层。颈和脑部血管的 CT 血管成像与 MRI 血管成像相比，具有快速获得性和相似的敏感性及特异性，是急诊室一项很好的一线影像学检查方式[60]。

3. 脑膜炎

虽然对大多数脑膜炎患者进行影像学检查是没有必要的[61]，但是在一些特殊情况下仍应该考虑。根据当前的美国传染病学会（Infectious Disease Society of America，IDSA）指南，如果存在以下情况应在腰椎穿刺之前进行 CT 增强对比成像检查：存在免疫功能低下的危险因素（如 HIV 感染、当前应用免疫抑制疗法、既往有实体器官/造血干细胞移植史）；结构性中枢神经系统病史（如占位性病变、卒中）；新发抽搐；视盘水肿；精神状态改变和局灶性神经功能缺损[62]。检查时应首先确定是否存在占位性病变或其他可能导致颅内压升高的病因。

4. 颈部占位性病变

如果怀疑患者有颈部占位病变或深部感染，特别是既往有肿瘤或牙周病史，则需要进行颈部软组织 CT 增强对比检查[63]。

（六）急诊后处置

从可立即出院、急诊专科医师会诊到手术干预治疗，这类患者的处置措施有很大差异。生命体征正常且未表现出急性全身感染或神经系统、血管受损征象的患者，通常可以立即出院并接受密切的门诊随访。90% 急性背部疼痛的患者出院后可在 4～6 周内症状缓解[3-6]。

如前面章节所述，患者被诊断的疾病可能危及生命和（或）损害功能时，通常需要入院治疗、接受专家会诊和急诊影像学检查。对于那些可能存在急性脊髓压迫的各种病因时，包括椎间盘突出、相邻部位血肿、脊椎骨髓炎、硬膜外脓肿等，需要神经外科医师的评估。此外，如果原发肿瘤或转移病灶是急性脊髓压迫的潜在病因，患者也可能需要进行放射肿瘤学评估[6]。对于那些有临床症状的椎间盘突出患者，虽然无急性脊髓压迫但有神经根受损情况时，也可以选择急诊手术（如急性足下垂患者）。

存在急性血管病变（如 rAAA 或主动脉夹层）的患者也需要立即接受外科评估。感染性原因，如椎体骨髓炎和硬膜外脓肿，需要静脉广谱抗生素结合手术治疗。一项研究表明，约 40% 椎体骨髓炎患者手术治疗时可能会出现并发症[64]。

总而言之，有效的急诊室评估目标是监测急性威胁生命和（或）功能的情况，这些情况需要立即治疗、影像检查、入院和（或）可能手术干预。发现异常的生命体征，筛选出包括关键危险表现和症状在内的既往史和危险因素，并进行完整的全身和神经系统体格检查，都是区分需要立即干预的病例与需要很少或不需要进一步评估的病例的关键。

四、经验与教训

- 85%～90% 背部疼痛患者没有明确的病因，症状可在 4～6 周内缓解。
- 约 2% 背部疼痛可能归因于危及生命或永久丧失活动能力的过程。
- 椎间盘突出最常见于 L_4、L_5 和 S_1 水平。
- 马尾综合征是一种外科急症，主要症状包括尿潴留、尿和（或）大便失禁、直肠张力下降和鞍状麻醉等。
- 脊柱转移性疾病最常见于胸椎，与原发乳腺癌、肺癌、前列腺癌、肾癌和甲状腺癌相关。
- 高达 80% 急性背部疼痛的癌症患者可能有潜在的转移性疾病。
- 主动脉夹层和 rAAA 均可出现急性背部疼痛的症状，两者在未被发现和（或）治疗延误时的死亡率很高。
- 腹部超声对 AAA 的敏感性为 100%，特异性为 98%。
- 在临床评估患者时应结合危险表现和症状，否则单独评价时的假阳性率很高。
- 诈病和潜在的社会心理因素是急性背痛的排除性诊断（表 9-3 Waddell 评分）。
- MRI 是评价马尾综合征、原发肿瘤 / 骨转移性病变和椎体骨髓炎的首选影像学诊断性检查。
- CTA 是评价颈动脉夹层、rAAA 和主动脉夹层的首选影像学诊断性检查。

第 10 章

非解剖学检查：心因性综合征与诈病

The Nonanatomic Exam: Psychogenic Syndromes and Malingering

Michael Hoffmann 著

何 璇 译

陈 凯 张琳琳 校

一、病例分析

一名 21 岁的大学生在与室友谈论自己近期与男友分手的事情时，咳嗽异常剧烈，随后导致右上肢和右下肢突然无力。她们原计划当晚外出，但由于白天出现了偏头痛和颈部不适，患者改变了计划。室友提醒她四肢无力是很危险的，于是患者拨打了急救电话。急救组迅速赶到，考虑患者可能是脑卒中，将她迅速转运至最近的综合脑卒中救治中心。在急救车转运过程中，患者能够流利地表达并理解急救人员向她提出的所有问题。急救人员记录了患者的血压和脉搏，均在正常范围内，但有轻微的心动过速，心率 90～110 次/min，无发热或缺氧。到达急诊室后，她被分类为可疑脑卒中患者，急诊行头部 CT、血糖检测、凝血酶原时间（prothrombin time，PT）、部分凝血活酶时间（partial thromboplastic time，PTT）、血小板计数、基础代谢检查及综合代谢检查，均正常。患者神志清楚，英国医学研究委员会（the UK medical research council，MRC）肌力量表评估右上肢力量分级为（1～2）/5，右下肢为（1～2）/5（活动受限，无法克服重力），双上肢及双下肢反射均对称。患者拒绝尝试步行。急诊医师与值班神经科医师会诊，考虑对患者进行组织纤溶酶原激活剂静脉注射，同时护士向患者询问更多的病史。

二、鉴别诊断

- 右侧大脑半球卒中——栓塞（矛盾）。
- 右侧大脑半球卒中——头颈部解剖部位。
- 偏头痛。
- 颈部脊髓神经根病。
- 代谢性疾病——低血糖。
- 转换性障碍相关无力。

在等待卒中治疗过程中收集了患者更多的童年受到虐待的信息。她经常情绪低落，感到焦虑。与男友的分手对她来说是“巨大的创伤”。由于患者偏瘫症状不典型，意识清楚警觉，无失语症和 Broadbent 型偏瘫（上肢肌力弱于下肢），不符合典型的左侧大脑中动脉（middle cerebral artery，MCA）梗死症状，鉴别诊断后考虑更可能诊断为转换性障碍。

病史中的背景信息

任何突然出现的神经功能缺陷（包括脑卒中），如果发病在 4.5h 内，需要考虑紧急静脉注射组织纤溶酶原激活剂（tissue plasminogen activator，TPA）和动脉内介入治疗。留给临床决策的时间十分紧迫，限制了病史询问和体格检查的时间。

临床上，将转化性障碍与诈病区分开来是很重要的，后者是指假装并故意制造出的躯体或心理症状。最著名的例子被称为 Munchausen 综合征。诈病主要特征包括反复发作的模拟性疾病、病理性说谎和游走（移行、游荡）。一些其他关联包括边缘性或反社会人格与镇定的接受诊断、治疗和手术。许多患者有医疗领域相关经验，曾多次住院和手术，瘢痕可以提供证据（表 10–1 和表 10–2）。

表 10–1　常用术语以及表述非常相似的术语和同义词

主要包括 2 组描述	
A 组	转换性障碍
	功能性神经综合征（functional neurological syndromes，FNS）（首选名称）
	癔症（Briquet 综合征）
	躯体形式障碍
B 组	诈病
	疑病症

表 10–2　转换性障碍主要症状

系　统	症　状
神经系统	瘫痪，轻度肢体或四肢瘫痪
	健忘
	视觉障碍，如失明、复视
	昏厥、癫痫
	失聪
	失音
	失衡和步态障碍
	身体畸形恐惧症
	假孕
疼痛	低位躯体疼痛
	关节痛
	慢性头痛

（续表）

系　统	症　状
心血管系统	胸痛
	心悸
	呼吸困难
消化道系统	腹痛
	腹泻
	呕吐
泌尿生殖系统	痛经
	子宫出血
	阳痿

转换性障碍通常包括运动功能异常症状、感觉功能障碍、肌张力失常和模拟神经症状的假性癫痫。与诈病或人为伪装疾病相反，转换症状是无意的，不是患者故意制造的。

此时，支持心因性障碍的唯一病史特征是伴侣分离造成的心理创伤（表10–3）。

表 10–3　定义：DSM Ⅴ与 ICD 10 的详细分类信息中同样整合了的基本特征[1,2]

1. 身体部分功能的突然丧失，如一个肢体
2. 心理因素，特别是儿童时期遭受虐待或其他社会心理压力因素
3. 患者本人似乎不关心且不自觉地产生缺陷、异常或症状

三、体格检查

应该对一些危险信号进行重点神经病学检查。在上面的病例中，患者肌无力的症状是不典型的，上肢无力与下肢无力程度相同，没有失语和相对完整的意识。上述症状和相对完整的意识水平，虽然可见于一些脑卒中（如大脑前动脉和脑干卒中），但是对于典型的 MCA 卒中来说是非常罕见的。这种程度的肌无力通常与失语症、注意力不集中甚至反应迟钝同时出现。

由于考虑转换性障碍的可能，一些重点的检查项目连同详细的病史，将帮助得出更准确的诊断。以下是一些有助于鉴别转换性障碍的体格检查项目。

（一）Hoover 征

运动功能检查中很重要的一项是 Hoover 征，由 Hoover 在 1908 年提出[3, 4]。这可能是最为人熟知，并被认为是鉴别转换型瘫痪和一般瘫痪更可靠的检查方法。此项检查中有 3～4 个动作符合即可确定。

简单概括包括两个步骤：①在患者出现右腿无力时，检查者将右手置于患者足跟下，要求患者施加向下的压力（髋关节伸展）。对于器质性和功能性瘫痪患者，检查者手部都感受不到压力。②检查者仍将手放置在右侧脚跟下，要求患者将左腿抬离床面（髋关节屈曲），抬腿时对抗检查者另一只手的阻力。如为功能性瘫痪，由于抬腿动作引起的不自主的髋部伸展，检查者放置在右脚跟下的手会感受到向下的压力（关联动作）。

脊髓反射是一种可能的解释，首先由 Sherrington 提出此理论，后来形成 Hoover 征，包括兴奋性脊髓中间神经元穿越多脊髓层面引起在对侧腿的对抗性收缩。这被认为可能是一种保护性的脊柱反射机制，使身体和躯干保持稳定[5]。

假阳性的 Hoover 征可在皮质忽略症、髋关节疼痛和多发硬化症时出现。Hoover 征无法鉴别转换性障碍与人为模拟的无力症状或诈病[6]。

（二）上肢 Hoover 征

在上述病例中，上肢进行 Hoover 征检查也可适用，表现与下肢相反。对抗阻力弯曲健侧上肢，会导致患侧手臂不自主地伸展。此外，一侧肩膀内收，功能性瘫痪患者对侧上肢也会内收，这在器质性无力的患者是不会发生的[7]。

（三）Sonoo 外展征

嘱患者外展一侧下肢，将手放在腿的外侧，提供对下肢的外展阻力。器质性瘫痪患者，当患肢外展时，健侧下肢保持不动。转换性障碍患者，健侧下肢外展过度。Sonoo 外展征的优势在于其可以直接进行观察，而 Hoover 征依赖于检查者感觉的主观评价。因为外展下肢时对侧肢体与器质性瘫痪有完全相反的表现，这一体征的检查对于鉴别转换性障碍具有良好的敏感度和特异度[8]。

（四）同步收缩试验

测试肌肉兴奋时，转换性障碍所致肌无力可以同时感受到拮抗肌的收缩。这在测试肱二头肌收缩时最容易被观察到，肱二头肌收缩同时肱三头肌也会收缩。

尽管看似肌力正常，随着兴奋与拮抗肌肉的同步收缩，患者肢体运动变得笨拙和缓慢。作用相反的肌肉可能在运动过程中共同收缩或顺序收缩，能够帮助诊断。

（五）胸锁乳突肌试验

胸锁乳突肌有双侧神经支配，因此脑损伤导致的器质性偏瘫患者，不存在胸锁乳突肌无力。而转换性障碍患者情况并非如此[9]。

（六）其他运动试验

关于肢体肌无力者的随意运动，有许多被称为协调运动的例子。从本质上讲，为适应新的体位或肢体位置，会刺激相邻的肌肉群产生运动。重要的是，这些表现不会发生在没有肌无力症状的正常人身上，也不会发生在那些所谓的非器质性瘫痪或转化性障碍的患者身上。除了 Hoover 征，还有许多体征可以帮助鉴别，如旋前肌漂移（Barre 征）、Babinski 征及 Wartenberg 征[10]（表 10-4）。

（七）重要感觉试验

临床医师经常使用所谓的“临床计策”来评估功能性感觉缺失，以证实

表 10-4　一些相关运动体征

Wartenberg 征，患侧手除拇指外 4 指对抗阻力弯曲，会引起拇指内收、反向运动及弯曲
Sterling 征，健侧上肢、肩关节对抗阻力内收，会引起患侧肩关节内收
Neri 腿部弯曲（Neri 征），Neri 征对诊断器质性肌无力有意义。被动地抬高腿部时，在患侧的膝关节有自主的屈曲
Strümpell 桡神经征 [10]，协助诊断器质性缺陷，当手掌或手指向掌侧屈曲时，患侧手会伴随不自主的背伸

感觉缺失是非器质性的。然而，除了 Campbell 命名的 SHOT 综合征，没有任何一种方法是可靠的。

SHOT 综合征指无视觉（no sight in the eye）、无听觉（no hearing in the ear）、无嗅觉（no olfaction in the nose）、无触觉（no touch sensation on the body）。以上症状被报道均在躯体同侧 [10]。

(1) 感觉试验需要患者配合完成指令，当你感觉到的时候说“是”，当你感觉不到的时候说“否”。当患者“感觉”不到时，他 / 她的回答是“否”。

(2) 测试感觉时，手的姿势混乱，弯曲或者手指交叉，会导致难以确定哪个手指属于哪只手，并可能有助于鉴别“功能性痛觉缺失”。

(3) 中线感觉分离：功能性感觉缺失常表现为单侧分布，有趣的是主要位于左侧。应用测试针或其他尖锐的物体（但不能是过于尖锐物体，如针）沿中线检测感觉变化。器质性感觉缺失患者，感觉通常在距离中线前几毫米开始，并不会精确地扩展到中线。功能性感觉缺失的患者，常常会在中线处非常突然的出现描述定位，包括生殖器部位，并且感觉测试也能感知振动。

(4) 器质性病变时，测试由后到前，躯干感觉层次逐渐向下，而功能性改变，感觉往往被描述为严格的水平层次。

(5) 手套式与袜套式的感觉障碍分布也可以提供有用的信息。如果下肢感觉障碍至膝关节，那么在上肢的感觉障碍很可能在腕关节水平。这符合手套式与袜套式的典型特征分布。功能性损伤时，可能在手腕和足踝的远端，表现为所谓的“手套 - 袜套式分布”[11, 12]（表10–5）。

表 10–5　转换性障碍的运动试验与感觉试验

运动试验	感觉试验
Hoover 征	通过回答“是”或“否”表达是否感觉到
上肢 Hoover 征	弯曲交叉手指判断感觉
Sonoo 外展征	中线感觉分离
同步收缩试验	躯干感觉层次的倾斜与水平
胸锁乳突肌试验	手套 - 袜套式分布

四、急诊室处理流程

如其他相关章节所述，应用重点病史采集和体格检查，指导排查对诊断时间要求严格的急性器质性疾病。一旦紧急情况被排除，有转换性障碍或诈病的患者通常可以作为门诊患者安全地管理。

五、临床检查

临床检查应基于病例特点进行神经影像学、腰椎穿刺或脑电图检查。

隐匿性或复杂的脑血管综合征，如影响血流动力学的短暂性脑缺血发作（transient ischemic attack，TIA）和烟雾病综合征，患者可能出现反复发作的特定的短暂性脑缺血事件。这种分水岭或缺血性事件可能包括所谓的肢体抖动 TIA，但其磁共振成像往往未见明显异常，因此有可能被诊断为“功能性”。

六、神经影像学检查

转换性障碍患者的常规神经影像学检查通常是正常的。然而，功能性神经成像技术，特别是正电子发射计算机断层显像（positron emission tomography，PET）和功能性磁共振成像，已经帮助我们对转换性障碍患者的潜在神经生物学过程有了一些认识（但不适用于诈病患者）。

唯一可用的影像学工具是功能性神经成像。临床和认知神经病学极大地影响了目前认知神经病学对转换性障碍的认识。

神经影像及功能性神经成像概述

总体来说，神经网络的异常而非特定区域的异常可通过功能成像技术［功能性磁共振成像（functional magnetic resonance imaging，f-MRI）、PET、单光子发射计算机化断层显像（single photon emission computed tomography，SPECT）、静息状态网络］来发现。由不良经历引起的杏仁核恐惧反应的敏感性增加，可能会推动额叶和边缘系统的变化，进而改变感知体验（感觉缺失）并且改变随意运动（肌无力）。

转换性障碍的第 1 项功能神经影像学研究，由 Marshall 等于 1997 年发表，研究人员指出，转换性障碍患者肢体无法运动与右侧额叶特定区域激活有关，提示对运动或感觉的抑制效应是由额叶更高级别的三级联络皮质决定[13]。f–MRI 发现转换性障碍患者存在边缘系统运动交互作用异常。这可能象征着唤醒肢体运动功能的作用。举例来说，出现运动异常的转换性障碍患者，在面对快乐和恐惧的面孔时，通过 f-MRI 发现他们的右侧杏仁核和右侧辅助运动区域之间有更强的功能联系。尽管在杏仁核和辅助运动区之间并不存在直接的神经解剖学网络[14]。辅助运动起源于“准备电位”，参与自主驱动的动作和活动。这是一个位于额叶的电生理学负电位，比运动领先约 1s[15]。

右颞顶交界处（temporoparietal junction，TPJ）也与转换性障碍有关，此类患者 TPJ 活性低下。TPJ 被认为是预测的比较器，对实际事件进行内部预测，并得到转换反应并非由人故意产生的认识[16]。这可以看作是事件的外部处理和内部处理之间的一种不匹配。转换性障碍患者的顶叶也被发现异常激活。Von Van Beilen 等指出，楔前叶（顶叶内侧区域）活动的降低可以解释为对心理应激因素无意识影响的结果（图 10–1）。也可发现缘上回（侧顶叶）活动的增加，此处正是运动准备会同辅助运动区进行运动协调控制的区域。因此，这些区域在神经生物学上与转换性障碍瘫痪相关[17]。

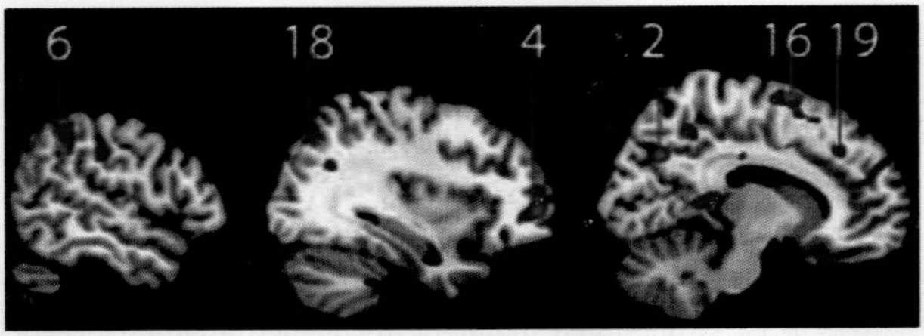

- 前额叶皮层、缘上回（6）和楔前叶（2）的活动减少
- 缘上回活动的减少与运动准备和控制激活有关，反映了瘫痪的形成
- 前额叶（4）活动的减少同时出现在楔前叶，被认为反映了无意识的转化性瘫痪的本质

▲ 图 10-1　一项转换性瘫痪的异常顶叶活动的神经生理学研究

顶叶前庭 2 个，额极 4 个，顶叶缘上回 6 个，辅助运动区和扣带皮层 16 个，顶叶皮层 18 个，额叶眼动区 19 个（经许可引自 Van Beilen M，de Jong BM，Gieteling EW，Renken R，Leenders KL. Abnormal Parietal Function in Conversion Paresis. PLOS ONE. 2011；6（10）：e25918）

总的来说，功能神经成像发现涉及额叶和杏仁核的大脑网络紊乱，并进而影响前运动皮层（图 10-2）。

举例而言，在功能性感觉缺失情况下的被动刺激，以及转换性障碍瘫痪患者的运动尝试，均与右侧额叶的激活相关，这反映出大脑皮层的高级区域对感觉运动的抑制效应。Cojan 等发现功能性瘫痪存在腹外侧核 PFC 的活动，这一区域主要由情绪处理区域（如杏仁核）输入冲动[18]。

在一项 f-MRI 研究中，情绪和症状产生的关系揭示了杏仁核激活（预期到）和辅助运动皮层区域（未预期到）的异常相关[19]。本研究提出了重要的生命触发事件可能引起症状产生的机制[20]。

因此，目前对运动转换性障碍的理解是认为与杏仁核的过度活动相关（由于压力、威胁、不良经历），并进而对辅助运动区（supplementary motor area，SMA）产生影响。SMA 是运动计划和启动的部位，也是产生无意识反应抑制的部位。这个模型解释了在过去 200 年里记录的转化性障碍的临床症

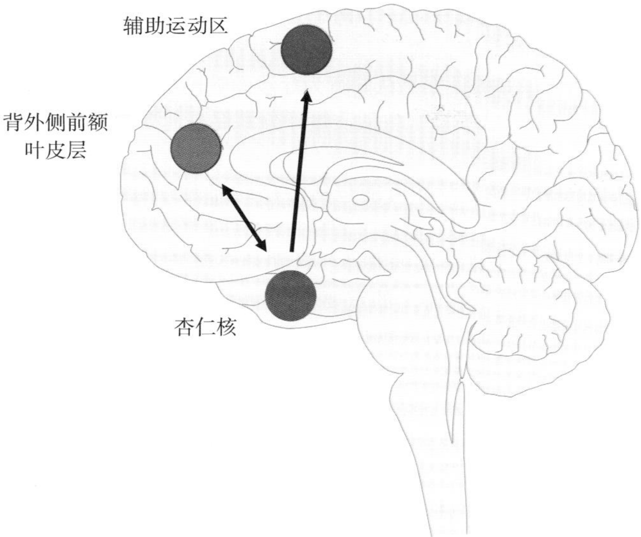

▲ **图 10-2　转换性障碍在功能神经影像学研究中的病理生理学猜想概述**

涉及 3 个关键区域，过度活跃的杏仁核，它影响辅助运动区（运动规划区和运动准备区）。随着功能性瘫痪的出现，腹外侧前额叶皮层的活动增强，这一区域主要由参与情绪处理的皮层区域输入冲动

背外侧前额叶皮层（绿）、杏仁核（粉红）和辅助运动区（蓝）

状、体征和综合征中的一大部分，但小部分临床表现仍无法解释[21]。

七、急诊后处置

出院、入院、转诊和随访

(1) 如果脑卒中或其他急性病程不能除外，则需要住院治疗。

(2) 转诊至精神科，评估和治疗相关的焦虑、抑郁及滥用史。

(3) 与患者讨论可能的发病过程。这可能需要神经病学检查，发现与神经解剖学不一致的结果。然而，大脑中有一些发病过程并不遵循解剖学规则，转换障碍很可能是其中之一。向患者强调受我们的检查所限，没有发现不良病理学异常往往是有益的。

(4) 迄今为止最好的证据是认知行为疗法的随机对照试验，包括 4 个疗程的自助计划。这种疗法提高了生活质量评分并促进远期的症状缓解，总体提高了 13%[22]。

(5) 其他将来可能的疗法可能包括治疗局部无力的四肢的经颅磁刺激，以及催眠疗法[23, 24]。

(6) 冥想可能会带来很大的获益。认知神经科学不仅帮助人们认识到严重应激（如创伤后应激障碍）的重要性，也认识到了日常生活中相对较弱的一些应激因素的影响。对大脑应激的神经生物学观点支持此假设[21]（图 10–3）。

八、经验与教训

当器质性疾病存在时，癔症的误诊率相对较高。很多以前的癔症诊断如今被认为实际上是器质性神经系统疾病[24]。

这是一种相对常见的疾病。不同地区的年总发病率为 4/10 万～12/10 万。在苏格兰东南部的一项对照研究中，转换性障碍的年发病率为 3.9/10 万[24, 25]。

大约 30% 神经科门诊患者的症状不能用神经疾病来解释[26]。

这些患者后来约有 5.6% 被诊断为转换性障碍[27]。

关于潜在误诊的最令人不安的数据来源于心因性非痫性发作（psychogenic non–epileptic seizure，PNES）的文献。在仅诊断为 PNES 的患者中，有 22.3% 在脑 MRI、脑电图检查或神经心理测试中发现了异常，而有 91.9% 的患者既有 PNES 又有器质性癫痫发作[28]。

九、关键知识点

功能性神经系统症状有两大表现形式。

1. 年轻女性的转换性障碍（Briquet 癔症）：精神创伤；病情不自知。

2. 男性的诈病：有意为之，考虑深刻；可能有求医癖（Munchausen 综合征）的表现形式；可能与反社会人格重叠。

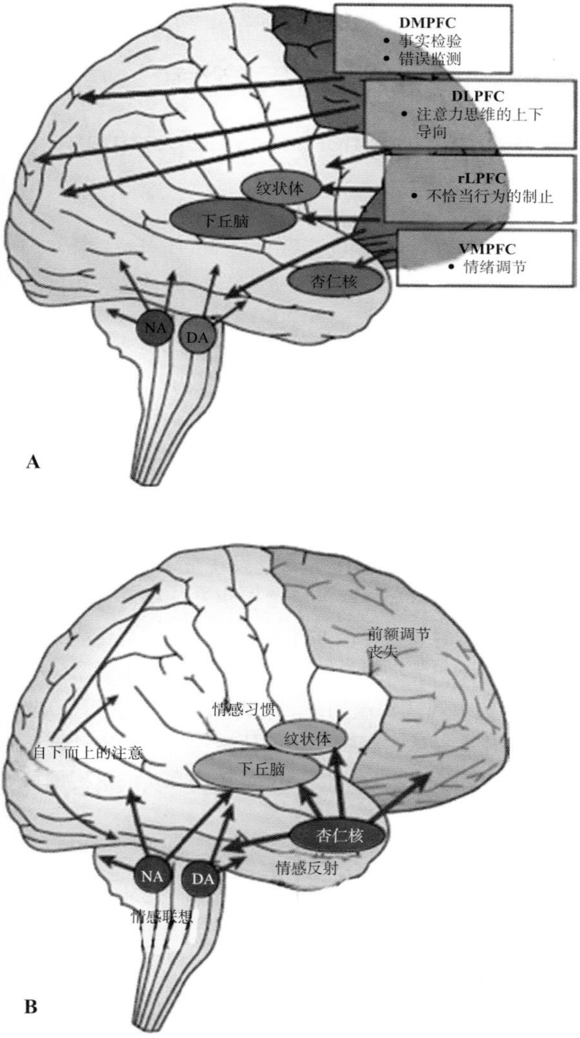

◀ 图 10-3　应激与大脑

前额叶皮层是进化最多的大脑区域，也是最容易受到日常应激、毒素和血管疾病影响的区域。应激会导致工作记忆、注意力和情绪调节方面的缺陷。A. 清醒、非应激状态的前额叶调节；B. 应激条件下杏仁核的控制（经许可引自 Arnsten AFT. Nature Reviews Neuroscience 2009; 10: 410–422）

第 11 章
急诊室的精神状态异常
Altered Mental Status in the Emergency Department

Austin T. Smith　Jin H. Han　著
周益民　译
单　凯　张琳琳　校

一、概述

精神状态异常是一个广泛的定义，包含多种急慢性疾病。由于鉴别诊断十分广泛，我们推荐采用系统的方法来探究导致患者精神状态改变的原因。初步评估应该全面快速地排除危及生命的病因，一旦发现危及生命的病因，应当立刻纠正。初步评估后应该进行更加详尽的病史采集及体格检查。由于存在精神状态异常的患者本人提供的病史可能并不准确，因此我们还应积极询问其家属、监护人及朋友以获得相关病史。病史采集的重点在于异常发生的时间、伴随症状、详细的用药史和药物滥用史。有时可能无法获得病史，则必须充分暴露患者全身，对其进行从头到脚的全面体格检查。如果诊断不明确，可能需要进行多种诊断性评估。根据病因、严重程度和疾病进展的可逆性程度决定患者的处置。

二、病例分析

患者男性，44 岁，既往体健，因精神状态异常由其妻子送至急诊室。患者 5d 前曾因左胁部带状疱疹发作，遵医嘱服用伐昔洛韦，并逐渐出现发作性怪异行为，初为定向障碍和臆想，后进展为语无伦次、思维混乱。除近期的带状疱疹外，患者没有任何其他感染症状。

患者既往无重大疾病、无手术史和药物过敏史。不使用任何酒精、烟草或非法药物。

患者体格检查合作，颈软无抵抗，双肺呼吸音清，心率正常、节律规整、无额外心音，腹软、无压痛。患者思维奔逸，但能够回答简单问题，无局灶性神经功能损害的表现。

患者气道保护性反射正常，生命体征平稳。外周血糖为 104mg/dl。考虑到患者精神状态发生了明显变化，对患者进行了普通计算机断层扫描（computed tomography，CT）检查。患者具有带状疱疹感染史，经验性使用阿昔洛韦静脉注射。由于缺乏发热、颈部疼痛或其他感染的体征，未经验性使用抗生素。

实验室检查发现血清钠 117mmol/L，存在重度低钠血症。头部 CT（影像 11-1）结果显示鞍区 / 鞍上占位。

头部普通及增强磁共振成像（MRI）结果提示肿块为巨大垂体腺瘤。神

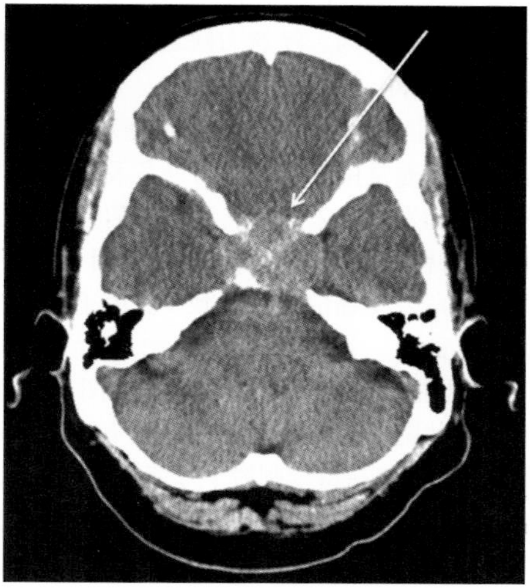

◀ **影像 11-1** 普通 CT 扫描示鞍区 / 鞍上肿块（箭）

经外科会诊后，患者被转至神经重症监护病房，数天后接受了经鼻内镜下垂体瘤切除术。

这个病例体现了精神状态异常患者诊断时需要面临的一些挑战。尽管病史很重要，但其中某些病史可能与此次病情无关，有时甚至会产生一些误导。在这个病例中，尽管患者的表现与单纯疱疹病毒性脑炎无关，带状疱疹的病史会使得临床医师考虑单纯疱疹病毒性脑炎的诊断。因此，详细采集病史并进行充分鉴别诊断至关重要。此外，需要从根本上分析精神状态异常的原因。该例患者的原因是严重低钠血症，导致低钠血症的原因则是垂体腺瘤导致的抗利尿激素分泌异常综合征（SIADH）。该患者存在多项可疑阳性信息。患者年轻、无并发症提醒临床医师应该抓住主要矛盾，明确引起精神状态异常的潜在生理性损伤。

三、精神状态异常及其评估

精神状态异常（altered mental status，AMS）是老年患者急诊就医时的常见主诉，但也可以发生于任何年龄段人群。尽管发生频率很高，但 AMS 是一个内涵模糊的主诉，主要包括有症状的意识错乱、角色不当、行为改变、嗜睡、焦虑不安、精神病、定向障碍、行为不当、注意力缺乏和幻觉[1]。因此，AMS 可以代表多种神经认知和精神疾病。

AMS 的发病速度与严重程度各不相同。急性（数小时至数天）精神状态改变可能继发于谵妄、木僵和昏迷，并且通常由潜在的、可能危及生命的内科疾病导致。急性精神状态变化提示大脑发生终末期器官功能障碍，因此也常被称为“急性脑功能障碍”或“急性脑衰竭”。慢性或渐进性（数月至数年）精神状态改变（如痴呆）则不太可能由危及生命的疾病导致[2]。由于上述原因，本文的重点是讨论急性精神状态改变。

谵妄、木僵和昏迷代表了急性脑功能障碍疾病谱主要成分（图 11–1）。谵妄是一种急性发作的意识障碍，同时伴随认知功能受损，并且不能通过先前存在的痴呆解释[3]。木僵指的是患者处于仅在持续刺激下才能唤醒的状态。昏迷的患者则对任何刺激均无反应。精神疾病如抑郁症或精神分裂症有时也能引起 AMS。应排除其他原因后再考虑精神疾病，尤其在主诉为 AMS 的老

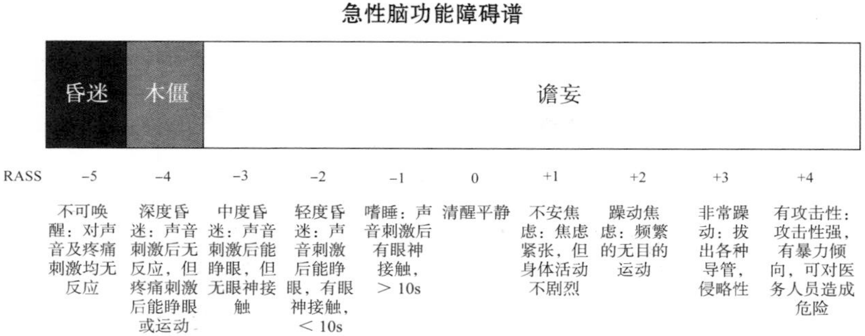
急性脑功能障碍谱
昏迷
木僵
谵妄
RASS
-5
-4
-3
-2
-1
0
+1
+2
+3
+4
不可唤醒：对声音及疼痛刺激均无反应
深度昏迷：声音刺激后无反应，但疼痛刺激后能睁眼或运动
中度昏迷：声音刺激后能睁眼，但无眼神接触
轻度昏迷：声音刺激后能睁眼，有眼神接触，< 10s
嗜睡：声音刺激后有眼神接触，> 10s
清醒平静
不安焦虑：焦虑紧张，但身体活动不剧烈
躁动焦虑：频繁的无目的运动
非常躁动：拔出各种导管，侵略性
有攻击性：攻击性强，有暴力倾向，可对医务人员造成危险

▲ **图 11-1　基于 Richmond 躁动 - 镇静量表（RASS）的急性脑功能障碍谱** [7, 8]

引自 Courtesy of Vanderbilt University，Nashville，TN. Copyright © 2012

年人中，应该优先考虑谵妄 [4]。在考虑进行任何精神病学的诊断之前，尤其是没有精神病史的患者，应排除急性脑功能障碍（谵妄、木僵和昏迷）及其潜在病因。

通常使用 Glasgow 昏迷量表（GCS）或 AVPU（Alert、Voice、Pain、Unresponsive）量表评估急性脑功能障碍。GCS 评估患者对刺激的睁眼、言语和运动反应，得分为 3 分（深度昏迷）至 15 分（正常）。但是，如果不常规进行 GCS 评分的话，其可靠性可能会下降 [5]。AVPU 分别代表警觉、对言语刺激的反应、对疼痛刺激的反应及无反应。虽然容易记忆，但 AVPU 评分监测细微变化的灵敏度不足 [6]。

由于急性脑功能障碍患者通常会出现唤醒或意识水平（患者对环境的反应）降低，因此我们更倾向于使用结构化量表，如 Richmond 躁动 - 镇静量表（RASS）（图 11–1），来量化急性脑功能障碍。评分范围从 –5（对疼痛和声音无反应）到 +4（极其好斗）[7, 8]。

谵妄是一种急性脑功能障碍，可影响 10% 老年急诊患者 [9] 和 75% 所有年龄段的危重患者 [10]。谵妄与死亡率增加 [11]、住院时间延长 [12] 及认知和功能快速下降 [10, 13, 14] 有关。因此，提倡对老年和重症患者常规进行谵妄评估 [15-17]。在过去的 20 年中，已经开发了数种谵妄评估方法，其总结见表 11–1[18-25]。

表 11-1　谵妄评估量表汇总

量表名称	优　点	缺　点	敏感性[a]（%）	特异性[a]（%）
CAM[18]	在急诊患者中得到验证并广泛使用	耗时 5～10min，严重依赖评价者主观印象	86	93
bCAM[19]	不到 2min 即可完成，在急诊患者中得到验证	单中心验证	78～84	96～97
CAM–ICU[20]	不到 2min 即可完成，在急诊患者中得到验证	验证时混入了非重症患者	18～76	98～99
3D–CAM[21]	诊断准确	需要 3min 才能完成，单中心验证	93	96
4AT[22]	不到 2min 即可完成	仅在意大利内科住院患者中验证	90	84
DDT–Pro[23]	在非重症患者中验证	仅在脑外伤患者中验证	100	94
SQiD[24]	量表只有一个问题	评估依赖监护人、朋友或家人，仅在肿瘤患者中验证	80	71
mRASS[25]	仅需 10s，在老年急诊患者中验证	评估者间可靠性中等，严重依赖于评价者主观印象	82～84	85～88

这些谵妄评估量表大多数仅在老年患者中得到验证

a.12 项验证研究的综合敏感性和特异性

CAM. 意识模糊评估量法；bCAM. 简化意识模糊评估量法；CAM–ICU. 重症监护病房意识模糊评估量法；3D–CAM.3 分钟意识模糊评估量法；4AT.4“A”检测；DDT–Pro. 谵妄诊断工具 - 专业版；SQiD. 谵妄单一问题诊断；mRASS. 修订的 Richmond 躁动 - 镇静量表

谵妄评估量表中仅意识模糊评估量表（CAM）[26]、简要意识模糊评估量表[19]、重症监护病房意识模糊评估量表[20]和 RASS[25]在老年急诊患者中得到了验证。关于谵妄评估的其他详细信息见 www.eddelirium.org。已被验证可用于年轻患者的谵妄评估量表很少，特别是在急诊室的环境中。

四、鉴别诊断

尽管如脑血管意外（CVA）等中枢神经系统病因同样应该认真考虑，AMS 通常是由潜在的内科疾病引起。由于病因差异很大，因此我们建议系统性地进行鉴别诊断。寻找 AMS 的病因（表 11–2）时，经常会同时存在多种病因，特别是在老年急诊患者中[27]。在确定导致 AMS 的原因时，明确患者是否存在急性脑功能障碍的易感因素十分重要。表 11–3 列出了 AMS 的危险因素。易感因素少的患者更令人担忧，应该考虑存在危及生命的疾病[28-36]。

（一）生命体征异常

生命体征异常，如低血压、高血压、低氧血症、发热和低体温，可能会导致 AMS，应立即纠正，并在纠正后对重新评估精神状态。生命体征异常通常是由潜在的内科疾病引起的，但是其可能是 AMS 的直接原因。

（二）中毒

毒素可通过多种机制引起急性脑功能障碍，这可能是由于内源性神经递质的释放、代谢紊乱或正常生理学改变引起的。酒精、阿片类药物和苯二氮䓬类药物过量会导致困倦或嗜睡，而拟交感神经药（如可卡因、苯丙胺）和抗胆碱药（如吉姆森草）会引起躁动甚至好斗。酒精和苯二氮䓬戒断时也同样可能引起 AMS。药物反应，如 5 - 羟色胺综合征或神经阻滞药恶性综合征（NMS），也可能会导致 AMS。有意或无意地过量使用家庭用药或非处方药也会导致 AMS。

（三）代谢因素

某些代谢异常会导致精神状态改变。为了便于记忆，建议将它们分为 3 大类：电解质紊乱、肝功能异常和内分泌异常。

表 11–2　精神状态异常的诱发因素

生命体征异常	**神经系统**
• 高血压脑病	• 脑血管意外
• 疼痛控制不足	• 脑出血
• 低血压（休克）	• 蛛网膜下腔出血
• 低体温或高体温	• 硬膜下/硬膜外血肿
• 低氧血症	• 非惊厥性癫痫持续状态
中毒	• 脑内占位 ± 脑水肿
• 药物过量和药物误用	• 脑积水
• 药物滥用与随意停药	• 闭锁综合征
• 神经阻滞药恶性综合征	• 癫痫发作
• 5-羟色胺综合征	• 可逆性后部脑病综合征
代谢因素：电解质、内分泌、肝脏	• 维生素 B_1 缺乏（Wernicke 脑病）
• 肾或肝衰竭	**感染**
• 低钠/高钠血症	• 脓毒症
• 低钙/高钙血症	• 脑膜炎/脑炎
• 低/高血糖	**精神因素**
• 甲状腺功能异常	• 躁狂症
• 低氧血症	• 精神病
• 高碳酸血症	• 抑郁症
• 脱水	• 焦虑症
• 肾上腺功能不全	• 紧张综合征
• 肾上腺皮质激素的产生过多	

改编自Pun et al., Fearing et al., and the American Psychiatry Association Delirium Guidelines[49, 77, 78]

表 11–3　精神状态异常的危险因素[77, 78]

- 老年
- 痴呆
- 功能障碍
- 存在并发症
- 营养不良
- 药物滥用

1. 电解质

- **血糖**　低血糖可表现为昏迷，可伴有局灶性神经系统症状。高血糖可能提示糖尿病酮症酸中毒（DKA）或高渗性高血糖状态（HHS）。
- **血钠**　临床上最常见的电解质紊乱是低钠血症[37]，最常见的原因是使用噻嗪类利尿药[38]。低钠血症还可能发生于低血容量（口服摄入不足导致的脱水）、等血容量（SIADH）和高血容量（心力衰竭、肝硬化）状态。在血钠水平降至 120 mmol/L 以前，通常不会导致患者精神状态发生变化。同样，高钠血症也会导致急性脑功能障碍，最常见的原因是尿崩症和脱水。
- **碳酸氢根**　严重的酸中毒或碱中毒可引起精神状态改变，尤其是继发于急性呼吸衰竭的呼吸性酸中毒和高碳酸血症。
- **血钙**　血钙异常可能导致精神状态改变。在门诊患者中高钙血症最常见原因是原发性甲状旁腺功能亢进；在住院患者中是恶性肿瘤[39]。低钙血症可引起低血压和心律失常，从而导致急性脑功能障碍[40, 41]。
- **尿素氮**　尽管血尿素氮不是电解质，但其在生化结果中报告，故将尿素氮归为电解质中讨论。当血尿素氮水平 ≥ 100mg/dl（1mg/dl= 0.357mmol/L）时，可能会出现精神状态变化[42]，此时可能存在尿毒症。

2. 肝脏

- 由急性肝衰竭引起的肝性脑病也可导致急性脑功能障碍。关于其发病机制存在多种学说，但是目前认为血氨及其他多种毒素在这其中起着关键作用。

3. 内分泌

- 甲状腺功能减退可引起广泛的精神状态变化，最严重的是极为罕见的黏液性水肿昏迷。其典型表现为甲状腺功能减退合并多系统器官功能衰竭[43]。老年患者的症状易归因于正常衰老，导致甲状腺功能减退的诊断被忽略或归因于其他原因，因此在老年患者中，需要警惕甲状腺功能减退[44]。
- 甲状腺功能亢进根据严重程度不同也会引起广泛的急性精神状态变

化，最严重的是甲状腺危象。

- 肾上腺功能不全可表现为 AMS，尤其是对治疗无反应的低血压患者。做出此诊断的其他线索还包括皮肤黑色素沉着、低钠血症伴高钾血症、低血糖或心血管衰竭。
- 类固醇皮质激素产生过多（如 Cushing 综合征）也同样可表现出精神状态的急剧变化。

（四）感染

全身性感染（如肺炎、尿路感染）和中枢神经系统感染（如脑膜炎、脑炎）均应视为急性脑功能障碍的病因。值得注意的是，在感染患者中，是否发生 AMS 可反映疾病的严重程度，并且是 SOFA 评分的一个组成部分，已被证明可预测 ICU 和住院死亡率 [45, 46]。

（五）神经系统

存在急性脑功能异常的患者始终应考虑主要的神经系统病因，包括颅内出血、蛛网膜下腔出血、硬膜下/硬膜外出血、脑水肿、脑积水、闭锁综合征、脑血管意外、癫痫发作、非惊厥性癫痫持续状态（NCSE）、可逆性后部脑病综合征（PRES）、抗 NMDA（N-甲基-D-天冬氨酸）脑炎、脑膜炎和其他形式的脑炎。其中许多疾病将在其他章节中进行详细讨论。

（六）精神疾病

急诊室中发生急性脑功能障碍的患者，病因考虑精神疾病时应除外其他可能。需要注意的是，有研究表明，精神疾病患者若发生 AMS，其自然原因和非自然原因死亡率均增加 [47]。精神病患者患有并发症的比例很高，这些疾病在很大程度上未被诊断和治疗 [47]。20% 精神病患者有躯体疾病，这会导致或加重他们的精神病状况 [47]。非典型的躯体疾病表现很常见，视力改变似乎是最能提示 AMS 是由躯体疾病导致的，或至少与躯体疾病相关的预测症状 [47]。表 11–4 列出了应考虑是否存在躯体疾病的精神异常表现。

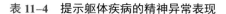

表 11–4　提示躯体疾病的精神异常表现

- 视力变化[47]
- 眼科检查异常（瞳孔缩小、瞳孔散大、眼球震颤）
- 既往无精神病史
- 生命体征异常
- 既往无精神病史的老年患者
- 觉醒水平改变
- 视幻觉[47]
- 存在并发症[47]

五、急诊室内对精神状态异常患者的初步评估和管理

（一）初步评估

当 AMS 患者到达急诊室时，首先应明确患者是否危重。越严重的精神状态障碍就越应该怀疑存在潜在的、威胁生命的疾病，尤其是对于木僵或昏迷（RASS 为 –4 或 –5）的患者。急诊医师应该优先诊治这类患者，首要目标是尽可能减少延误治疗的时间、尽快评估和稳定患者。

（二）初步稳定患者状况

表 11–5 总结了急诊 AMS 患者的初步评估和治疗措施。应该迅速评估和改善患者的气道、呼吸、循环和功能障碍。患者应充分暴露以便于评估治疗。还应迅速测量生命体征以排除低血压，如果可能，应进行直肠测温以精确排除低体温或高体温。同时，应建立脉搏血氧监测和心电监测以排除低氧血症或心律失常。应建立静脉通路，如果患者血流动力学不稳定，需要在肘部大静脉建立 2 条静脉通路。应迅速测量外周血糖以排除低血糖。

如果患者血压低，应立即使用晶体液进行液体复苏。如果末梢血糖提示血糖过低，应静脉推注 50% 葡萄糖注射液 50ml，如果建立静脉通路困难，可肌内注射 2mg 胰高血糖素。对于酒精滥用或营养不良的患者，如果怀疑 Wernicke 脑病时，可以考虑静脉或肌内注射 100mg 维生素 B_1。根据动物研究提示，理论上存在应用葡萄糖使维生素 B_1 缺乏患者脑病恶化的风险[48]。因此，应在给予葡萄糖之前给予维生素 B_1。

表 11–5 精神状态异常患者的初步评估和治疗

	评 估	治 疗
气道	• 气道保护是否存在 • 寻找包括异物在内的气道阻塞的原因	• 头后仰，托下颌 • 口咽部吸引 • 如存在外伤，需颈部固定 • 放置鼻咽通气道 • 如无牙关紧闭，放置口咽通气道 • 如无法保护气道，应行气管插管
呼吸	• 是否存在呼吸窘迫 • 是否存在过度通气 • 是否存在发绀或者低氧表现 • 进行胸部听诊	• 高流量氧疗[a] • 如果存在低通气，进行球囊面罩辅助通气
循环	• 测量血压的同时检查脉搏 • 寻找组织低灌注的表现（毛细血管再充盈时间、皮肤温度） • 进行心电监护，捕捉心律失常 • 寻找活动性出血 • 如果存在低血压或组织低灌注表现时，考虑进行床旁超声检查[b]	• 建立静脉通路 • 血流动力学不稳定时，需要建立 2 条大静脉通路 • 低血压或组织低灌注患者，使用晶体液进行快速补液 • 止血
功能障碍	• 检查瞳孔 • 使用 RASS 等量表，评估意识水平 • 检查末梢血糖 • 检查是否存在中毒（如阿片类药物过量）	• 低血糖患者，使用 50% 葡萄糖溶液 50ml • 怀疑阿片类药物过量患者，使用纳洛酮拮抗
暴露	• 去除患者衣物，正常体温或低体温患者注意保暖 • 寻找导致精神状态异常的经皮吸收的药物贴剂（如芬太尼） • 寻找感染灶	• 去除药物贴剂

可以使用床旁超声对下腔静脉进行评估，以判定患者是否存在低血容量（脱水、出血）或高血容量（心力衰竭）

RASS. Richmond 躁动 - 镇静评分

a. 在慢性阻塞性肺疾病的患者中，尤其是在慢性呼吸衰竭的患者中，高流量吸氧会导致患者丧失呼吸驱动力。氧饱和度应维持在 90% 以上

b. 急诊室内即刻的床旁超声检查可快速排除低血压的原因，如心脏压塞和腹腔内出血

如果 AMS 患者气道或呼吸状况不佳，或者怀疑阿片类药物过量，应考虑使用纳洛酮。纳洛酮的初始剂量尚不明确，但常用静脉内初始剂量为 0.4mg。该初始剂量纳洛酮应溶解于 10ml 的生理盐水进行稀释，并在几分钟内缓慢静脉推注，以免出现严重的戒断症状。如果没有不良反应，剂量可逐渐增加至 2～10mg。如果患者正在服用长效阿片类药物（如美沙酮），则可能需要更高剂量。由于纳洛酮的半衰期短，临床医师应在对患者密切监护的条件下，考虑持续输注纳洛酮或预先给予更大剂量。暴露患者进行检查时注意是否存在透皮芬太尼贴剂，如果存在，应立即将其去除。不建议常规使用氟马西尼逆转过量的苯二氮䓬类药物的作用，因为它可能引起长期服用者发生危及生命的戒断症状和癫痫。

（三）好斗患者的处理

对于躁动或好斗的患者（RASS +3 或 +4），应尝试进行言语安抚，还应尝试满足患者的身体需求。首先需要改善环境，包括调暗或关闭照明灯，最大程度地减少监护仪或输液泵警报发出的噪音刺激，并让家属旁边陪伴[49, 50]。

如果上述措施无效，或者患者对自身或他人构成直接威胁，则需要药物治疗。治疗应针对病因，其中神经化学物质改变导致的多巴胺过量和自主神经亢进被认为是主要机制[51]。抗精神病药、苯二氮䓬类药物和其他多种药物组合是这些患者的常用治疗方案（表 11–6）。肌内注射氯胺酮越来越受欢迎，因为它已被证明在充分镇静的同时安全性高[52-54]。疼痛也会引起谵妄和躁动，尤其是在外伤的患者中。在这些情况下，阿片类药物或局部神经阻滞可用于控制疼痛并有助于减轻躁动[55]。如果怀疑酒精或苯二氮䓬类药物的戒断症状，可应用苯二氮䓬和 α_2 受体激动药(如可乐定)。对于老年 AMS 患者，由于苯二氮䓬类药物有增加老年患者谵妄的风险，因此应避免使用苯二氮䓬类药物，除非可以确定该患者正处于酒精或苯二氮䓬类药物戒断时期[49, 56]。在该年龄段患者中优先考虑使用典型和非典型的抗精神病药。

某些情绪激动的患者甚至可能需要在药物镇静之前进行身体约束。如果使用身体约束，应尽可能缩短的使用时间，并避免俯卧位下进行约束，因为这会增加死亡率[57]。

表 11-6 急诊室内急性、病因不明躁动常用药物

药物	使用途径	剂量（mg）	起效时间（min）	每日极量（mg）
劳拉西泮	IV	2	2～3	12
	IM	2～4	3～5	12
咪达唑仑	IV	2～5	1～5	15
	IM	5	5～10	15
氟哌啶醇	IV	5～10	5～10	20～30
	IM	5～10	15～20	20～30
氟哌利多	IV	2.5～5	3～10	15
	IM	2.5～10	3～10	15
奥氮平	IM	5～10	15	30
	PO	5～10	30～60	30
氯胺酮	IM	4～5/kg	3～4	1000
	IV	0.5～1/kg	0.5	5/kg

IV. 静脉注射；IM. 肌内注射；PO. 口服

改编自 Vilke GM et al. J Forensic Leg Med 2012；19：117–121[79] and Wilson MP et al. West J Emerg Med 2012；13：26–34[80]

六、病史

获得全面而准确的病史是评估急性脑功能障碍患者的关键因素。因为这些患者，包括那些精神状态有细微变化的患者，不太可能提供准确的病史[58]，大部分病史需要从患者身边的人获取，这个人最好是知道患者基础精神状态的人，如家庭成员、监护人或朋友。

（一）病程

通常情况下，与慢性（数月至数年）起病患者相比，急性起病（数小时至数天）患者精神状态改变的病因更为严重。急骤起病（数秒钟）往往提示脑血管意外，尤其是存在局灶神经功能损害的情况下。

（二）伴随症状

确定伴随症状可以指导临床医师寻找 AMS 的原因并加快治疗速度。任何局灶性神经功能受损的主诉都应考虑是否存在神经系统疾病，并通过神经影像学检查证实。发热、寒战或其他感染症状应考虑是否发生脓毒症。

（三）用药史

采集患者的用药史，以及最近用药是否有发生变化十分重要。二手获得的用药史（通过图表问卷）通常是不准确的[59, 60]，因此应尽一切努力获得患者用药的准确记录。应详细询问患者近期家庭用药方案是否发生任何改变，药物有无增加及剂量有无增减；临床医师应确定这些变化在时间上是否与相关症状的发生有关。除处方药外，非处方药和其他药物替代物质的使用情况也需详细询问。

（四）个人史

个人史应该关注于酒精、毒品和烟草的使用上。在药物戒断或中毒的患者中，这可能很重要。尽管经常被忽视，但许多老年患者滥用酒精和镇静催眠药[61, 62]。对于老年患者，个人史还应询问患者的生活状况。对老年自行服用药物的患者还应核实其用药情况，以确保他们没有无意地过量使用药物。如果存在这种怀疑，临床医师可以将开药日期与剩余药物进行比较。

（五）手术史

最后，还应详细询问近期手术史，因为某些术后并发症，特别是感染，能引起 AMS。

七、体格检查

（一）最初 5min

全面的体格检查对急性脑功能障碍患者尤为重要，因为它可能是寻找病因的第一条线索。由于及时干预可能会改善结局，因此应首先进行简短而全面的神经系统检查以评估是否发生 CVA。任何局灶性神经系统体征，如偏瘫、构音障碍或视觉改变都提示临床医师应增加对 CVA 的关注。但是某些 CVA，尤其是右顶叶受累[63]，可能会引起 AMS 而不伴随任何局灶性神经系统体征。基底动脉阻塞也可引起昏迷，应注意鉴别。

（二）5min 之后

当患者病情稳定、紧急情况得到干预后，应进行更彻底的全身检查（图 11–2）。患者应充分暴露以确保不会遗漏任何异常情况。

（三）眼耳鼻喉

头部检查注意近期头部外伤的迹象，因为这可能提示患者存在硬膜下血肿、蛛网膜下腔出血或其他颅内外伤。眼科检查时要注意患者瞳孔大小 / 反应性、眼球运动情况，是否存在视野缺损、巩膜黄染、眼球震颤或眼球突出。表 11–7 总结了异常发现及其原因。瞳孔缩小提示阿片类药物中毒，瞳孔散大提示抗胆碱能药物中毒。如果可能的话，还应该进行眼外肌检查，尤其是对那些似乎无反应的患者。眼球垂直运动提示可能发生闭锁综合征。Wernicke 脑病或颅内压增高的患者可能存在眼肌麻痹。眼球震颤可能提示酒精或其他药物中毒。还可以进行眼底镜检查以评估颅内压升高情况，或通过视网膜下透明膜样变提示发生蛛网膜下腔出血。

（四）颈部

颈部的检查如果发现甲状腺肿大提示可能存在甲状腺功能异常。还应检查是否存在脑膜刺激征，以明确是否发生脑膜炎或蛛网膜下腔出血，但是脑膜刺激征阴性无法排除任何一种情况。

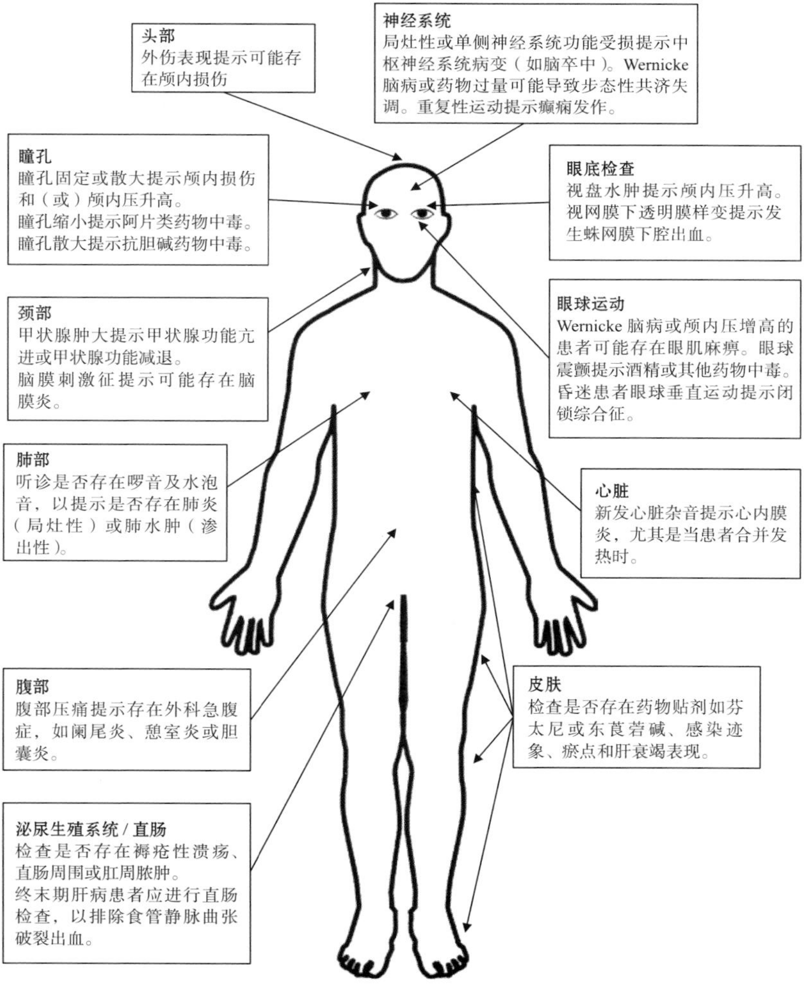
头部
外伤表现提示可能存在颅内损伤
神经系统
局灶性或单侧神经系统功能受损提示中枢神经系统病变（如脑卒中）。Wernicke 脑病或药物过量可能导致步态性共济失调。重复性运动提示癫痫发作。
瞳孔
瞳孔固定或散大提示颅内损伤和（或）颅内压升高。
瞳孔缩小提示阿片类药物中毒。
瞳孔散大提示抗胆碱药物中毒。
眼底检查
视盘水肿提示颅内压升高。
视网膜下透明膜样变提示发生蛛网膜下腔出血。
颈部
甲状腺肿大提示甲状腺功能亢进或甲状腺功能减退。
脑膜刺激征提示可能存在脑膜炎。
眼球运动
Wernicke 脑病或颅内压增高的患者可能存在眼肌麻痹。眼球震颤提示酒精或其他药物中毒。昏迷患者眼球垂直运动提示闭锁综合征。
肺部
听诊是否存在啰音及水泡音，以提示是否存在肺炎（局灶性）或肺水肿（渗出性）。
心脏
新发心脏杂音提示心内膜炎，尤其是当患者合并发热时。
腹部
腹部压痛提示存在外科急腹症，如阑尾炎、憩室炎或胆囊炎。
皮肤
检查是否存在药物贴剂如芬太尼或东莨菪碱、感染迹象、瘀点和肝衰竭表现。
泌尿生殖系统 / 直肠
检查是否存在褥疮性溃疡、直肠周围或肛周脓肿。
终末期肝病患者应进行直肠检查，以排除食管静脉曲张破裂出血。

▲ **图 11-2　精神状态异常患者的体格检查**

表 11–7　眼科检查异常与鉴别

瞳孔散大	拟交感神经药
	抗胆碱药
瞳孔缩小	阿片类药物
	脑桥卒中
水平型眼球震颤	药物中毒
	周围神经系统病变 [81]
垂直型眼球震颤	中枢神经系统病变 [81]
	Wernicke 脑病
旋转型眼球震颤	药物中毒
	中枢神经系统病变
突眼	Graves 病（甲状腺功能亢进）
眼肌麻痹	Wernicke 脑病
	颅内压升高
眼球突出	球后血肿
	眼眶蜂窝织炎
巩膜黄染	肝衰竭
视物偏斜	癫痫发作
	动眼神经危象
视野缺损	视网膜中央动脉闭塞
	枕叶梗死

（五）心肺

肺部听诊能够提示是否发生肺水肿、肺炎或气胸。心脏检查应注意心率、心律和额外心音。发热患者新发的心脏杂音提示存在心脏瓣膜破裂或心内膜炎引起的心源性休克。

（六）腹部

腹部检查应注意是否存在压痛、肝脾大和腹水。压痛可能提示腹腔内病变，如胆囊炎、阑尾炎、憩室炎、肠系膜缺血或肠扭转等。肝脾大提示可能存在由血液病或肿瘤导致的肝脏疾病。

（七）神经系统

神经系统检查应评估肌力、感觉和脑神经是否存在局灶性异常。进行反射检查评估是否存在反射减退或亢进。反射亢进提示可能存在上运动神经元病变，反射减退提示可能存在感染或脱髓鞘等原因。观察步态并评估是否存在共济失调，后者提示可能存在 Wernicke 脑病、中毒或药物过量。还应检查声调、语言、平衡、协调、反射和本体觉。声调增加提示可能存在代谢亢进状态，如 5 - 羟色胺综合征、恶性高热或神经阻滞药恶性综合征。

（八）泌尿生殖系统

直肠检查时应重点检查肛门括约肌紧张度、是否出血和触痛。肛门括约肌紧张度下降提示可能存在肿瘤、创伤或感染引起的脊髓损伤。触痛提示存在前列腺炎和直肠周围脓肿或肛周脓肿。黑便或鲜血便提示胃肠道出血。如果有褥疮，应检查褥疮是否合并感染，尤其是在老年或丧失活动能力的患者中。

（九）皮肤

急性和慢性疾病都可以导致皮肤出现某些异常表现。黄疸、巩膜黄染和海蛇头等提示肝性脑病。瘀点或紫癜则提示血液系统疾病或感染，如细菌性脑膜炎。全身皮肤的检查还应注意是否存在软组织感染，特别是在褥疮好发区域，以及是否使用外用药物（如芬太尼贴片）。

八、诊断

根据病史和体格检查决定需要的辅助检查，进行诊断与鉴别诊断。

实验室检查

AMS 患者应常规进行实验室检查。患者到达急诊室就诊应立刻测量末梢血糖以排除低血糖。

1. 全血细胞计数

全血细胞计数（CBC）能发现严重的贫血或红细胞增多症。血小板减少症可导致自发性颅内出血，从而引起 AMS。白细胞显著增多或减少提示存在感染，但是敏感性与特异性不足。白细胞减少症还应考虑免疫抑制，并进一步鉴别免疫抑制的原因。

2. 基础代谢指标

基础代谢指标（BMP）可以排除电解质紊乱，如高钠血症、低钠血症、高钙血症或低钙血症。由于尿毒症可导致 AMS，因此应检测尿素氮和血清肌酐值。甲状旁腺功能亢进、恶性高钙血症和血生化检查提示结合钙下降的患者还应检测离子钙[64]。

3. 肝功能检查

肝功能检查（LFT）可提示是否存在肝病，但是肝酶正常不能排除肝病。碱性磷酸酶升高应考虑胆囊疾病，但并不特异性，因为还可能提示骨质破坏。如果存在肝脏疾病的表现（如黄疸、肝臭、静脉曲张、腹水），则需检查血氨水平。尽管不应将其用于肝性脑病的筛查[65]，但在治疗过程中，血氨水平的变化趋势有助于评估治疗效果。

4. 脂肪酶

上腹部或中腹部疼痛的患者应考虑检查脂肪酶。急性重症胰腺炎可导致胰腺炎性脑病，这是一种罕见的、了解不多的急性胰腺炎并发症[66]。

5. 内分泌检查

其他需要完善的、重要的实验室检查还包括甲状腺功能检查和随机皮质醇检查。甲状腺功能亢进患者通常比甲状腺功能减退患者的表现更典型。对于活动不足的老年患者，要警惕甲状腺功能减退，因为其症状通常被归因于年龄、痴呆等。对于合并高钾血症、低钠血症的患者和对液体复苏和抗生素反应差的休克患者，应考虑肾上腺功能不全。随机皮质醇有提示作用，但是需要多次测量明确诊断

6. 尿液

患有急性脑功能障碍的患者，尤其是老年患者，应考虑进行尿常规检查。但是，应谨慎解读结果，因为无症状菌尿在所有年龄段中都很常见，并且经常被过度治疗 [67]。泌尿系统感染的诊断应综合考虑多方面证据，而不是仅仅依赖于尿常规检查。尿比重和是否存在酮体还可以帮助确定患者体液平衡状态。如果血尿中未发现红细胞，还可以辅助诊断横纹肌溶解症。

7. 毒物检测

尿液毒物检测有助于诊断，但结果解释需谨慎。虽然可以快速检测，但容易出现假阳性、不是十分敏感且检测结果受多种因素影响 [68]。对于中毒患者，如果毒物不明或毒物为多种时，应测量血清渗透压以明确是否存在酒精中毒；还应测量对乙酰氨基酚和水杨酸盐的水平以辅助判定毒物类型。

8. 腰椎穿刺

腰椎穿刺可以帮助鉴别包括细菌性和病毒性脑膜炎、神经梅毒、隐球菌性脑膜炎、莱姆病及抗 NMDA（N- 甲基 - 天冬氨酸）受体脑炎等多种形式的脑炎。急性脑功能障碍的患者，特别是未发现明确原因、免疫抑制或有发热史的患者应考虑腰椎穿刺。对于 AMS 患者，建议在腰椎穿刺前先行头部 CT 检查，以避免在颅内压升高（ICP）的情况下穿刺，造成医源性脑疝的风险 [69]。脑脊髓液（CSF）检查应包括白细胞总数、蛋白质、葡萄糖和微生物培养。如果还怀疑其他疾病，建议进行特异性抗原检测。我们还建议额外留取 3～4ml 脑脊液冻存，以防后续进行额外的检测。

9. 影像学检查

病因未明确的急性脑功能不全患者，应考虑行胸部 X 线检查以评估是否存在肺部感染，同时还可以鉴别气胸、肿瘤、肺水肿或胸腔积液。如果存在腹部压痛，应特别注意膈肌下是否存在游离气体。腹痛患者可以考虑行腹部 X 线检查，尽管其敏感性比腹部 CT 要差得多，但通常情况下比 CT 更易获

取。阅片时应注意腹腔内是否存在游离气体、是否存在肠梗阻征象、是否存在肠扭转和肠壁积气。

10. **心电图**

急性脑功能障碍患者，尤其是心动过缓或心动过速的患者，应考虑行心电图（ECG）检查，评估其心率、节律、心肌缺血和心脏搏动间歇。

11. **脑电图**

2 种 AMS 患者应考虑非惊厥性癫痫持续状态（NCSE）的可能性，1 种是无明确病因的患者，另 1 种是既往有癫痫病史或者到急诊前有癫痫发作的患者。AMS 患者中 NCSE 的发生率为 8%～30%[70]。NCSE 通常易被忽视，从而导致治疗延误。怀疑 NCSE 的患者应进行脑电图（EEG）检查。

九、神经影像学检查

根据怀疑的病因，进行相应的神经影像学检查。表 11–8 为常见的神经影像学检查。

表 11–8　常见的神经影像学检查方法和适应证

	CT	MRI
非增强	颅内出血 评估 ICP	CVA[73] 颅后窝病变[74]
增强	肿瘤 占位 脓肿 免疫抑制患者	肿瘤 占位 脓肿 免疫抑制患者
动脉造影	CVA[71] 夹层 动脉瘤	造影剂禁忌
静脉造影	静脉窦血栓形成	造影剂禁忌

CT. 计算机断层扫描；MRI. 磁共振；ICP. 颅内压；CVA. 脑血管意外

（一）非增强头部CT

非增强头部CT是急诊室中最常用的神经影像学检查，得益于其高效性和实用性，是AMS患者影像学的首选检查。它能快速反映出血、梗死、肿瘤、脑水肿和骨质破坏等情况[71]，如果怀疑上述情况或尚未发现其他引起AMS的原因时，应考虑进行非增强头部CT检查。对于精神错乱的老年患者，是否常规进行头部CT检查仍存在争议[72]。但是，一般来说，如果有外伤史、局灶性神经功能缺损或意识水平受损的老年谵妄患者应接受头部CT检查[29, 72]。

（二）CT血管造影

CT血管造影通过注入造影剂，并每隔一段时间进行CT成像，当造影剂经过颅内血管时即可获得颅内血管图像。CT血管造影检查对血管狭窄、动脉瘤和夹层十分敏感。它还可以用于估计脑实质的灌注情况[71]，以及判断是否存在椎动脉或基底动脉的CVA。

（三）MRI

尽管MRI成像时间较长，且不普及，但它具有无辐射的优势，并且在检测缺血性病变[73]和显示颅后窝结构上具有优势[74]。如果AMS患者病因不明，可以考虑进行脑MRI检查。如果存在禁忌证或其他原因而无法进行MRI，可以进行增强CT扫描。

十、急诊后处置

急性脑功能障碍患者的处置取决于病因和患者情况是否稳定。

- 木僵或昏迷的患者需要住院治疗，并且极有可能需要重症监护治疗。
- CVA患者应于脑卒中单元治疗，因为这能改善患者的病死率和预后[75]。
- 如果是中毒导致的AMS，应咨询毒物检测中心。毒物监测中心能帮助治疗和稳定患者情况，并可以协助进行相关处置。即使生命体征稳定，大量摄入毒物的患者仍需要24h监护。

- 如果病因明确，症状缓解，可以考虑在密切监护和随访的情况下留观或出院。
- 在排除其他原因后考虑精神原因导致的AMS。在出院或转至精神病专科机构治疗之前，强烈推荐进行精神科和（或）神经科会诊。

对于大多急性脑功能障碍的患者，其原因并不明确。如果考虑谵妄导致的AMS，尤其是老年患者，其处置相关的循证医学证据并不多。然而，有证据表明，谵妄患者急诊出院的死亡率高于无谵妄的患者，尤其是急诊未诊断出谵妄的患者[76]。如果患者确实可以出院，应确保密切监护和随访。

十一、经验与教训

（一）经验

- 采集完整的病史。
- 进行彻底的体格检查。
- 尽早测量血糖。
- 尽早确定基础精神状态。
- 广泛的鉴别诊断。
- 精神病患者发生AMS应考虑躯体疾病，尤其是出现幻觉时。
- 精神病患者会出现非典型的躯体症状。

（二）教训

- 遗漏皮肤/直肠检查。
- 专注于第1个阳性发现（如认为泌尿系感染是主要原因）。
- 依赖表格获取病史和用药史。
- 将AMS归因于精神疾病。

病史和体格检查重点，如下所示。

病史的关键特征	
急症可能	亚急症
生命体征异常	初次使用的药物或用药方案改变
年轻	老年
神经功能受损	既往类似的症状发作过
突发	缓慢进展
发热	痴呆病史

体格检查的关键特征	
ABC	确保完成后，进行下一步检查
末梢血糖	低血糖表现各异
神经系统检查	快速评估是否发生 CVA
外伤检查	应尽早进行外伤与内科疾病的鉴别
眼科检查	瞳孔、眼球运动、视野、震颤
颈部检查	肿块、瘢痕，以及是否存在颈部强直
心肺检查	呼吸音、心率和心律
腹部检查	压痛、肿块
直肠检查	肛门及括约肌紧张、触痛、出血
皮肤检查	皮疹、瘘管、皮肤颜色和肝衰竭征象

第 12 章
急性全身性无力
Acute Generalized Weakness

Latha Ganti　Vaibhav Rastogi　著
周　颖　译
杨燕琳　张琳琳　校

一、病例分析

患者男性，37 岁，于周六下午因“全身无力 1d”至急诊室就诊。患者自觉疲劳、双腿无力。该症状开始于 1d 前工作时，今日中午仍未缓解后就诊。患者曾出现上呼吸道感染并康复，此后患者的子女在上周出现了同样的感冒表现。此外，患者有背痛并自服布洛芬 800mg，效果欠佳。神经系统体格检查方面，神志清楚、无意识水平改变，有四肢肌力减弱、深部腱反射未引出、无辨距不良和构音障碍。

二、概述

在急诊室，无力是一个常见且极具挑战性的主诉，因为急诊科医师必须明确患者“无力”这一主诉到底表达了什么，才能够进行下一步的评估。

一项来自瑞士的前瞻性观察研究调查了有关无力这一主诉的不同类别诊断 [1]。在连续 79 例就诊于急诊室的全身无力患者中，诊断范围涵盖了 14 种不同的 ICD 10 编码。其中最常见的是呼吸系统疾病（18%），随后是内分泌、营养和代谢性疾病（14%）及肿瘤（10%）。感染是引起全身无力的最常见原因。作者认为这是由于该队列的中位年龄为 78 岁，即老年患者可能无发热、咳嗽或其他特定的感染征象，而仅表现为全身无力。

当患者主诉无力时，首先要区分其是否为神经肌肉无力，还是感觉上的疲劳、萎靡或者虚弱。疲劳是指在持续活动中由于多次反复运动使肌肉乏力而不能继续完成任务。萎靡是指由于生病或没有精力而产生的一种全身感觉。虚弱也许能够进一步准确描述萎靡，即在没有肌肉无力的情况下产生的疲倦或力竭的感觉[2]。上述与真正的神经肌肉无力的关键区别在于，患者是否在一开始就不能够部分或完整地完成任务。

无力可以表现为单侧或双侧。单侧无力的最常见原因包括急性脑梗死或缺血（脑卒中或短暂性脑缺血发作）及脑出血（包括蛛网膜下腔出血，见第 2 章）。毒物是另一类导致无力的潜在因素，常有独特的特点。本章的重点将着重讨论急性全身非创伤性双侧无力的原因，从病史和体格检查的评估开始，然后是某些疾病的诊断。

三、病史

（一）发病

无力出现的时间有时能为诊断提供一些线索。一般来说，发病前几分钟到几小时内发展起来的无力多由于代谢性（电解质）疾病、中毒或脑卒中造成。发病 24h 内开始出现的无力常包括急性卟啉性神经病、吉兰 - 巴雷综合征（Guillain–Barré syndrome，GBS）、重症肌无力（myasthenia gravis，MG）和蜱麻痹等原因。持续 1 周或更长时间的无力常常与周围神经病变和神经肌肉接头疾病有关。以频繁反复为特征的无力可提示多发性硬化、周期性瘫痪及 MG。短暂性无力可见于周围神经压迫、偏瘫性偏头痛及周期性瘫痪。

（二）有关无力症状的描述

询问患者能否做什么有助于确定病变部位。如梳头或爬楼梯困难提示近端肌肉无力，而扣衬衫扣子或转动门把手困难则提示远端肌肉无力。吞咽困难、鼻音和构音障碍与延髓有关，需要进一步关注可能发生的气道问题。一般来说，近端肌肉无力提示肌病，而远端肌肉无力则提示（多发性）神经病变。

（三）并发症

潜在的全身性疾病能引起无力的表现。如糖尿病和一些风湿性疾病会引起神经病变。

（四）家族史

家族史对营养不良、周期性瘫痪、卟啉病、副肿瘤综合征和遗传倾向的压力性麻痹等疾病的鉴别诊断十分重要。有时患者可能不知道疾病的名称，因此询问患者病史中的典型症状可能更加有用。

（五）药物

许多药物可以引起肌病，尤其是广泛使用的他汀类药物。表 12–1 总结了一些与肌病相关的常见药物 [3, 4]。肌病可以是遗传性的（如肌营养不良），也可以是后天获得性的。

表 12–1 可引起肌病的药物

• HMG–CoA 还原酶抑制药（他汀类药物） • 吉非贝齐 • 酒精 • D-青霉胺 • α-干扰素 • 普鲁卡因胺 • 齐多夫定 • 拉米夫定 • 锗 • 秋水仙碱	• 长春新碱 • 奎宁类药物 • 胺碘酮 • 依米丁 • 吐根 • 皮质类固醇 • 羟基脲 • 亮丙瑞林 • 磺胺类药物

HMG–CoA. 3-羟基-3-甲基戊二酸单酰辅酶 A
引自 Ganti 和 Rastogi[42]

四、体格检查

（一）运动神经系统

无力可以由上运动神经元、下运动神经元、神经肌肉接头或肌肉本身的病变引起（图 12–1）。

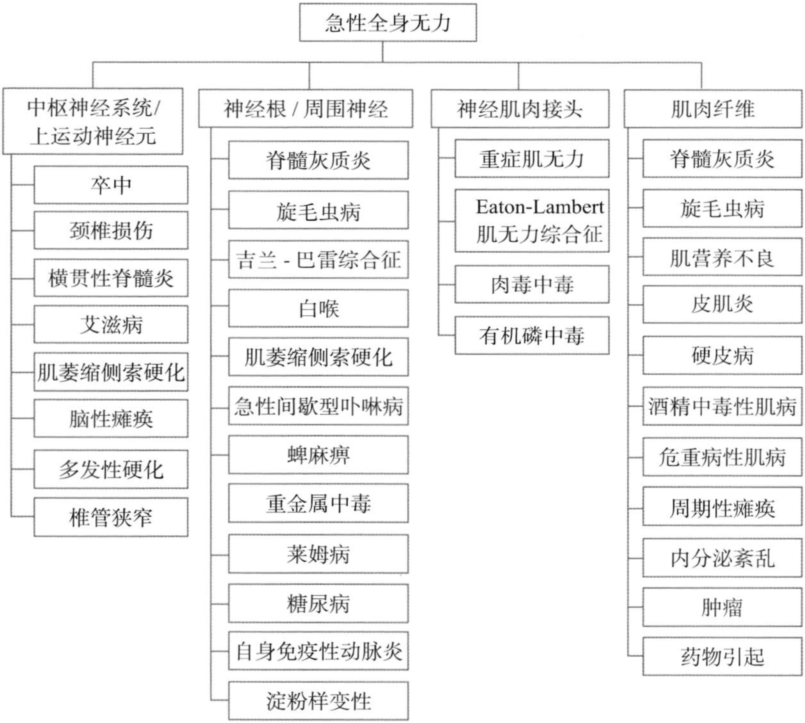

▲ **图 12-1　不同病因导致肌肉无力的解剖定位**

下运动神经元由脊髓前角细胞发出并支配骨骼肌。上运动神经元发出冲动并调节下运动神经元的活动 [5]。神经肌肉接头是运动神经元和肌纤维之间接触形成的化学突触。

运动传导通路起源于大脑皮质（中央前回）。主要的运动传导通路包括皮质脊髓束和皮质核束，其中大部分轴突来自皮质脊髓束。皮质脊髓束的纤维穿过内囊，多数在脑干（延髓锥体交叉）交叉到对侧，继续下行并终止于脊髓灰质，称为皮质脊髓侧束。皮质核束的纤维束终止于脑干。由脊髓发出的下运动神经元支配骨骼肌。下运动神经元异常会影响其支配的相应肌肉。下运动神经元疾病的体征包括肌张力降低、腱反射减退、肌束震颤和 Babinski 征阴性（表 12–2）。Babinski 征阳性是指用钝器刺激足底时踇趾背伸。

表 12–2　上运动神经元与下运动神经元疾病体征的比较

体　征	上运动神经元疾病	下运动神经元疾病
腱反射	活跃	减弱
肌萎缩	无	有
肌无力	有	有
肌束震颤	无	有
肌张力	增高	降低
伸肌	有	无

下运动神经元疾病常包括脊髓灰质炎、下段脊髓损伤后神经根受压（L_4～S_2）、肌萎缩侧索硬化（amyotrophic lateral sclerosis，ALS）、进行性脊肌萎缩、脊髓型脊椎病和放射性脊髓病。影响周围神经的病变包括：创伤（包括挤压）；毒物（如铅、酒精和许多药物）；感染性因素，如白喉、莱姆病和艾滋病；炎症性多发性神经病，如 GBS；代谢紊乱，如糖尿病和卟啉病；血管病变，如自身免疫性动脉炎；营养障碍，如维生素 B_1 或 B_{12} 缺乏、吡哆醇中毒；遗传疾病，如进行性神经性腓骨肌萎缩症；肿瘤及蛋白质异常（淀粉样变性）。

相比之下，上运动神经元疾病临床表现广泛，病理生理学更为复杂。上运动神经元疾病的体征包括肌张力增高（肌痉挛）、腱反射活跃和 Babinski 征阳性。与上运动神经元疾病相关的病变包括脑血管意外、颅内肿瘤、颈椎损伤（C_1～C_6）、横贯性脊髓炎、艾滋病、ALS、脑性瘫痪、多发性硬化和椎管狭窄。

神经肌肉接头疾病的特点是肌肉力量随使用的情况波动。最为经典的例子是 MG 时反复的肌肉收缩会导致力量减弱，而在 Eaton-Lambert 肌无力综合征（Eaton-Lambert syndrome，ELS）中反复的肌肉收缩则会导致力量增强。另一个例子是肉毒中毒和有机磷中毒。

引起肌病的原因包括：先天性病变，如肌营养不良；感染，如旋毛虫病；结缔组织疾病，如多发性肌炎、硬皮病和混合性结缔组织病；内分泌紊乱，如甲状腺功能减退 / 亢进、甲状旁腺功能亢进和肾上腺皮质功能减退 / 亢进；肿瘤；以及药物引起。

（二）运动系统体格检查要点

神经系统体格检查的运动部分包括 4 个要素[6]：肌容积、肌张力、肌力和牵张反射。上述要素有助于判断导致无力病变的定位。

肌容积　确定肌容积需要仔细检查双侧的肌肉。肌容积下降（肌萎缩）可见于周围神经的多条神经支配失调。在萎缩的肌肉中还可观察到肌束震颤（肌肉的快速颤动）。非神经系统疾病也可以引起肌萎缩，如失用性萎缩，患者病史能有助于其诊断。

肌张力　肌肉被动运动中的阻力可以解释肌张力的存在。肌张力可以正常，也可以增高或降低。在张力正常的肌肉中可以观察到存在轻微的阻力。张力增高常表现为肌强直或肌痉挛的形式。肌强直是指在整个运动范围内肌张力的增高为恒定的，也称为“铅管”形式。肌痉挛的肌张力增高则是变化的，取决于运动速度，也称为“折刀”形式。肌强直通常与基底节疾病有关，而肌痉挛常见于皮质脊髓束受累的疾病。肌张力降低可见于下运动神经元疾病。

肌力评估　肌肉的力量可以根据英国医学研究委员会制度进行分级（表 12–3）[7]。

牵张反射　牵张反射是指当叩击拉伸的肌腱时出现的肌肉收缩，可以表现为正常、减弱（下运动神经元疾病）或增强（上运动神经元疾病）。根据收缩的强度进行分级：4 为阵挛（非常活跃）；3 为活跃但正常；2 为正常；1 为微弱；0 为消失。

表 12–3　肌力分级量表

分　级	描　述
5 级	肌力正常
4 级	肌力下降，但可对抗阻力活动关节
3 级	可对抗重力运动，但不能对抗阻力
2 级	只有在无须对抗重力的情况下才能运动
1 级	只能观察到肌肉收缩，不能观察到任何运动
0 级	肌肉无收缩

五、急诊室处理

无论以何种主诉就诊于急诊室的患者，首要任务就是进行包括气道、呼吸和循环的 ABC 评估。评估时脑海中应快速列出会引起危及生命的“无力”（不一定是真正的神经肌肉无力）的病因（表 12–4），这有助于确定进一步需要进行哪些检查。一般来说，血常规、生化和尿液的检查结果涵盖了很广的范围。如果存在任何呼吸损害，还应获得动脉血气分析和吸气压（或吸气负压）。当考虑横纹肌溶解时，肌酸磷酸激酶是有用的。在鉴别脓毒症时，应获得血培养和乳酸。多数急性全身无力病例的神经影像学检查诊断价值较低，除非需鉴别急性脑卒中（有关急性脑卒中的诊断和治疗，见第 2 章）。腰椎穿刺有助于脑炎的诊断。一旦患者初步稳定，临床医师应专注于详尽的病史询问和体格检查，以便提供可能存在于特定疾病的线索（表 12–5）。

六、吉兰 - 巴雷综合征

尽管在急诊室因吉兰 - 巴雷综合征（GBS）就诊的患者并不常见，但它却是引起急性瘫痪的最常见原因 [8]。GBS 也被称为急性炎症性脱髓鞘性多发性神经根神经病，是一种由免疫介导的神经病，一般发生在呼吸道或胃肠道

表 12–4　引起“无力”的急性危及生命的病因

• 重症肌无力 • 吉兰 - 巴雷综合征 • 肉毒中毒 • 肾上腺皮质功能不全/高镁血症 • 有机磷中毒 • 一氧化碳中毒 • 低钾血症	• 低血糖 • 脑血管意外 • 癫痫 • 脊髓压迫 • 脑病 • 脓毒症

引自 Ganti 和 Rastogi[42]

感染后，通常与空肠弯曲菌肠炎有关。其典型的临床表现为出现四肢远端麻木，随后无力进行性上升，从远端向近端对称发展。发病过程中，患者还可能出现背部和四肢疼痛，从而掩盖无力症状。GBS 患者典型的体征为腱反射消失。10%～30%GBS 患者可能进展至呼吸肌无力，此时需要早期进行插管和机械通气的呼吸支持。插管的指征包括用力肺活量＜ 20ml/kg，最大吸气压＜ 30cmH$_2$O 及最大呼气压＜ 40cmH$_2$O[9, 10]。但在急诊室中，相对宽泛的指征可能更为有用，包括不能抬头、抬肩或不能咳嗽，以及从出现症状到就诊的间隔时间较短。由于显著增加高钾血症的风险，因此在插管过程中应避免使用琥珀酰胆碱，其可导致肌肉乙酰胆碱受体上调 [11]。

70% 患者存在自主神经功能障碍，表现为心动过速、尿潴留、高血压与低血压交替、肠梗阻和少汗。GBS 的 Miller Fisher 变异型的特点是眼肌麻痹、共济失调和腱反射消失，约占 GBS 病例的 5%。

脑脊液分析显示蛋白 - 细胞分离，即蛋白水平升高而不伴有淋巴细胞增多。发病的第 1 周，脑脊液蛋白升高可能尚不明显。

血浆置换和静脉注射免疫球蛋白可用于治疗 GBS，并且在最初的 1～2 周更为有效 [12]。1 篇有关 649 例患者的考克兰系统综述指出，与单纯的支持治疗相比，血浆置换能更好地改善病情 [13]。在 2 周之内开始使用静脉注射免疫球蛋白与血浆置换相比，可以达到相同的治疗效果。对于患者而言，静脉注射免疫球蛋白可能更易实现 [14]。静脉注射免疫球蛋白的不良反应包括高血

表 12-5　引起全身无力的多种疾病特点

	症状发作	瘫痪的形式	腱反射	感觉系统检查	脑脊液
吉兰-巴雷综合征	病毒感染后 5～7d	上行性，双侧对称	消失或减弱	异常	蛋白高
肉毒中毒	摄入毒素后 12～36h	下行性，双侧对称	正常	正常	正常
有机磷中毒	暴露后 24～96h（中间综合征）	近端肌肉无力、颈屈肌无力	减弱	正常	正常
白喉	高热和口腔病变后几天	上行性，对称性脑神经首先受累	消失或减弱	正常	正常
蜱麻痹	蜱虫咬后 3～7d	上行性，双侧对称	消失	正常	正常
急性间歇型卟啉病	数小时到数天	下行性，对称性上肢近端到下肢近端	消失或减弱	四肢疼痛、麻木，感觉异常	正常
重症肌无力	数天	眼外肌、球部肌疲劳性无力，瞳孔正常	正常	正常	正常
Eaton-Lambert 肌无力综合征	隐匿起病	下肢近端进展性无力，自主神经症状，短暂运动后肌力改善	消失或减弱	正常	正常
横贯性脊髓炎	数小时	损伤水平以下弛缓性瘫痪	活跃	损伤水平以下感觉增强或减弱	淋巴细胞增多，IgG 升高
脊髓灰质炎	高热、头痛、肌痛后 2～3d	近端，不对称	消失或减弱	正常	淋巴细胞增多，蛋白轻度升高，糖正常
低钾型周期性瘫痪	数小时到数天	固定近端无力	发作时减弱	正常	正常

引自 Ganti 和 Rastogi[42]

压、头痛、恶心、发热、寒战和肾衰竭。血浆置换的不良反应包括低血压、出血和过敏反应。皮质类固醇对 GBS 的治疗无效 [15]。及时治疗与良好的长期预后相关，85% 患者可完全康复 [16]。

七、重症肌无力

重症肌无力（MG）是最常见的神经 - 肌肉接头疾病，尽管其总体发病较为罕见。作为一种常见的 T 细胞介导的疾病，其会产生针对突触后膜乙酰胆碱受体的自身抗体。在与这些受体结合后，会阻止乙酰胆碱受体与神经递质（乙酰胆碱）的结合。从而阻止动作电位从神经到肌肉的传递，最终引起肌肉无力。虽然这是一个慢性过程，包括突触后膜受体的封闭、下调和补体介导的破坏，但也能够以急性肌无力危象或胆碱能危象的形式表现为急性发病。在美国，约 59 000 人患 MG（2003 年估计 [17]），其中女性和年龄在 20—30 岁、60—70 岁的人具有易感性。约 3%MG 患者会发生急性肌无力危象，13%～20% 患者症状明显。

MG 最常见的首发症状为上睑下垂和复视 [18]，表现为持续注视后的疲劳性上睑下垂即“窗帘征”，也可表现为构音障碍、吞咽困难、疲劳和全身无力（近端重于远端）。晨起症状不太明显，一天内随时间进展而严重程度加重，并且劳累后症状更加严重。MG 的典型临床特征包括：大约 50%MG 患者出现上睑下垂和复视，15% 出现构音障碍、吞咽困难和连续咀嚼无力的延髓症状。MG 的眼运动障碍在一天的进程中是变化的，范围从核间性眼肌麻痹到垂直凝视麻痹。一个典型特征是 MG 患者的瞳孔功能总是正常的。

MG 的实验室诊断包括乙酰胆碱受体抗体的血清检测。全身型 MG 患者有 80% 可以检测到抗胆碱酯酶抗体 IgG，在眼肌受累的 MG 患者中的比例为 30%～50%。另外，有 30%～40% 患者有肌肉特异性酪氨酸激酶抗体，5% 患者没有可识别的抗体 [19]。这些抗体中的一种或多种在大多数 MG 患者中是升高的，而在其他疾病中很少升高。

治疗 MG 的主要药物是胆碱酯酶抑制药，如吡斯的明或新斯的明。这些药物抑制乙酰胆碱的分解，使它在神经 - 肌肉接头的作用时间更长。不良反应包括恶心、呕吐、腹部绞痛、腹泻和肌束震颤。65% 患者存在胸腺增生，10% 存在胸腺瘤，因此建议对 MG 患者行胸腺切除术。

MG 患者可能会因药物过量导致胆碱能危象，也可能继发于急性疾病或应激后病情加重，导致胆碱酯酶抑制药不足而出现急性无力（肌无力危象）。体格检查有时不足以区分这两种类型的危象。因此，可以应用依酚氯铵（滕喜龙）试验进行鉴别：肌无力危象患者会好转，而胆碱能危象患者会恶化。并且，两种危象可以同时存在，使胆碱能危象患者面临着气道风险。依酚氯铵试验中存在一些假阳性，也会导致胆碱能危象的患者面临进一步危险。因此，无论是何种原因引起的 MG 危象，首要的治疗应该是加强监测（入 ICU）、以双水平气道正压通气（bi-level positive airway pressure，BiPAP）（首选，与 GBS 不同）或插管（如果 BiPAP 不够）的形式提供呼吸支持、停用所有胆碱能药物，以及在监测的同时缓慢添加吡斯的明（0.5mg/kg q3h）[20]。BiPAP 是治疗 MG 导致的呼吸衰竭的首选通气方式，但是拟行进一步气管插管时应注意，应用琥珀酰胆碱进行肌松效果欠佳，应给予更大剂量（约 2.5 倍标准剂量）的琥珀酰胆碱或半量的非去极化药物（如罗库溴铵 0.5～0.6mg/kg）。血浆置换、静脉注射免疫球蛋白和皮质类固醇能够帮助控制危象 [21]。长期免疫抑制的一线治疗药物是硫唑嘌呤。治疗 MG 的其他免疫抑制药物包括环孢素、环磷酰胺、甲氨蝶呤、吗替麦考酚酯、他克莫司和利妥昔单抗 [19]。

八、Eaton-Lambert 肌无力综合征

Eaton-Lambert 肌无力综合征（ELS）是一种以突触前神经末梢乙酰胆碱释放障碍导致近端肌肉无力为特征的肌无力综合征。这种疾病区别于 MG 的特点是，反复的肌肉收缩实际上改善了无力的症状。表 12–6 总结了 ELS 与 MG 的特点。作为一种副肿瘤综合征，ELS 主要是治疗潜在的恶性肿瘤（如果可以），其次是类似 MG 的治疗，包括类固醇、免疫抑制药、血浆置换和静脉注射免疫球蛋白。

表 12-6　Eaton-Lambert 肌无力综合征与重症肌无力的特点

	Eaton-Lambert 肌无力综合征	重症肌无力
无力部位	近端肢体	眼、延髓肌、肢体和躯干
腱反射	消失或减弱	正常
周围神经系统和自主神经系统受累	感觉异常、口干、阳痿	无
肌肉运动效果	改善无力	加重无力
肌电图	波幅随运动而增加（刺激肌肉动作电位）	波幅随运动而降低
男性 : 女性	5 : 1	2 : 3

九、肉毒中毒

肉毒中毒是指摄入肉毒毒素或肉毒杆菌孢子（通过肉毒梭状芽胞杆菌合成肉毒杆菌毒素）引起的感染。这是一种成人罕见的疾病，多数暴发与摄入被污染的食物（食物传播型肉毒中毒）有关。其他感染方式还包括通过开放的伤口，以及近年出现的为了美容目的的直接接种[22]。其表现为摄入毒素后12～36h 出现双侧脑神经病变急性发作，表现为对称性下行性无力。患者无发热，精神状态正常，反射正常，通常没有感觉障碍。脑神经受累表现为视物模糊、复视、眼球震颤、上睑下垂、吞咽困难、构音障碍和面肌无力。不同于 MG，肉毒中毒经常有瞳孔括约肌受累。另外，平滑肌麻痹会导致尿潴留和便秘，膈肌麻痹会导致呼吸损害，进而需要进行机械通气[23]。疾病严重程度的范围可以从轻度脑神经麻痹至快速死亡。食物传播型和创伤型肉毒中毒的治疗包括使用马血清七价肉毒抗毒素进行抗毒素治疗[24]，以防止中度或进展缓慢的神经病变进展，或缩短那些病情严重、进展迅速的住院患者呼吸衰竭的持续时间，在需要时入院监测呼吸状态，并在需要时立即开始机械通气[25]。抗毒素由疾病控制中心按地区储存，可通过联系当地卫生部门取得。治疗创伤型肉毒中毒还需要抗生素和伤口清创。

婴儿型肉毒中毒是一种特殊的疾病，与摄入肉毒梭状芽孢杆菌孢子（不同于成人食物传播型肉毒中毒的直接摄入毒素）有关，实际上是最常见的肉毒中毒形式。顾名思义，它见于婴儿，最常见的原因是摄入蜂蜜，这就是美国儿科学会建议不要给12月龄以下的儿童喂食蜂蜜的原因[26]。婴儿型肉毒中毒的临床表现与成人食物传播型肉毒中毒相似，体征包括无法吮吸和吞咽、声音减弱、上睑下垂和颈软，并可能进展为全身肌肉松弛和呼吸功能损害[27]。婴儿型肉毒中毒通过静脉注射肉毒中毒免疫球蛋白治疗[26]。

十、家族性周期性瘫痪

家族性周期性瘫痪是一组与离子通道异常有关的遗传性疾病[28]。除非到了病程后期，否则发作间期的检查可能完全正常，因此可能非常难以诊断。其特征为随机发作的无力症状（与一天中的特定时间或者是否活动无关）。该症状通常在20岁之前开始出现，可以由摄入特定的食物（碳水化合物或含钾多的食物）或运动后休息时发作。

患者在无力症状发作时常会出现血钾异常（高钾或者低钾）。作为一种钙离子通道异常，低钾型周期性瘫痪是最常见的类型。其症状常出现在运动或摄入大量碳水化合物后。急性期治疗主要是支持性治疗。患者全身总钾量是正常的。高钾型周期性瘫痪非常少见，属于一种钠离子通道异常，急性期的治疗包括碳水化合物/葡萄糖饮食。电生理监测显示复合肌肉动作电位随着运动出现特征性的下降[29]。

十一、脊髓灰质炎

脊髓灰质炎病毒是一种肠道病毒，通过粪-手-口途径传播，可导致急性弛缓性瘫痪。虽然脊髓灰质炎病毒在世界大部分地区已被根除，但是仍在撒哈拉以南的非洲和亚洲部分地区流行。它能够感染前角细胞，最终导致相应运动神经元死亡，并使其支配的肌纤维瘫痪。只有少数感染（＜5%）发展为瘫痪型脊髓灰质炎[30]。感染以类似流感的症状开始，进而出现以高热、头痛和肌痛为特征的假性脑脊膜炎症状。此后，开始出现不对称的肌肉痉挛和肌肉无力，并在 2～3d 内逐渐恶化。近端肌肉无力比远端肌肉无力更为常见，主要累及腿部。一部分患者也可见延髓受累，成人更常见，伴随如构音障碍和吞咽困难的症状。

脊髓灰质炎病毒的 PCR 扩增检测是诊断脊髓灰质炎最敏感的方法。极有可能从粪便标本中分离出脊髓灰质炎病毒，也可以从咽拭子中分离。从血或脑脊液中分离出病毒的可能性则较小[31]。急性发作期建议支持性治疗，重点是缓解疼痛和物理治疗。要求患者严格卧床休息，从而防止瘫痪的范围扩大。物理治疗有助于预防肌肉挛缩和关节强直的发生。一些患者因呼吸衰竭可能导致必须进行插管和机械通气。约 25% 脊髓灰质炎存活者会出现脊髓灰质炎后综合征，特点是进行性肌肉无力[32]，通常出现在先前受累的肌肉中。

十二、有机磷酸酯类中毒和氨基甲酸酯类中毒

有机磷酸酯和氨基甲酸酯存在于许多杀虫剂和家用产品中。这些化合物通过与乙酰胆碱酯酶结合使其失活，导致神经肌肉接头处的乙酰胆碱过量，从而引起无力。有机磷酸酯与受体的结合是不可逆的，而氨基甲酸酯与受体的结合是短暂的。有机磷中毒的症状包括毒蕈碱样效应和烟碱样效应。毒蕈碱样效应与胆碱能中毒综合征的经典表现一致：流涎、流泪、尿便失禁、呕吐、支气管分泌物增加和瞳孔缩小。烟碱样表现是肌肉无力、肌束颤动和瘫痪。在高达 20% 有机磷中毒患者中，在首次暴露后 24～96h 开始出现新的神经肌肉无力症状，这种现象被称为中间型综合征[33]。它的表现包括近端肢体无力和呼吸肌无力。由此产生的呼吸窘迫需要积极处理，治疗后大多数患者完全康复，没有后遗症。

有机磷中毒的治疗包括阿托品（仅逆转毒蕈碱样效应）加上一种肟类化合物如解磷定（既能逆转烟碱样效应，又能逆转毒蕈碱样效应）[34]。这两种药物应该联合应用。阿托品治疗的终点是呼吸道分泌物的清除和支气管收缩的停止。常需要非常大剂量（大约数百毫克）的阿托品。解磷定以 30mg/kg 的剂量缓慢给药。如果需要插管，应避免使用琥珀酰胆碱，因为有机磷酸酯

抑制乙酰胆碱酯酶（琥珀酰胆碱的代谢酶）。非去极化神经肌肉阻滞药有效，但需要剂量更大。中枢神经系统的不良反应包括癫痫发作，应使用苯二氮草类药物治疗，而不是苯妥英钠，后者尚未被证明有效[35]。

十三、横贯性脊髓炎

横贯性脊髓炎是一种局限于脊髓的单相的免疫介导的疾病。在儿童中，高达 60% 病例在感染或疫苗接种后，以一种自身免疫现象发病。在成人中，这种联系不太常见。高达 1/3 病例是特发性的[36]。多发性硬化是另一种相对常见的病因，莱姆病和血吸虫病是 2 种感染性病因。症状取决于受累脊髓的水平，可包括运动症状，如双下肢轻瘫或四肢轻瘫；自主神经功能障碍，如直肠和膀胱括约肌功能障碍；以及在病变部位以下的感觉平面。症状是双侧的，并且通常是对称的，但偶尔可不对称。下肢屈肌群和上肢伸肌群更常受累。症状在数小时至数天之内进展，平均 4～21d，在 2 周时症状最重。在 4h 内症状进展至最重则除外横贯性脊髓炎的诊断。急性期肌肉松弛，在病程后期转变为肌痉挛[37]。在横贯性脊髓炎发作期间和发作后，疼痛是常见的症状，本质上可能是神经性的，也可能是肌肉骨骼性的。

用于诊断的辅助检查包括 MRI 和腰椎穿刺，MRI 表现为脊髓炎症，脑脊液可见淋巴细胞增多和 IgG 升高的炎症表现。治疗包括大剂量皮质类固醇（例如，甲泼尼龙 1000mg/d 静脉注射，连用 3～5d）。血浆置换可用于难治性病例。对不能活动的患者应给予深静脉血栓形成的预防。在由莱姆病引起的偶发病例中，给予抗包柔螺旋体的抗生素。预后取决于潜在的病因、及时的诊断和恰当的治疗，总体来说，预后良好。脊髓休克、背部疼痛和症状迅速进展会导致预后不良。50%～70% 患者部分或完全康复[38]。

十四、蜱麻痹

蜱麻痹是一种不常见的疾病，由存在于妊娠雌蜱唾液中的神经毒素引起。已知的产生这些毒素的蜱虫有 40 种，其中，安德森革蜱（落基山林蜱）和变异革蜱（美洲犬蜱）是北美地区最常见的病原体。症状从感觉异常开始，逐渐进展至步态不稳，最终出现对称的上行性弛缓性瘫痪。毒素是在蜱虫吸食人血时传播的，只要蜱虫吸血，症状就会进展。治疗包括去除蜱虫，这需要在体格检查时仔细寻找蜱虫。去除蜱虫可迅速改善症状，并且与良好的预后相关[39]。

十五、肌萎缩侧索硬化

肌萎缩侧索硬化（ALS）也被称为 Lou Gehrig 病，是运动神经元变性病中最常见的形式。它在总人口中的发病率是 2/10 万～3/10 万，大多数是特发性的。它同时损害上运动神经元和下运动神经元。延髓和肢体功能进行性下降，初发症状多见于肢体，后期进展到延髓节段。只有 20% 的患者可能会出现包括疼痛在内的感觉症状。ALS 患者常出现认知功能障碍，随着疾病进展可发展为额颞叶痴呆。体格检查可发现肌无力、肌痉挛和肌束颤动及肌萎缩。

ALS 的鉴别诊断包括 MG 和神经变性疾病（如 Parkinson 病、Huntington 病和进行性肌萎缩）。对于 ALS 没有能够确定诊断的检查，阴性的实验室和影像检查结果有助于除外需鉴别的疾病。详细的病史和体格检查是诊断的关键。电生理诊断检查，如肌电图，可以帮助识别下运动神经元的丢失。目前还没有治疗 ALS 的有效方法，利鲁唑能缓解 ALS 患者的症状，是唯一的 FDA 批准的改善病情药物[40]。大约 60% 患者在症状出现后 3 年内出现呼吸衰竭，这是 ALS 患者最常见的死亡原因。对于发展为呼吸衰竭的患者，机械通气是必需的。物理治疗和康复治疗联合胃造口术提高了患者的生活质量。虽然总体预后不良，但是如果最初出现症状的部位是肢体，往往预后较好[41]。

十六、经验与教训

- 询问患者能够没有困难地做什么或者不再能做什么，对于确定病变部位是一个好的开始。
- 一般来说，近端肌肉无力提示肌病，远端肌肉无力提示（多发性）神经病。
- 很多药物可以引起肌病，降脂药物是常见的原因。

- 重症肌无力的患者瞳孔功能通常正常，但肉毒中毒的患者瞳孔功能受损。
- 与 GBS 不同，MG 最佳的呼吸支持策略是 BiPAP。
- 肉毒中毒的无力症状是对称下行性的，而 GBS 的无力症状是对称上行性的。

第 13 章
中枢神经系统感染
Infections of the Central Nervous System

Ogonna Felton　Charles R. Wira Ⅲ　著
王玉妹　译
徐　明　张琳琳　校

一、病例分析

患者男性，80 岁，因言语混乱（间断性 / 时好时坏）、发热伴寒战 1d 由救护车从当地的一家疗养院转运至我院急诊室。根据疗养院的报告，患者 2d 前开始出现不适。文件记录患者有干咳和咽喉部疼痛等症状，同时该疗养院里的其他几位居民也出现类似症状。患者自诉额部头痛为著，比伴随的肌痛更严重，遂给予酚麻美敏（泰诺）治疗。患者无摔倒坠落及外伤史。患者基础精神状态可，能正常交谈，并且能够遵嘱完成许多日常生活活动。患者无法管理自己的财务和药物。基础心率是 70～90 次/min，血压波动于 120～130/60～90mmHg。患者自 1 年前被诊断为轻微认知障碍后，至今一直居住于疗养院。其以前独居，妻子于 2 年前去世，在这个地区没有其他亲属。到达急诊室时，初始的生命体征是体温 39.4℃、血压 94/49mmHg、呼吸频率 24 次/min、心率 108 次/min、末梢血氧饱和度 94%、Glasgow 昏迷评分表（GCS）13 分。

既往史　慢性阻塞性肺疾病（chronic obstructive pulmonary disease，COPD）但无吸氧史、高血压和高脂血症病史。

手术史　几年前做过双侧膝关节置换术。

过敏史 无。

常用药 赖诺普利 10mg，每天 1 次；阿托伐他汀 40mg，每天 1 次；噻托溴铵吸入剂 18μg 2 喷，每天 1 次；阿司匹林 81mg，每天 1 次。

体格检查

一般情况 白种人，老年男性；中等身材，与年龄相符；无痛苦面容，但轻微躁动。

头部及眼耳鼻喉 右侧结膜充血，左侧结膜正常，双侧瞳孔等大等圆，对光反射存在；视盘无水肿；鼻旁窦无压痛；结膜无充血；巩膜无黄染。

颈部 无颈静脉怒张。

心脏 心动过速，108 次/min；S_1 和 S_2 心音正常；无明显杂音和摩擦音。

肺 双肺底可闻及湿啰音。

腹部 柔软；无压痛。

四肢 温暖；灌注良好。

神经学检查 神志清醒，对自身和位置保持警觉，第Ⅱ～Ⅻ对脑神经大致正常；四肢肌力正常，5 级；无感觉障碍；无构音障碍；无协调异常；不能执行三步指令；偶尔能说出一些简单物体的名称；Brudzinski 征和 Kernig 征阴性。

皮肤 皮肤温度正常；无皮疹；无苍白。

二、鉴别诊断

当患者在急诊室中出现精神状态改变时，最常用的鉴别诊断思路是 AEIOUTIPS，分别代表内容如下所述。

- A 为酒精中毒 / 酸中毒 / 碱中毒。
- E 为癫痫 / 内分泌紊乱 / 颅内病变 / 电解质紊乱。
- I 为胰岛素。
- O 为药物过量 / 阿片类 / 氧气。
- U 为尿毒症。
- T 为创伤。

- I 为感染 / 缺血 / 不当的通气治疗。
- P 为精神疾病 / 中毒。
- S 为脑中风 / 晕厥 / 占位性病变。

上述诊断思路提供了一个快速和简单的方法来考虑可能引起神志状态改变的各种情况。下面列出了一些需要讨论的神经系统感染和相关的病原体。

- 细菌性脑膜炎
  - ➢ 肺炎链球菌。
  - ➢ 脑膜炎奈瑟菌。
  - ➢ 流感嗜血杆菌。
  - ➢ 李斯特菌。
  - ➢ 金黄色葡萄球菌。
- 病毒性和无菌性脑膜炎
  - ➢ 病毒性脑膜炎
    - ◆ 艾柯病毒。
    - ◆ 柯萨奇病毒。
    - ◆ 虫媒病毒，包括西尼罗河病毒。
    - ◆ 流感病毒 / 副流感病毒。
    - ◆ 莫莱特脑膜炎（单纯疱疹病毒通过巨噬细胞激活）。
    - ◆ 结核脑膜炎。
    - ◆ 艾滋病毒。
    - ◆ 脊髓灰质炎病毒。
    - ◆ 腮腺炎病毒。
  - ➢ 其他病因
    - ◆ 药物性脑膜炎（甲氧苄啶 / 磺胺类、免疫球蛋白、非甾体抗炎药、抗癫痫药）。
    - ◆ 真菌脑膜炎，如隐球菌、球孢子菌。
    - ◆ 蜱虫传播的疾病，如 *borrelia burgdorferi*（莱姆脑膜炎病原体）、斑疹伤寒、埃立克体病。
- 病毒性脑炎

  - ➢ 单纯疱疹病毒（Herpes simplex virus，HSV）和西尼罗河病毒。
- 中枢神经系统阿米巴感染
- 狂犬病脑炎
- 朊病毒疾病
- 神经梅毒
- 疟疾

有些感染可通过继发性感染后免疫介导机制引起中枢神经系统（central nervous system，CNS）损伤，如下所述。

- 横贯性脊髓炎
  - ➢ 来自急性或感染后。
- 吉兰 - 巴雷综合征变异型
  - ➢ 由最初的细菌或病毒（如 Epstein-Barr 病毒）感染引起的 Bickerstaff 脑干脑炎。

建立初步鉴别诊断的一个重要考虑因素是病变的定位诊断（见区分上、下运动神经元体征的“体格检查”部分），尤其是以下级别：①脑，如大脑半球、小脑和脑干；②脊髓；③周围神经系统。

由于需要考虑的鉴别诊断很多，综合评价病史和体格检查是明确诊断和确定治疗方案的重要参考因素。由于急诊室的性质和极其有限的条件，限制了对患者进行详尽的初步检查。急诊医师必须快速敏锐地识别危及生命的急性症状。他们可以通过初步实验室检查、神经影像（如果需要）、腰椎穿刺（如果需要）等方式对患者进行初步诊断，早期给予适当的抗生素治疗，直至住院后继续治疗。

该病例描述了急诊室内常见的一种情况。患者发热、精神状态发生变化、可疑低血压，出现这 3 种症状提示临床医师应注意感染性病因。

三、病史

询问病史的过程中需要注意以下几点。

首发症状 除了一些罕见的病例外（如莫拉雷的 HSV 再次激活脑膜炎），典型的中枢神经系统感染是不会复发的。

症状发生的急缓　典型的中枢神经系统感染有一段短暂的前驱症状（如全身不适），或另外一种疾病之后，相对缓慢的出现中枢神经系统症状（如 SAH 引起的快速剧烈性头痛，脑卒中或癫痫引起的神经状态的突然变化）。

神经系统回溯　患者是否在任何时间点有过任何持续或短暂的局灶性缺损症状，这可能指向另一种诊断。

潜在的颅内压升高的征象　嗜睡、恶心和（或）呕吐、视盘水肿，视力模糊，以及神经系统检查的局灶性病变征象（如脑神经麻痹）。

脊髓受累征象　肢体无力或感觉改变，胃肠或膀胱功能障碍。

接触史　询问疾病接触史和密切的个人接触史（如共享的生活空间、性伴侣和共享的食物）、接触病毒宿主（啮齿动物、蜱虫、蚊子、蝙蝠和野生动物）、结核病接触史和既往是否有 HSV 史。

免疫功能低下状态　HIV、器官移植、糖尿病、长期使用皮质类固醇、恶性肿瘤、脾切除术、骨髓抑制和酒精中毒。

近期手术史　神经外科或耳鼻喉科手术。

近期感染　口咽感染、鼻腔感染、鼻旁窦感染（如乳突炎）、耳部感染和胃肠道疾病。

用药史　非甾体抗炎药（布洛芬、萘普生）、静脉注射免疫球蛋白（IVIG）、甲氧苄啶 / 磺胺甲噁唑（TMP-SMX）、抗癫痫药物和化疗药物。

旅行史　到疾病流行地区（即佛罗里达、非洲、南美、亚洲、加勒比）或已知传染病媒介的地区（节肢动物、滴虫传播的疾病、蚊子传播的疾病）；最近被监禁或在监狱或军事设施区工作。

接种情况　流感嗜血杆菌、肺炎链球菌、脑膜炎奈瑟菌。

典型的脑膜炎患者会出现发热，体温超过 38℃（100.4 ℉）、颈强直和精神状态改变，但这些表现在临床上并不常见。脑膜炎患者出现上述任何两种或两种以上症状的敏感性高达 95%[2]。3 种症状均不存在可以有效排除脑膜炎[2]。一项研究发现，只出现发热这一症状诊断敏感性为 85%，只出现颈强直的诊断敏感性为 70%，只出现精神状态改变的诊断敏感性为 67%[2]。所有这些症状可能同时或不同时出现，但有几项研究指出，大部分患者会出现至少3种以上症状。例如，一项研究报道67%的患者有发热、颈强直和精神状态改变[10]，而在另一项研究中，44%患者有典型的精神状态改变、发热和颈强直三联征，而在同一队列研究中，87%患者只有头痛，83%患者只有颈强直，77%患者只有发热≥38℃（100.4 ℉）[23]。如果头痛伴随了括号中症状的任意2个（发热、颈强直、头痛和精神状态改变），那么诊断脑膜炎的敏感性接近95%[2, 23]。

四、体格检查

生命体征　生命体征紊乱可能与菌血症、全身组织缺氧、供氧/耗氧不匹配和炎症级联反应有关。95%以上的脑膜炎患者体温会超过38℃（100.4℉）。然而，正常血压和低血压都有可能出现，低血压更提示患者目前存在菌血症。呼吸频率可能正常或升高，这取决于相关的乳酸酸中毒或继发性肺损伤（如急性肺损伤、误吸）。也可能会发生低氧血症。心率可能正常或升高，这取决于其他临床因素，如脱水、房室结阻滞药的应用、年龄，以及是否存在交感神经系统兴奋。休克指数升高（心率/动脉收缩压，＞0.8表示异常）可能表明患者对潜在的感染过程有更严重的全身反应。严重的生命体征紊乱可能表示休克或休克前状态。

皮肤　大多数脑膜炎患者通常不会出现皮疹。在一项研究中，11%患者出现皮疹[10]。要仔细检查身体相关部位的任何皮疹。在脑膜炎奈瑟菌引起的脑膜炎中，皮疹的发生率为63%[10]和80%[18]，而在脑膜炎奈瑟菌血症的患者中，皮疹的发生率为73%。出现水泡可能是单纯疱疹病毒感染。其他感染可能有一些特殊的皮疹（如洛杉矶斑点热）。

头眼耳鼻喉　检查鼓膜是否异常（中耳炎患病率25%[3]）、乳突炎、眼睛/视网膜有无异常（畏光/视盘水肿）和鼻旁窦有无压痛（鼻旁窦炎[3]）。观察口咽部是否病毒感染的征象（瘀斑/咽部红疹）。

颈部　检查颈项强直（仰卧位时颈部向前弯曲有无阻力）和淋巴结病变。

神经系统检查　根据患者的认知功能和觉醒程度，评估患者意识状态，从神志朦胧到昏迷。Kernig征（当同侧髋关节弯曲90°时膝关节伸展的抵抗程度）和Brudzinski征（当患者处于仰卧位时，髋关节屈曲和颈部被动屈曲的情况）对脑膜炎诊断敏感性不高，但其特异性高达 95% 以上[2]。一项包括 297 名成年患者的前瞻性队列研究表明，Kernig 征和 Brudzinski 征对细菌性脑膜炎的敏感性和特异性分别为 5% 和 95%[20]。目前认为，脑膜刺激征越严重，出现这些症状的患者为结核分枝杆菌脑膜炎或肺炎链球菌脑膜炎等化脓性感染的可能性越大。一项 54 名患者的前瞻性队列研究显示，摇动加重试验（jolt accentuation test，译者注：摇动加重，是指按水平线旋转颈部或对不配合的患者摇动担架时引起头痛加剧，被认为是头痛患者脑脊膜刺激的体征之一）对脑脊液细胞数增多的敏感性为 97%，特异性为 60%[22]。摇动加重试验指让患者在 1s 内将头部从一侧水平旋转至另一侧，重复至少 2 次。如果头部运动加剧头痛，则认为是阳性的。

全面的神经系统检查可能包括以下几个方面。

- 一般情况
  - “你看到了什么？”
  - 意识水平、体位、肢体活动，以及对周围环境的反应。
- 认知功能的评估
- 言语改变
  - 接受性与表达性异常。
- 第Ⅱ～Ⅻ对脑神经功能的评估，对应脑干水平（4s 法则）
  - 中脑：CN 1～4。
  - 脑桥：CN 5～8。
  - 延髓：CN 9～12。
- 进一步的专业眼科评估
  - 局部视野缺损。
  - 复视。
  - 眼球震颤（周边型与中心型）。
  - 倾斜试验。
  - 扫视试验。
- 肌张力 / 肌力评估
- 感觉功能评估

- 小脑功能评估
  - ➢ 指鼻试验、跟膝胫试验、快速交替试验。
- 深反射、趾反射和阵挛
- 闭目难立征（Romberg 试验）
- 步态评估
- 存在或不存在上运动神经元的体征（CNS 与 PNS）
  - ➢ 上运动神经元体征：反射亢进、肌张力/痉挛增加、Babinski 征阳性。
  - ➢ 下运动神经元体征：反射减退、肌张力/松弛度降低、束状收缩、Babinski 征消失。
- 昏迷患者的评估
  - ➢ Glasgow 昏迷量表评估（GCS）。
  - ➢ 警觉性/互动水平。
  - ➢ 对有害刺激物的姿势/音调/定位。
  - ➢ 进一步的脑神经测试，如眼睑和（或）眼前庭反射、角膜反射、呕吐反射、面部疼痛。
  - ➢ 不对称或一侧的体征（减退、反射）。

五、急诊室处理流程

（一）生命体征危险分层

在过去的研究中，全身炎症反应综合征（SIRS）诊断标准被用以初步鉴别具有潜在脓毒症（先前被称为严重脓毒症）的感染患者，以及对此类患者进行风险分级。目前的文献、指南和临床医师的实践中应用了这些标准中更严重的紊乱（即呼吸频率＞ 22 次/min，心率＞ 110～130 次/min），并研究了其他可用的标准（即短暂性低血压、缺氧、精神状态改变、休克指数升高）[13, 17, 19, 24]。

（二）临床检查

急诊室能够获得的初步常规实验检查项目如下所示。

- 全血细胞计数（CBC）。
- 基础代谢情况（BMP）。
- 血培养。
- 凝血情况。
- 如果患者需要排除高碳酸血症，则可进行动脉血气分析。
- 实验室对潜在脓毒症患者进行风险分层的项目如下所示
  - 乳酸。
  - 肝功能。
  - 凝血情况。
  - 血小板水平。
- 用于鉴别诊断的其他实验室项目如下所示
  - 尿液分析。
  - 血氨水平。
  - 毒理学情况 / 药物浓度水平。
  - 肌钙蛋白水平。

实验室检查可以发现非特异性白细胞增多、白细胞减少、血小板减少、PTT 正常或升高，或纤维蛋白原降低，这可能提示弥散性血管内凝血（DIC）。凝血功能紊乱预示着脑膜炎的预后较差。

（三）神经影像学检查

如果体格检查时出现局灶性神经功能缺损症状，问诊中发现短暂的神经症状，以及提示颅内压升高的症状 / 体征（即嗜睡、恶心 / 呕吐），则建议进行神经影像学检查。不建议对脑膜炎患者常规行影像学检查。不能因进行神经系统影像学检查而延误抗生素的应用。在一项有局灶性神经症状脑炎患者的研究中，有 62% 患者头部 CT 扫描正常，相反，此研究中 3% 没有局灶性神经症状的患者头部 CT 却有异常改变 [20]。

（四）腰椎穿刺

正确的体位是成功获取脑脊液样本的重要因素。有两种选择，一是直立坐姿，另一个是侧卧位。侧卧位能够更精确地测量脑脊液的压力（正常范围是 10～20cmH_2O）。强迫屈曲位可能会使脑脊液的压力升高，体重指数也可能影响脑脊液的压力（表 13-1，图 13-1 和图 13-2）。

（五）神经重症患者的管理

1. 脓毒症 / 脓毒症休克

早期识别脓毒症是非常重要的，否则可能会导致并发症发生率和死亡率的明显升高。如果患者有强烈的生理反应（即精神状态改变、呼吸急促、低血压、心动过速、休克指数升高），那么需要进行实验室检查进行风险分层（如乳酸）。对严重感染患者的主要的初始干预措施包括液体复苏和早期应用适当的广谱抗生素进行抗菌治疗，联合 / 不联合抗病毒药物。如果患者进展到休克状态，那么可以根据现有的重症监护指南进行方案化的复苏治疗。

2. 颅内压升高

颅内压升高可以由脑实质、脑脊液或血容量异常增加，以及可以产生占位效应的病变所致。尤其是中枢神经系统感染患者，颅内压升高的原因可能包括脑实质水肿（即脑炎）、脑脊液吸收减少（即脑膜炎）或占位效应（即脑脓肿）。临床监测或神经影像学提示颅内压升高时需要及时处理，以预防脑疝综合征。治疗方案主要包括渗透性利尿剂、高渗治疗、头部抬高、轻度过度通气、预防发热。可通过脑室外引流（EVD）直接监测颅内压。给予最大限度的药物治疗和持续的脑脊液引流仍无效的顽固性颅内压升高，可能需要行去骨瓣减压术。

六、特殊情况和特殊类型中枢神经系统感染

（一）细菌性脑膜炎

脑膜炎是脑与脊髓脑脊膜及蛛网膜下腔的炎症性病变。细菌性脑膜炎的症状是由炎症对上述部位的刺激导致。此类感染是一种进展迅速且会危及生命的紧急医疗情况。自 20 世纪 80 年代初以来，脑膜炎的发病率有所下降，据报道脑膜炎的发病率为每年 3/10 万[21]。

引起脑膜炎的常见菌如下所示。

- 肺炎链球菌

表 13–1　脑膜炎的脑脊液检查（脑脊液中每多含 1000 个红细胞，蛋白质计数增加 1mg/dl）

	WBC（细胞 /μl）	葡萄糖（mg/dl）	蛋白质（mg/dl）	细菌学培养	革兰染色	脑脊液压力（cmH_2O）
正常	0～5	50～75	15～40	无	无	＜20
细菌	100～5000（中性粒细胞为主）	＜40（↓）	＞100（↑）	与组织相关	GPR、GNR、GPC、GND	↑
病毒[a]	10～300（淋巴细胞为主）	正常	正常 / ↑	无增长	无	正常 / ↑
真菌	10～200	↓	正常 / ↑	无增长[b]	无	正常 / ↑
结核	10～500	↓	↑	无增长[c]	无	正常 / ↑

WBC. 白细胞；GPC. 革兰阳性双球菌（肺炎链球菌）、单链或链状（金黄色葡萄球菌或表皮葡萄球菌）；GND. 革兰阴性双球菌（脑膜炎奈瑟菌）；GNR. 革兰阴性球菌（流感嗜血杆菌），革兰阴性杆菌（大肠杆菌）；GPR. 革兰阳性杆菌（李斯特菌）

a. 单纯疱疹病毒通常会引起脑 MRI 或 CT 上可见的出血

b. 需要特殊的染色剂，如印度墨水和乳胶凝集试验，以测定真菌抗原

c. 需要特殊的分枝杆菌生长培养基

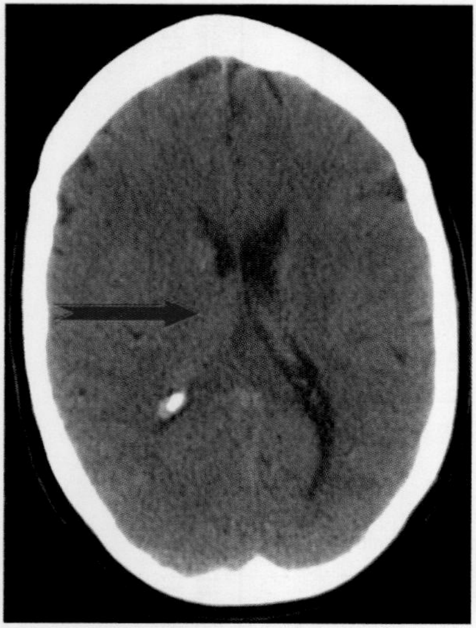

◀ 图 13-1　头部 CT 横断面显示疱疹性脑炎患者右侧脑室轻度受压（箭）

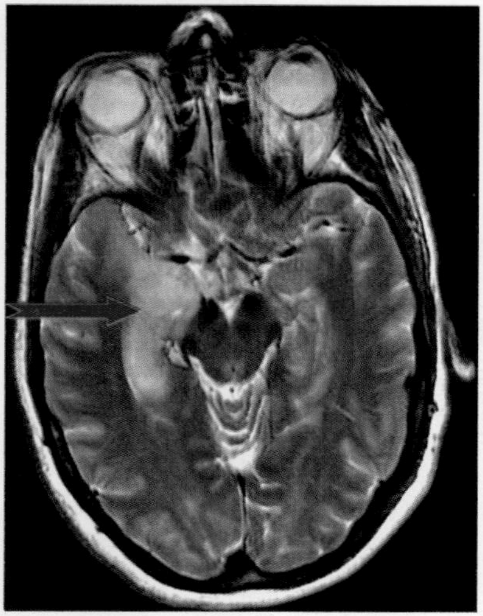

◀ 图 13-2　头部弥散加权 MRI 横断面显示 1 例单纯疱疹病毒性脑炎患者

红箭显示了沿着右侧颞叶的增强区域

➢ 这是与社区获得性脑膜炎（CAM）最常见的细菌——24%的可能性[10]。
➢ 革兰阳性双球菌。
- 脑膜炎奈瑟菌（脑膜炎球菌）
➢ 这是第二常见的与社区获得性脑膜炎（CAM）相关的细菌[10]。
➢ 通常伴有瘀点，可合并为紫癜性皮疹。
➢ 革兰阴性双球菌。
- 流感嗜血杆菌
➢ 革兰阴性球菌。
➢ 4%病例中可能培养出该细菌[10]。
- 单核细胞性李斯特菌
➢ 革兰阳性杆菌。
➢ 4%病例中可能培养出该细菌[10]。
➢ 容易感染老年人和婴幼儿。
- 金黄色葡萄球菌
➢ 4%病例中可能培养出该细菌[10]。
➢ 常见于操作后感染。
➢ 耐甲氧西林菌株越来越普遍。

（二）治疗

如果怀疑是细菌性脑膜炎，因为延误治疗会增加死亡率及影响患者预后，任何原因都不应该延误治疗时间，包括进行神经影像学检查、血液检查或腰椎穿刺检查。在怀疑是细菌性脑膜炎的30min内就应该开始使用抗生素。研究表明，抗生素使用延迟超过2h预示着预后不良。一项研究发现，在入急诊室1h内使用抗生素，与住院后几小时应用相比，绝对风险降低了21%[14]。需要了解的是应用抗生素后可能需要几个小时才能获得脑脊液培养。一项研究发现，73%在抗生素使用后4h获得的脑脊液培养呈阳性，而11%在抗生素使用后数小时获得的脑脊液培养物呈阴性[15]。

皮质类固醇是脑膜炎治疗的辅助手段，但目前仍存在争议。皮质类固醇可以减轻中枢神经系统细菌溶解后的炎症反应。考克兰系统综述发现[5]，在肺炎链球菌的病例中有助于减少听力损失和神经后遗症，而流感嗜血杆菌或脑膜炎链球菌的病例中则不会。皮质类固醇应用后死亡率并没有下降。然而，另一项前瞻性研究发现[8]，在接受地塞米松治疗的患者中，不良的神经功能结局和死亡率有所改善。不管怎样，如果选择使用皮质类固醇，那么应该在早期使用抗生素的同时使用。

第3代头孢菌素对脑脊液的良好渗透性使其成为治疗细菌性脑膜炎的最佳初始选择[7, 11]。

（三）治疗总结（表13–2）

成人脑膜炎的治疗是根据最常见的细菌类型进行。

- 对于肺炎链球菌、脑膜炎双球杆菌和流感嗜血杆菌，建议使用3代头孢菌素。
- 如果怀疑肺炎链球菌是耐药菌，则应加用万古霉素。
- 如果怀疑是耐甲氧西林金黄色葡萄球菌（MRSA），也可以添加万古霉素。
- 氨苄西林可用于覆盖老年人、免疫受损人群、酗酒者、怀疑脑脊液漏和儿童的单核细胞性李斯特菌感染。
- 如果头孢菌素类药物有禁忌证，喹诺酮类药物可替代该类药物。
- 如果怀疑是病毒性脑炎，则应根据经验开始使用阿昔洛韦。
- 在使用抗生素之前或与之同时，应考虑使用皮质类固醇。

（四）急诊后处置

细菌性脑膜炎患者中的大多数通常会接受更高级别的治疗（ICU或负压病房），因为有发生脓毒症级联反应、癫痫发作和颅内压升高进展的风险。为了保护工作人员，患者应采取预防飞沫措施。

脑膜炎是有传染性的，但仅限于那些长期与该患者密切接触的人。密切接触者包括住在同一个家里、共用餐具、咳嗽、打喷嚏，以及与患者接吻/口腔接触的人。药物预防应在24h内开始。疾病预防控制中心建议以下任何一种方案：①利福平口服2d、头孢曲松肌内注射；②单剂量喹诺酮类药物（环

表 13–2　怀疑脑膜炎的经验性抗生素覆盖指南

年　龄	常见微生物	推荐抗生素
＜1 月龄	李斯特菌、无乳链球菌、大肠杆菌	头孢曲松[a]或头孢噻肟＋氨苄西林类，也可选择：氨苄西林[b]＋氨基糖苷（庆大霉素）
1—23 月龄	无乳链球菌、流感嗜血杆菌、肺炎链球菌、大肠杆菌、脑膜炎奈瑟菌	万古霉素[c]＋头孢曲松或头孢噻肟
2—50 岁	肺炎链球菌和脑膜炎奈瑟菌	头孢噻肟或头孢曲松＋万古霉素
＞50 岁	李斯特菌、肺炎链球菌、脑膜炎奈瑟菌	头孢噻肟或头孢曲松＋万古霉素＋氨苄西林
手术器械相关（神经外科或耳鼻喉科）	金黄色葡萄球菌和铜绿假单胞菌	头孢他啶[d]＋万古霉素

a. 头孢曲松和头孢噻肟是第 3 代头孢菌素
b. 氨苄西林覆盖李斯特菌
c. 万古霉素包括抗药性肺炎链球菌和耐甲氧西林金黄色葡萄球菌（MRSA）
d. 头孢他啶是一种覆盖假单胞菌的第 3 代头孢菌素
改编自 Tunkel 和 Fitch

丙沙星）[26]。

七、无菌性脑膜炎

当患者有相关脑膜炎的临床症状及脑脊液结果改变，但培养结果阴性时，应注意以下几点。

- 与无菌性脑膜炎有关的常见病因和病原微生物包括病毒、结核病、药物、真菌和寄生虫。

- 无菌性脑膜炎可能是季节性的，如肠道病毒和柯萨奇病毒通常在夏季出现，但也可能在秋季晚期出现。
- 预后总体良好。大多数在短时间内可恢复。
- 据报道，有几类药物引起的药物性脑膜炎病例，最显著的是免疫调节药物，如静脉注射免疫球蛋白（IVIG）[9]；抗菌药物，如TMP-SMX[6]和非甾体抗炎药[1]。
- 当脑脊液检查提示病毒性脑膜炎时，患者通常开始使用阿昔洛韦经验治疗，并接受密切观察和脑脊液单纯疱疹病毒（HSV CSF）检测，以防止隐匿性脑炎的临床症状升级。

病例分析中的患者被确诊为脑膜炎，致病菌为李斯特菌。患者有一个简单的住院病史，并且从长期的护理环境下出院。

八、脑炎

脑炎是一种脑实质的感染，导致运动、感觉、认知和（或）行为的改变。这些症状和体征有助于区分脑炎和脑膜炎，因为脑膜炎并不会表现为典型的神经功能缺损症状。然而，在临床表现的早期，隐匿性脑炎可能难以鉴别。

脑炎有许多不同的病因，包括细菌、真菌、原虫和病毒，病毒包括单纯疱疹病毒（HSV）、水痘带状疱疹病毒（VZV）和几种引起东部马脑炎（EEE）的病毒、西尼罗河病毒（WNV）、西部马脑炎病毒（WEE）、寨卡病毒、禽流感病毒、淋巴细胞性脉络膜脑膜炎病毒（LCMV）和朊病毒。获得良好准确的旅行史至关重要。

（一）临床特征

可能包括精神状态改变、脑神经缺损、轻偏瘫或偏瘫。

（二）实验室检查

腰椎穿刺检查获得脑脊液，可考虑行病毒 PCR 检测。

与脑膜炎一样的常规实验室指标也是适用的，包括全血细胞计数（CBC）、代谢情况和血培养。在疱疹性脑炎的病例中，在脑脊液中发现一定量的红细胞并不少见。

（三）影像学检查

颅脑影像学检查（如 MRI）可能有用，但 CT 通常更容易获得，能够排除占位效应。

基底节或丘脑病变可见于继发于虫媒病毒、结核病和 Creutzfeldt-Jakob 病的脑炎。颞叶增强 MRI 提示为单纯疱疹病毒（HSV）脑炎。HSV 还可表现为颞叶出血性病变。

（四）治疗

经验性抗生素联合阿昔洛韦，直到能够缩小病原菌的范围。

九、狂犬病脑炎

狂犬病脑炎是由狂犬病病毒感染引起的。症状包括发热、精神状态改变、喉痉挛，进一步发展为肌肉强直，类似于严重破伤风感染后症状，最后发展为瘫痪、昏迷甚至死亡[12]。暴露后几天至几个月可能出现症状。它会迅速发展为脑炎并导致死亡。疾病预防控制中心估计，20 世纪 90 年代，与狂犬病相关的死亡每年为 1～2 人，低于 19 世纪的每年 100 人[27]。

主要传播途径为被动物咬伤后唾液直接传播，少数病例是通过在封闭环境（即洞穴）的空气传播，或通过感染病毒的供者的组织或器官移植传播。美国常见的狂犬病动物宿主是蝙蝠、浣熊、臭鼬和野生未接种疫苗的狗（在美国并不太常见）。

确诊需要详细的病史及高度怀疑狂犬病，否则很容易因为其他病毒疾病而忽略。未获得免疫患者脑脊液检查可发现抗狂犬病病毒抗体。

目前还没有狂犬病的有效治疗方法，所以在暴露后，要积极预防。

如果无法获取并监测动物的行为变化情况（10d），或者动物的疫苗接种状态未知，则应考虑狂犬病的预防。

预防

当前，疾病预防控制中心建议对于以前未接种疫苗的人，使用 4 针狂犬病免疫球蛋白疫苗方案，分别于第 0 天、第 3 天、第 7 天和第 14 天，在两个单独的注射部位以肌内注射方式给予 [27]。

十、疟疾

疟疾是世界热带地区特有的原生动物疾病，特别是在非洲、中东 / 亚洲、加勒比、中美洲和南美洲。传播途径主要为携带病原体的雌性按蚊叮咬，按蚊为主要传播媒介。疟疾影响着全世界数以百万计的人，死亡率很高，尤其是非免疫宿主。

脑型疟疾较为罕见，主要发生在高死亡率人群。脑型疟疾患者治疗组和未治疗组的死亡率分别为 20% 和 100%[16]。脑型疟疾在年龄上呈双峰分布（儿童、老年人和免疫功能低下者受影响最大），病原体亚型 95% 以上为恶性疟原虫 [16]。此疾病的特征是精神状态改变，伴或不伴癫痫发作，无局灶性神经症状，并证实恶性疟原虫感染。脑血管通透性增加可能导致脑水肿。

（一）临床特征

非特异性流感样症状：疲劳、萎靡不振、发汗、寒战、发热头痛、肌痛、关节痛、低血糖和腹痛。

严重者可出现精神状态改变、昏迷、严重贫血、肾衰竭和休克。

（二）实验室检查

血涂片是诊断的金标准，显示有环状滋养体的红细胞。

在疟疾流行区可进行快速免疫层析检测。

（三）影像学检查

CT 及 MRI 检查可表现正常，或提示有脑水肿征象（灰白质分化丧失）。

患者可能处于感染的任何阶段，因此急诊医师的职责是迅速识别患者并给予恰当的临床处理；进行必要的血液检查，必要时进行液体复苏；条件允许时进行影像学检查，稳定病情，并给予相应处理。许多患者可能会使用抗生素，因为最初的诊断可能要等到血涂片结果（可能需要数小时至数天）才可以确诊。

（四）世界卫生组织推荐的治疗方案[25]

对于不复杂的恶性疟疾，青蒿素为主的联合治疗持续时间为 3d。可采用下列任一治疗方案：①蒿甲醚 + 卢美芬；②青蒿琥酯 + 阿莫地喹；③青蒿琥酯 + 甲氟喹；④双氢青蒿素 + 哌喹；⑤青蒿琥酯 + 磺胺多辛 - 乙胺嘧啶。

十一、神经梅毒

未经治疗的原发性梅毒可发展为神经梅毒。梅毒螺旋体脑脊液感染通常可以通过免疫系统清除，因此与其他脑脊液感染出现的典型炎症反应相比可能不明显。由于广泛使用抗生素，神经梅毒并不常见。在免疫力低下的人群中可以看到，如在艾滋病毒感染 / 艾滋病患者中。

暗视野显微镜检查出螺旋体可以明确诊断，但这种检查昂贵和非常复杂。其他间接手段包括评估抗体反应性。脑脊液性病研究实验室（venereal disease research laboratory，VDRL）和快速血浆反应素（RPR）可以检测抗体。进一步的验证性试验包括荧光梅毒抗体吸收试验（FTAABS）、梅毒酶免疫试验（EIA）或梅毒螺旋体颗粒凝集试验（TPPA），检测针对特定梅毒抗原的抗体。

治疗方法为青霉素 G（PCN）2400 万单位静脉注射 10～14d，或普鲁卡因 PCN G 肌内注射 10～14d，同时给予相同时间的丙磺舒。丙磺舒可延缓青霉素的肾排泄。

应提醒患者注意过敏反应和 Jarisch-Herxheimer 反应的可能性，Jarisch-Herxheimer 反应是一种自限性发热反应，其特征是肌痛、头晕、僵硬、发汗、头痛和皮疹恶化，通常出现在给予青霉素初始剂量后的最初 24h。

十二、脑脓肿

脑脓肿是由脑实质中的细菌和其他感染（真菌、原虫）引起的脓性渗出物的汇聚。大多数是由感染物质从身体其他部位的化脓病灶播散引起的，最常见的是头颈部感染，包括鼻旁窦、中耳、牙齿感染和乳突炎。身体其他可能引发感染的部位是左侧心脏（细菌性心内膜炎）和肺（动静脉瘘导致从右向左分流）、穿透性颅脑损伤和神经外科手术，以及细菌性传播。免疫功能受损的患者比一般人群面临更大的风险。

疾病的进展按时间顺序分为：①脑炎期：局部炎症和水肿，无组织坏死（1～2 周）；②液化坏死期（2～3 周）；③纤维化（瘢痕形成）发生在 3 周后。

（一）临床特征

神经系统症状取决于发病部位，如脓肿位于额叶，患者会出现精神状态改变、头痛、发热、癫痫发作、恶心、呕吐、寒战、个性或行为改变。

（二）影像学检查

MRI 对脑脓肿的诊断优于 CT。脓肿不断进展和周围水肿，直到疾病的后期 CT 才能显示，但 CT 可以在急诊室中快速获得。进行 CT 检查时，应使用静脉造影剂，因为它有助于显示强化的环形纤维化组织及周围水肿。

经食管超声心动图可以用来发现心内膜炎赘生物，但这在急诊室通常是不可行的。

（三）预防/治疗

致病菌种类取决于引起感染的原发病灶。牙、鼻和鼻旁窦感染引起的脓肿通常是多种微生物（链球菌、葡萄球菌和厌氧菌），因此抗生素的抗菌谱要广。如果是神经外科手术或耳鼻喉科手术后，应考虑覆盖耐甲氧西林金黄色葡萄球菌（MRSA）和革兰阴性杆菌。根据脓肿的大小、可及性和临床情况，可考虑立体定向抽吸来引流脓肿；一些研究指出，＞ 2.5cm 的脓肿应引流 [4]。

十三、脊髓硬膜外脓肿

脊髓硬膜外脓肿是指在脓肿发生在硬脊膜外腔。硬膜外脓肿可以包含多种不同的病原菌，如葡萄球菌属（包括 MRSA）、大肠杆菌、铜绿假单胞菌和厌氧菌。细菌可通过皮肤或软组织感染的局部传播或全身传播进入硬膜外腔。危险因素包括：①静脉注射药物（IVDU）；②免疫抑制，如恶性肿瘤、人类免疫缺陷病毒（HIV）感染 / 获得性免疫缺陷综合征（AIDS）和糖尿病；③酒精中毒；④脊柱手术。脊髓脓肿通常位于腰椎和胸椎，但可以发生在脊髓的任何地方。详尽的病史和体格检查是辨别潜在感染源的关键。

（一）临床特征

临床表现可能是隐匿的和非特异性的，主要包括发热、肌痛、不适、背痛和（或）四肢无力。体格检查结果包括局灶性背部压痛和神经功能缺损，如麻木、轻瘫痪或瘫痪，注意脊髓及神经压迫的症状（麻木、肠和膀胱功能障碍、腿轻瘫痪 / 瘫痪）可能会延迟和不可预测，但脓肿越大越明显。

（二）影像学检查

MRI 是最敏感的检查方法。如果不能进行 MRI 检查，CT 扫描联合脊髓造影也是可行的，但对脊髓硬膜外脓肿诊断的敏感性较低。

（三）治疗

应选择广谱抗生素，能够覆盖最常见的病原菌，包括 MRSA、厌氧菌、假单胞菌和革兰阳性菌，然后迅速会诊决定是否神经外科手术和住院治疗。

十四、经验

- 进行完整详细的神经科问诊和检查；认识到疾病可能随着时间动态变化或波动，而不是保持静止。
- 识别颅内压升高的临床症状。
- 识别在腰椎穿刺前何时进行神经影像学检查。
- 在疑似中枢神经系统感染时，尽快使用抗菌药物。
- 认识到大多数脑膜炎 / 脑炎患者可能不会出现典型症状。
- 提供隔离以保护员工。
- 注意对脑膜炎患者的密切接触者进行药物预防。
- 在处理免疫功能受损的人群时，高度警惕中枢神经系统感染。

利益声明：无经济 / 商业冲突。

第 14 章
急性运动障碍
Movement Disorder Emergencies

Latha Ganti　Javier Rosario　著
陈静然　译
张　睿　张琳琳　校

一、病例分析

患者女性，35 岁，某周末的早晨，因精神状态改变、神志不清和嗜睡被父母发现后，由紧急医疗服务（EMS）送到急诊室。到达医院时患者嗜睡，但可被唤醒并进行交谈。患者承认前一天晚上和男友吵架时，吃了一把肌肉松弛药（环苯扎林），还喝了点酒。患者既往存在抑郁症病史，因此每天服用依他普仑 10mg。最近患者因下背部肌肉痉挛而服用了肌肉松弛药，否认服用任何其他药物。

在进行初步评估后不久，患者变得昏睡，只对疼痛刺激有睁眼反应，谈话不完全，仅用四肢来定位疼痛的刺激。患者生命体征：体温 38.7℃，心率 127 次/min，血压 147/75mmHg，呼吸频率 26 次/min，经氧流量 4L/min 的鼻导管吸氧，脉搏血氧饱和度为 95%。体格检查：出汗、皮肤潮红、水平眼震、颤抖、肌肉僵硬以下肢为著，伴有反射亢进。由于感觉中枢的改变，医师对患者进行了气管插管并立即给予镇静剂以控制颤抖和肌肉僵硬。血液检查显示该患者无电解质异常，肌酸激酶升高至 4730U/L，酒精水平达 78mg/dl，阿片类筛查阳性。

二、概述

人们通常不认为运动障碍是一种急症，因为实际上，这些情况主要是在门诊处理。然而，在某些情况下可能会紧急出现，漏诊会导致患者不必要的发病率和死亡率。大多数运动障碍的急症可能会持续数小时至数天[1]。虽然运动障碍的细微差别和其整体管理是复杂的，超出了急诊医师的能力范围，但当运动障碍不受控制时，产生的如横纹肌溶解、跌倒创伤和自主神经功能障碍等表现在急诊科并不少见。

运动障碍大致可分为过多（运动功能亢进）和过少（运动功能减退或震颤麻痹样运动，图 14–1）。运动功能减退的特征是运动不能或运动迟缓——运动消失或缺乏。震颤麻痹的早期症状包括手臂摆动减少，随后面部运动减少。运动功能亢进可分为五类，包括肌张力障碍、舞蹈病、抽动、肌阵挛和震颤。

三、运动功能减退急症

（一）急性震颤麻痹

震颤麻痹是 Parkinson 病的一个特征，也出现在其他运动障碍疾病中，最常见的有路易体痴呆、多系统萎缩、进行性核上性麻痹、皮质基底部变性和额颞叶痴呆。与 Parkinson 病不同，震颤麻痹通常与自主神经功能障碍和小脑共济失调有关。另外，与 Parkinson 病不同，震颤麻痹患者对左旋多巴的反应一般较差。

急性震颤麻痹主要由黑质中多巴胺能神经元的丢失和其余的神经元内路易体的堆积引起[1]。继发性震颤麻痹可由药物、毒素、脑病后和血管原因引起（表 14–1）。

要诊断震颤麻痹，必须存在运动迟缓或静止性震颤，以及至少存在 6 种主要特征中的 1 种（表 14–2）。

急性震颤麻痹最常见的原因是服用了多巴胺受体拮抗药。药物引起的震颤麻痹占震颤麻痹发生的 7%[2]，可由抗精神病药物和非抗精神病药物引起（表 14–3）。潜在机制为多巴胺的消耗。在这些药物清单中，急诊医师需特

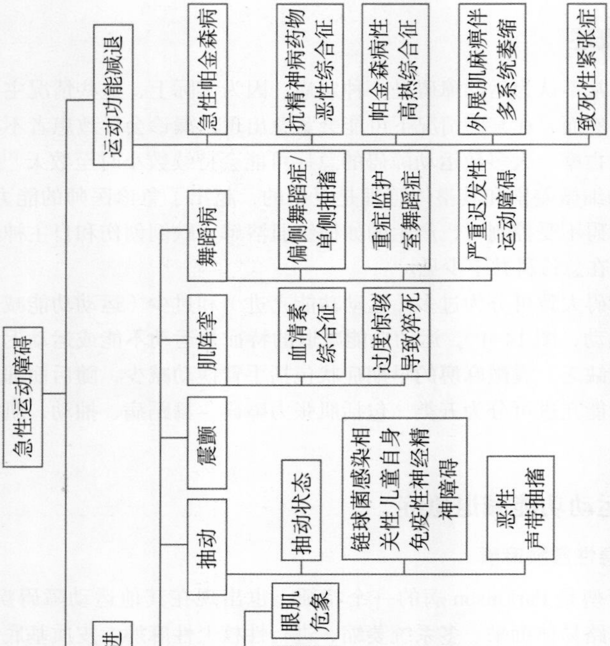

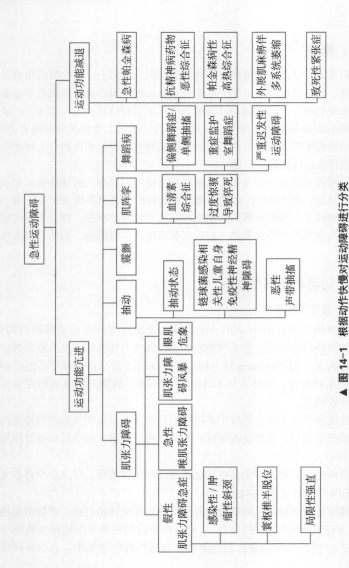

▲图 14-1 根据动作快慢对运动障碍进行分类

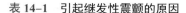

表 14-1　引起继发性震颤的原因

中毒/代谢性 • 一氧化碳 • 镉 • 1-甲基-4-苯基-1，2，3，6-四氢吡啶（MPTP） • 酒精戒断（罕见） • 甲醇 • 双硫仑 • 骨髓移植 • 黄蜂蜇伤（罕见） **结构性** • 脑卒中 • 硬脑膜下血肿 • 脑桥中央和外髓鞘溶解（罕见） • 肿瘤 • 脑积水（阻塞性>正常压力）	**精神病性** • 紧张性精神分裂症 • 转换障碍 • 强迫性精神障碍（罕见） • 装病 **传染性/传染后的** **自身免疫性（狼疮）** **药物（表 14-3）**

改编自 Frucht[1]

表 14-2　震颤麻痹的主要特征

• 静止性震颤 • 运动迟缓 • 强直	• 姿势弯曲 • 僵硬 • 姿势反射丧失

别注意两种十分常见的止吐药，即丙氯拉嗪和甲氧氯普胺。对于存在震颤麻痹的患者来说，昂丹司琼是更好的止吐药物选择，它不会引起或加重震颤麻痹。药物诱发的震颤麻痹更可能为对称的（身体两侧），较少和震颤同时出现。但震颤麻痹有时也可能表现为不对称的，并伴随震颤[2]。药物引起的震颤麻痹的危险因素包括大龄、女性，并存情感失调。药物诱发的震颤麻痹最常发生于某种新药上市 1 个月后，尽管可能早到上市数天后甚至在应用 1 剂后就出现。停用违规药物后，大约 2/3 患者可在 1 个月内康复。

表 14–3　可导致震颤麻痹的药物

镇静剂类	非镇静剂类
• 氯丙嗪	• 胺碘酮
• 氟哌噻吨	• 桂利嗪
• 氟哌啶醇	• 锂
• 氟非那嗪	• 丙戊酸
• 甲氧异丁嗪 / 左美丙嗪	• 甲基多巴
• 奥氮平	• 甲氧氯普胺
• 奥昔哌汀	• 普鲁氯嗪
• 哌氰嗪	• 反苯环丙胺
• 奋乃静	
• 哌咪清	
• 哌泊噻嗪	
• 普鲁氯嗪	
• 丙嗪	
• 喹硫平	
• 利培酮	
• 舒必利	
• 甲硫哒嗪	
• 三氟啦嗪	
• 左坦平	

改编自 Parkinson's Disease Society of the United Kingdom[2]

（二）神经阻滞药恶性综合征

神经阻滞药恶性综合征（neuroleptic malignant syndrome，NMS），又称抗精神病药物恶性综合征，是一种严重的疾病，是由于患者对含有多巴胺受体拮抗药的药物产生了不良反应，或由于迅速停用多巴胺能药物所致。报道的第 1 例 NMS 病例发生在 1956 年，由于服用了抗精神病药物氯丙嗪所致[3]。NMS 的主要表现为精神状态改变、强直、高热和自主神经功能异常依次出现。自主神经功能异常可表现为恶心、呕吐、血压不稳定、出汗，以及偶尔出现心律失常（图 14–2）。精神状态最开始表现为焦虑和激动，随着情况恶化转变为谵妄和昏迷。NMS 有时伴有流涎和分泌物增多，可能导致吸入性

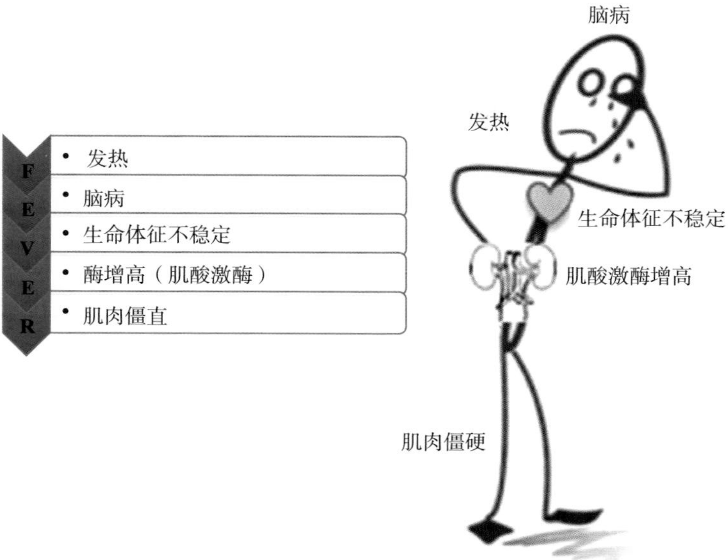

▲ **图 14-2　神经阻滞药恶性综合征：FEVER（NMS 患者）**

肺炎的发生[4]。NMS 通常在服用抗精神病药物 24～72h 内出现，并可持续至停止口服药物后 20 天甚至更久，这与药物的药性有关[5]。表 14-4 总结了由美国急诊医师协会（American College of Emergency Physicians，ACEP）专家小组建立的 NMS 诊断流程[6]。NMS 的系统性危险因素包括疲惫、躁动和脱水[7]。诊断 NMS 需要很高的怀疑指数，死亡率为 10%～20%，这是一个高风险的诊断[8]。相关的实验室检查异常包括白细胞增多及肌酸激酶、肝氨基转移酶升高，但这些表现不具有特异性。CT 和脑脊液检查则基本正常。在 50% 病例中，心电图可表现为非广泛性慢波[7]。

NMS 的治疗最好在重症监护病房进行，方法包括立即停用违规药物、给予多巴胺受体激动药、温度控制（退热药和物理降温方法）、纠正电解质异常和支持治疗。患者可能存在明显的代谢性酸中毒，因此可考虑使用碳酸氢

表 14-4　ACEP 建立的 NMS 诊断流程[6]

• 过去 72h 内使用多巴胺受体激动药或停用多巴胺受体激动药 • 高热 • 僵直 • 精神状态改变 • 肌酸激酶增高 • 交感神经系统不稳定，定义为存在 2 个或 2 个以上如下特征：血压升高、血压波动、出汗、尿失禁 • 心动过速和呼吸过速 • 感染性、毒性、代谢和神经病学检查阴性

盐[9]。苯二氮䓬类药物有助于控制躁动和焦虑。电休克治疗（ECT）对于合并精神病的 NMS 有益[10]。其他辅助的药物治疗包括溴隐亭、丹曲林和金刚烷胺。溴隐亭可逆转低多巴胺能状态，经口服（或经鼻胃管）给药，初始计量为 2.5mg，每日 2～3 次，每 24h 增加 2.5mg，直到产生反应或达到 45mg/d 的最大剂量。丹曲林可静脉应用，起始剂量为 1～2.5mg/kg 单次给药，随后每 6h 给药 1mg/kg，最大给药剂量为 10mg/（kg · d）[9, 11-13]。口服丹特洛林用于病情较轻的病例，或在静脉应用几天后逐渐减少剂量，剂量范围为 50～200mg/d。由于存在肝毒性的风险，当症状开始缓解时，通常就会停用丹曲林。然而，治疗因口服抗精神病药物引起的 NMS 时，溴隐亭一般应用至少 10d，治疗长效抗精神病药物所致的 NMS 时，溴隐亭一般应用至少 2～3 周[4]。金刚烷胺偶尔也用于治疗 NMS。金刚烷胺通过突触前机制起作用，以抵消抗精神病药物的多巴胺能抑制，其最终结果与溴隐亭相似[14]。

NMS 可能与恶性高热（malignant hyperthermia，MH）的表现相近，但可通过不同的情境（MH 通常发生于吸入麻醉后）和对多巴胺受体拮抗药的反应（MH 对多巴胺受体拮抗药无反应）区分。NMS 也与 5 - 羟色胺综合征（serotonin syndrome，SS）和抗胆碱药中毒症候群有一些相似的特征（表 14–5）。

（三）震颤麻痹高热综合征

震颤麻痹高热综合征在临床上无法与 NMS 鉴别，目前认为其产生原因

表 14–5　NMS、5- 羟色胺综合征（SS）、抗胆碱能中毒症候群、恶性高热（MH）的比较

	NMS	SS	抗胆碱能中毒症候群	MH
诱因	拮抗 D_2 受体的抗精神病药、止吐药	SSRI、SNRI、TCA、MAOI 类抗抑郁药	抗烟碱和抗毒蕈碱药	挥发性麻醉剂、琥珀酰胆碱
起病方式	缓慢>急性	急性>缓慢	急性	急性
病程	长期，持续数天至数周	快速治愈	快速治愈	
神经肌肉表现	钢管样强直	肌阵挛、震颤、颤抖，以下肢为著	正常或松弛的肌张力，偶有肌阵挛性抽搐	“僵直”指整个躯体的僵硬
反射	↓	↑	正常	↓
瞳孔	瞳孔散大	正常	瞳孔散大 “像蝙蝠一样瞎”	正常
血压	↑	↑	↑	↑
精神状态	躁动、激动		意识模糊，视觉、听觉和感官幻觉，“疯得像个帽匠”	
皮肤	出汗	出汗	“像骨头一样干”	出汗
肠鸣音	↑	正常	↓肠梗阻	↓
辅助药物治疗	赛庚啶、二甲麦角新碱	溴隐亭、金刚烷胺、丹曲林、电休克治疗	毒扁豆碱	丹曲林、阿珠莫林

SSRI. 特异性 5 - 羟色胺再摄取抑制药；SNRI. 5 - 羟色胺和去甲肾上腺素再摄取抑制药；TCA. 三环类抗抑郁药；MAOI. 单胺氧化酶抑制药

为中枢性多巴胺不足。它在20世纪60年代首次被发现，当时“左旋多巴假期”的实践导致了死亡[7]。震颤麻痹高热综合征发生于患者停用多巴胺受体激动药（包括左旋多巴和金刚烷胺）、月经前期和天气温暖的时候，这表明脱水也可能是一个危险因素。激素类药物对治疗Parkinson病合并此综合征的患者有效[15]。

（四）致死性（恶性）紧张症

致死性或恶性紧张症（malignant catatonia，MC）的特征为最初强烈躁动，接着出现紧张、机械重复、精神错乱和自主神经不稳定。平均持续8d，体温可高达43.3℃。接着出现严重的震颤麻痹、木僵，最终导致死亡。死亡率可高达60%[16]。在临床上可能无法与NMS区分；唯一的区别在于MC出现于停止使用多巴胺受体拮抗药后。在这一点上，NMS可被视为MC的一种形式或一种类型。急诊室的处理包括静脉应用劳拉西泮和不给予抗精神病药物，以及体温管理和在重症监护病房中进行支持护理。对急诊医师的挑战在于识别MC并且不给予抗精神病药物，即使这种情况常发生于存在精神病史的患者中。不给予抗精神病药物是十分必要的，这是由于它们对抗多巴胺能的特性可导致MC患者死亡。如果静脉注射苯二氮䓬类药物不能立刻纠正紧张，则应应用电休克治疗（electroconvulsive therapy，ECT）。即便在急诊室未进行ECT，也应在MC症状严重程度进展为不可逆前（数天内）尽快进行。

（五）外展肌麻痹伴多系统萎缩

多系统萎缩（multipul system atrophy，MSA），旧称Shy-Drager综合征，是一种罕见的、不定期发病的、退行性病变，可发生于30—75岁的成人中。其特征是大脑纹状体和脑桥小脑结构中的细胞丢失，从而出现Parkinson样表现。这种运动障碍导致的急症之一为环杓后肌功能障碍，它是声带的唯一外展肌。这种损害最初表现为严重的夜间打鼾病史，随后出现白天的吸气喘鸣。因为存在上呼吸道梗阻，这些患者有猝死的风险[7]。喉部功能障碍的征象如声音嘶哑和构音障碍则很少出现。确定诊断依赖于清醒和睡眠时进行的纤维喉镜检查。急诊室的处理包括气道保护和请耳鼻喉科急会诊[7, 17]。

四、运动功能亢进急症

（一）舞蹈症、投掷症和手足徐动症

舞蹈症、投掷症和手足徐动症是沿着某个肢体的顺序的连续的亢进性运动。舞蹈症一词来源于希腊文“舞蹈”，是指一种异常的无意识的动作。其特点为无目的的短暂、突然、不规则、不可预测、快速、无固定形式的运动。当舞蹈症进展更为急进并且影响腹部或近端肌肉时，将其称为投掷症。投掷症由四肢近端较大幅度的无意识动作组成，其动作重复但常常变化。这种活动几乎无休止，并且动作常常复杂且综合。相反，手足徐动是一种以缓慢、无意识、盘绕的、扭动的动作为特点的症状，累及指、手、趾和足，在一些病例中也可能累及臂部、小腿、颈部和舌。

偏侧舞蹈症－单侧抽搐（hemichorea–hemiballismus，HH）是一种剧烈而痛苦的运动障碍，以单侧肢体的大幅度、剧烈的运动为特征。而在舞蹈症和投掷症中的运动障碍则表现为一连续的肢体的运动亢进，频率和幅度与 HH 不同[18]。引起 HH 的最常见原因是血管性原因，通常与对侧丘脑下区域缺血性或出血性病变有关[19]。投掷症也可出现于非酮症性高渗性昏迷或糖尿病的最初表现中。在这种病例中，纠正电解质紊乱通常可以很好地改善投掷症运动。

（二）5-羟色胺综合征

5-羟色胺综合征是一种潜在的危及生命的急症，通常表现为自主神经功能障碍、神经肌肉兴奋和精神状态改变的三联征。这些症状是由于使用 5-羟色胺能药物引起 5-羟色胺水平升高从而影响中枢和周围神经系统。这些药物导致 5-羟色胺 -1A 和 5-羟色胺 - 2A 受体过度激活。传统上，该综合征是 2 种治疗性 5-羟色胺能药物之间复杂相互作用的结果，这些药物通过不同的机制发挥作用，但也可能是由于单一药物的正常治疗剂量或故意过量使用而引起[20]。多种药物的混合使用可能导致 5-羟色胺综合征（表 14–6），其中有很多是急诊医师日常可能使用或遇到的。许多医师没有意识到存在 5-羟色胺的过度使用并进行管理[21]。这可能在这一综合征表现轻微时尤其困难。患者情况可能缓慢恶化并在初始良性表现后转变为重症。

表 14-6　与 5 - 羟色胺毒性有关的药物

增加合成	增加释放
左旋色氨酸	苯丙胺 甲基苯丙胺 “摇头丸” 可卡因 可待因 右美沙芬 左旋多巴 利血平
减少 5- 羟色胺降解（MAO-I）	**减少 5- 羟色胺再摄取**
苯丙胺代谢物 司来吉兰 异卡波肼 帕吉林	苯丙胺 卡马西平 西酞普兰 可卡因 环状抗抑郁药 氟西汀 帕罗西汀 哌替啶 美沙酮 舍曲林 曲唑酮 文拉法辛 环苯扎林
直接或间接 5- 羟色胺受体激动药	
丁螺环酮 电休克疗法 锂 迷幻药 舒马曲坦	

改编自 Rosen's Emergency Medicine 7th Ed. Chapter 149/Antidepressants; Serotonin Syndrome p.1971

由于许多此类药物具有长效作用，因此在摄入甚至停用任一种活性剂后的数天或数周都可能出现这种并发症。重要的是在涉及这些药物时，注意采集是否有用药量增加、改变，或存在非法使用药物的病史。可能很难将 5 - 羟色胺综合征与过量使用可卡因、锂、单胺氧化酶抑制剂（MAOI）、神经阻滞药恶性综合征、急性阿片类药物戒断或甲状腺危象区分开。对于使用 5 - 羟色胺能药物治疗并有精神状态改变、发热、躁动、震颤、肌阵挛、反射亢进、体温过高、共济失调、不协调、出汗、发抖和腹泻表现的患者，应鼓励医师考虑 5 - 羟色胺综合征的可能[22]。Hunter 标准[23]可能有助于诊断这一综合征，如下表所示。

在过去 5 周内使用过 1 种或更多种 5 - 羟色胺能药物	是的，患者存在 5 - 羟色胺综合征或 5 - 羟色胺中毒
自主性肌阵挛	是
诱导性肌阵挛和躁动或出汗	是
眼阵挛和躁动或出汗	是
震颤和反射亢进	是
张力亢进、体温＞38℃、眼阵挛或诱导性阵挛	是

引自 Dunkley EJC, et al.; The Hunter serotonin toxicity criteria: Simple and accurate diagnostic decision rules serotonin toxicity. QJM 96: 635, 2003

管理这种综合征难度较大且富有挑战。重要的是停止可疑致病的药物。建议使用苯二氮䓬类药物作为初始治疗，以及处理神经性并发症，如躁动、癫痫发作和（或）震颤。整体疗法尚无共识，但作为继续治疗或当患者存在苯二氮䓬类药物禁忌或治疗失败时，赛庚啶似乎是一种耐受良好且可以接受的选择。成人治疗剂量为 4～8mg 口服，此后按需每 1～4h 使用 4mg，直至达到每日最大剂量 32mg。儿童可以 0.25mg/（kg · d）的剂量分次服用，每 6h 服 1 次，最大剂量 16mg/d。

（三）肌阵挛状态

肌阵挛可以描述为突然的、短暂的、无意识的肌肉痉挛。与肌阵挛相关的痴呆类型包括 Parkinson 病、Creutzfeldt-Jakob 病、Alzheimer 病和 Huntington 病[24]。肌阵挛状态是指肌肉痉挛无法缓解的状态，可见于许多缺氧性脑损伤、肾衰竭、肝衰竭、血糖紊乱、电解质紊乱、甲状腺功能亢进、代谢性碱中毒或酸中毒、维生素缺乏症或脑病[25]。肌阵挛状态存在两种类型：阳性肌阵挛，为肌阵挛中更常见的形式，是由突然的肌肉收缩引起的；阴性肌阵挛是由于正在进行的肌肉活动突然停止引起的。在同一疾病中可能同时存在两种形式的肌阵挛。肌阵挛发生有多种原因；良好的病史采集对于诊断肌阵挛并有效治疗潜在病因十分必要。多种药物可能会引起肌阵挛，包括左旋多巴、水杨酸铋、抗抑郁药、锂、喹诺酮类抗生素、氯氮平、阿片类药物、加巴喷丁、拉莫三嗪、苯妥英钠、苯巴比妥、异丙酚和钙通道拮抗药[26]。确定起病时间、肌阵挛类型、诱发或缓解因素、家族病史及相关症状很重要。确定肌阵挛何时出现（静息时、某一姿势或运动过程中）将有助于诊断和治疗。电生理检查对确定肌阵挛发作的源头非常有帮助[26]。

控制肌阵挛状态可能具有挑战性。通常情况下，单一药物很少能控制肌阵挛，因此通常需要大剂量联合应用药物。局部和节段性肌阵挛可用肉毒杆菌毒素注射治疗。抗癫痫药如丙戊酸、左乙拉西坦和氯硝西泮可能会有所帮助，具体疗效取决于肌阵挛的源头（皮质、皮质下、脊髓或周围）[27]。

（四）迟发性运动障碍

迟发性运动障碍包括一系列医源性运动功能亢进和运动功能减退，是由于长期使用抗精神病药和止吐药，导致多巴胺受体拮抗而引起（表 14–7）。典型的体征包括四肢、躯干或面部的快速、非自愿运动（或抽动）（即眨眼、做鬼脸、舌头运动或咀嚼），以面部表现最为常见[28]。其他症状和并发症可能包括震颤、静坐不稳、肌张力障碍、感觉异常和疼痛。迟发性运动障碍的一个变种和并发症是呼吸运动障碍，其特征为呼吸困难、发声困难、呼吸性碱中毒和反复发生的吸入性肺炎。迟发性运动障碍可能很难治疗，有时甚至是永久性的。可以通过减少抗精神病药物的剂量或改用非典型药物来降低疾

表 14–7　可能引起迟发性运动障碍的药物

齐拉西酮	普鲁氯嗪
氟哌啶醇	利培酮
氟哌利多	阿立哌唑
氯氮平	甲氧氯普胺
喹硫平	度洛西汀
锂	西酞普兰
氯丙嗪	奥氮平

改编自 Waln O, Jankovic J. An Update on Tardive Dyskinesia: From Phenomenology to Treatment. Louis ED, ed. Tremor and Other Hyperkinetic Movements. 2013; 3: tre–03–161–4138–1

病进展的风险。

迟发性运动障碍的治疗可能难以进行。急性处理应包括逐渐减少和停用可疑的致病药物。迟发性运动障碍的治疗需要多种药物，并可能随症状的严重程度、病因或对治疗初始的反应而有所不同。可供选择的方案包括丁苯那嗪、利血平、金刚烷胺、氯硝西泮和丙戊酸。其他可以考虑应用的药物包括多奈哌齐、锂、维生素 B_6、褪黑素、普萘洛尔、肉毒杆菌毒素注射或深部脑刺激。表 14–8 概述了可供参考的治疗方案和给药方案 [28]。

（五）过度惊骇导致猝死

过度惊骇（“夸张的惊讶”）的特征是对触觉或听觉刺激有明显的惊吓反射和肌张力亢进 [29]。这是一种罕见的遗传病，与甘氨酸的代谢异常有关，主要见于婴儿，也见于儿童和成人，可能导致猝死。通常情况下，会出现全身僵硬、出生即开始的过度惊吓反射，以及在惊吓反射后出现短暂的全身僵硬。极度的肌张力亢进会妨碍主动运动，可能导致患者如伐木般僵直地跌倒，不伴意识丧失 [30]。反射亢进和步态不稳定也可能出现。情绪紧张、压力或疲劳会增加惊吓反射的频率和严重性。肌张力亢进经常被误诊为癫痫的一

表 14-8　迟发性运动障碍的治疗

药　物	起始剂量（mg）	每日剂量范围（mg）
消耗多巴胺的药物		
丁苯那嗪	12.5～25	25～200
利血平	0.25	0.75～8
金刚烷胺	100	100～300
GABA 激动药		
氯硝西泮	0.5	1～4
巴氯芬	10	20～120
丙戊酸	500	900～1500
抗胆碱药		
苯海索	1	4～20

改编自 Waln O, Jankovic J[30]

种形式。幸运的是，这种疾病的治疗非常简单，由抗焦虑药和抗痉挛药氯硝西泮治疗。

（六）抽动状态

抽动是重复的、非自主的动作或发声。抽动状态是一种极为罕见的疾病，其特征是频繁而严重的运动抽动，导致长期的体力消耗、心血管需求和干扰睡眠的疼痛。通常见于患有抽动症（如 Gilles de la Tourette 综合征）的患者。在多数情况下，当患者停止或减少药物剂量，由于长时间呕吐而无法服用药物，或由于急性疾病导致需求增加而使药物疗效降低时，会出现抽动状态。在抽动状态下，运动功能亢奋的动作往往在临床上占主导地位，从而导致严重的系统性影响，如心肺功能不全、自主神经功能障碍和横纹肌溶解[31]。

建议的抽动状态诊断标准包括[31]：①抽动症以固定形式且重复的方式出

现在一组或多组肌肉中；②发作至少持续数分钟或数小时；③在发作期间，患者无法抑制抽动，并且抽动干扰正常活动；④患者清楚地知道发作过程。

由于抽动状态较罕见，因此尚未完整建立针对抽动状态的处理。但一个极端的病例报道指出[33]，在发作的数天中应用镇静、插管和机械通气并给予控制抽动的药物是必要的。

（七）急性肌张力障碍

肌张力障碍由不自主的持续性或痉挛性肌肉收缩形成，涉及协同肌和拮抗肌的收缩，通常导致疼痛和姿势扭曲。与舞蹈病相反，急性肌张力障碍的运动通常缓慢而持续，并且以重复和有规律的方式发生。与手足徐动症不同，急性肌张力障碍的动作通常不具有流动性。急性肌张力障碍可能累及特定肌群，如眼肌危象中的眼和斜颈中的颈部。肌张力障碍的特征是存在肌肉共同收缩、试图移动和（或）非特异性的传入刺激可视情况恶化，以及可通过睡眠完全缓解肌张力障碍，而不考虑其发生的机制。引起急性肌张力障碍的最常见原因是服用药物。高效的多巴胺 D_2 受体拮抗药，如氟奋乃静和氟哌啶醇，是最有可能的致病药物[32]，但是多种药物都可能导致急性肌张力障碍反应。急诊医师需要注意，甲氧氯普胺是急性肌张力障碍反应的常见元凶，尤其是当剂量超过 30mg 时。与药物有关的肌张力障碍反应可以在单剂药物使用后或多次使用后发生。其症状通常不稳定且具有特异性，大多数情况下可以通过安慰来解决。在急诊室中，静脉给予苯海拉明有时可以作为肌张力障碍反应的治疗或预防方法。尽管这种做法很普遍，但没有证据支持这种“预防”[33]。继发于药物的肌张力障碍的危险因素包括年轻人、男性、既往类似反应史、近期使用可卡因、情绪障碍史，以及如脱水和电解质异常等代谢问题[27, 34]。

（八）肌张力障碍风暴和肌张力障碍状态

肌张力障碍状态是一种罕见的情况。而肌张力障碍风暴是肌张力障碍状态的发作形式，在这种情况下，患者会频繁而剧烈地发作严重的全身性肌张力障碍。这种严重的肌张力障碍的单一发作可以称为“肌张力障碍风暴”或“肌张力障碍发作”。该病通常发生于那些身体的大部分已经有肌张力障碍发作的个体。肌张力障碍风暴和肌张力障碍状态表现为急性发作的严重的全身性肌张力障碍，呈现出持续不断的普遍的肌张力障碍性肌痉挛。这是一个令患者恐惧的存在，而对于需要处理如此不稳定的患者的医师而言，这也是令人恐惧的。由于意识水平仍保持，因此患者可以充分感知周围环境，但是由于喉和面部肌肉受累，患者可能无法进行交流。这属于紧急情况，因为呼吸肌肉可能会受损，需要保持警惕并在适当时机及时插管。肌张力障碍状态的诱发因素包括感染、创伤和抗精神病药。由于持续的痉挛可能危及生命，因此患者需要进入 ICU 并及时应用抗胆碱药、多巴胺消耗剂、巴氯芬和镇静剂进行治疗。支持治疗包括静脉补液、退热药、止痛药、冰毯，以及电解质和肌酸激酶的监测。在口服治疗难以驾驭的情况下，许多专家现在考虑选择紧急深部脑刺激（DBS）[35]。处理过程见图 14–3。

（九）眼肌危象

眼肌危象（oculogyric crisis，OGC）是一种眼肌的急性肌张力障碍反应，表现为双侧视觉凝视的眼肌张力增高，持续数秒至数小时[36]。眼睛的持续共轭向上和水平偏斜会导致复视。OCG 属于较罕见，但以眼肌为特征的肌张力障碍。它可在多种情况下发生，包括药物诱发的反应（最常见）、遗传性和偶发性运动障碍，以及局灶性脑部病变。与其他形式的肌张力障碍相同，多巴胺能通路的破坏是病理生理学的核心[37]。OCG 可通过多巴胺能药物和抗胆碱药治疗。

五、经验与教训

- 在急性运动障碍紧急情况的背后，最常见的罪魁祸首是抗精神病药物反应。
- 大部分运动障碍紧急情况为运动功能减退，而非运动功能亢进。
- 导致肌痉挛的最常见原因是缺血缺氧性脑损伤。
- 运动障碍可能因感染和压力而加重。
- 运动障碍急症经常需要转入 ICU 以监测尿毒症、吸入性肺炎，麻痹性肠梗阻和横纹肌溶解症。

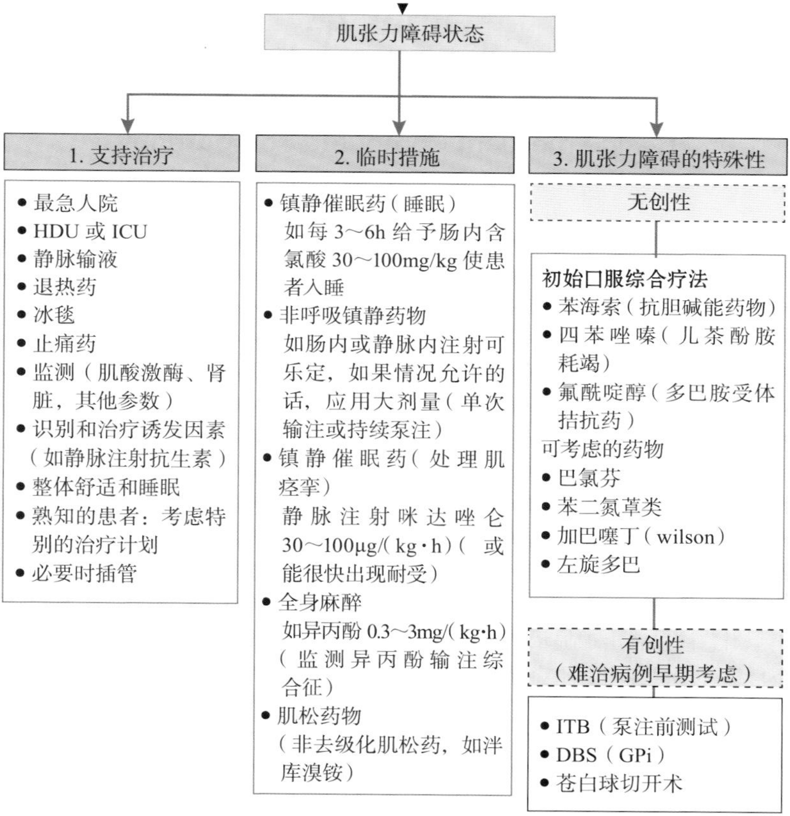

▲ 图 14-3　肌张力障碍状态的处理过程

HDU. 高依赖病房；ICU. 重症监护病房；ITB. 巴氯芬鞘内注射；DBS. 深部脑刺激（改编自 Developmental Medicine & Child Neurology Volume 56，Issue 2，pages 105–112，4 Dec 2013. doi：10.1111/dmcn.12339. http://onlinelibrary.wiley.com/doi/10.1111/dmcn.12339/full#dmcn12339-fig-0001）

第 15 章

急诊计算机断层扫描基础

Basic Emergent Computed Tomography

Christopher Horn 著

朱 宁 译

郭阳阳 张琳琳 校

一、概述

由于神经系统检查的潜在复杂性、不同检查设备的专长和护理差异，以及过多影像学检查的可能性，造成患有急性神经系统疾病的患者在诊治前可能耗费大量的时间和精力。本章节旨在简化急诊神经影像学决策，以便早期诊断和初步治疗。

当急诊患者出现提示急性神经损伤的症状时，临床决策的制定主要有两个目标：①保证患者生命体征稳定；②确定紧急时效性干预的必要性（如药物治疗、手术减压、血肿清除术、血栓切除术等）。

患者的生命体征稳定指的是“ABC”，即气道、呼吸和循环稳定。除了注意神经系统损伤患者对缺氧和低血压异常敏感之外，还要明确动脉压（mean arterial pressure，MAP）的目标值可部分取决于神经影像学检查结果[1–5]。

干预措施的确定要基于神经系统检查和神经影像学结果。例如，紧急情况下的神经系统检查通常可简化为 Glasgow 昏迷量表（GCS）和美国国立卫生研究院卒中量表（NIHSS）。近年来，外科手术的干预范围已扩展到大血管闭塞继发缺血性脑卒中患者的血栓切除术，而进行此类手术干预，需综合神经系统检查和神经影像学除外大血管闭塞[6]。

当试图实现上述两个目标时，需牢记以下 2 个准则：①临床检查和症状表现最为重要；②时间很重要。

神经影像学检查和医疗计划制订主要取决于患者的病史和临床表现。根据患者的主要症状或临床体征，可大致分为三种表现类型：①局灶性脑表现，这些患者多表现为单侧症状或体征，如偏瘫、轻偏瘫、单侧感觉丧失、失语和视野缺损（同侧偏盲或象限盲）；②全身性脑表现，这些表现的特点为意识明显受损；③恶性头痛表现，这些患者表现为剧烈的急性发作性头痛。有时头痛可伴发细微的、局限于眼球运动或视觉模糊的局部表现，但最主要的症状是头痛。

上述表现类型是概括性的，在了解更多相关信息的基础上可进行微调，而这些相关信息并不一定容易获取。实际上，当涉及病因诊断时，上述三种表现类型可能会有所重叠，但起码它们可帮助确定初步诊断的检查项目。由于时间对这一急诊人群的诊治极为重要，选择正确的影像学检查手段对完善正确的诊疗措施举足轻重。头部 CT 平扫通常可最快获取最多的信息，而 CT 扫描仪又是十分普遍的，可快速识别大部分出血及缺血的早期迹象。其缺点包括辐射暴露、可遗漏部分早期缺血，以及贯穿颅后窝的条状伪影使得脑干和小脑的病变难以确定。由于 CT 的普遍性和快速性，其通常是最常见的急诊神经影像学检查项目。

以下是一个基于 CT 扫描的基本规则，有助于说明一个基本的决策过程。最根本的是，该规则有助于实现第 2 个主要目标，即识别需要紧急手术干预的患者。

二、大脑皮质规则

第 1 部分（图 15-1）/A 部分（图 15-2）

规则的第 1 部分是头部 CT 平扫。首先要问的问题是：“CT 结果能解释患者的临床表现吗？”如果头部 CT 和临床表现及体征相关，则下一个问题是：是否需要紧急干预。下面举例说明头部 CT 平扫与临床检查结果一致的情况。

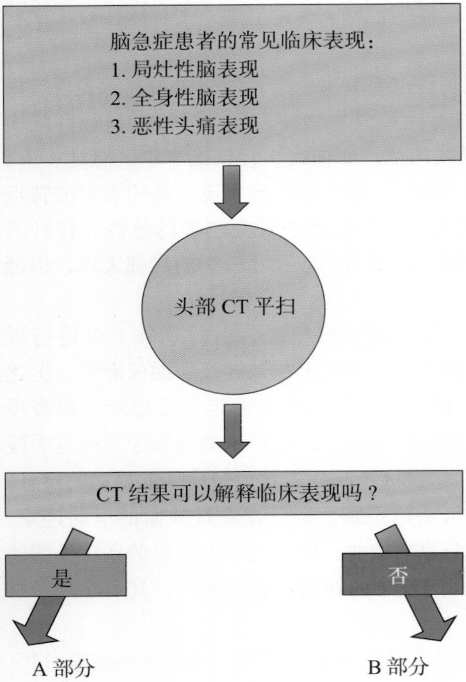

◀ **图 15-1** 本图是脑皮质规则的第 1 个问题，即“临床表现和神经系统检查与神经影像学（在这些举例中为 CT）相符吗？”

1. 病例分析 1

患者女性，54 岁，美国墨西哥裔，主诉突发左侧肌无力和口齿不清。既往心房颤动病史，因风湿性二尖瓣病变行机械瓣置换术，术后口服利伐沙班治疗。近期因心内膜炎行全疗程抗生素治疗史。患者家属目睹了其发病期的急性神经系统变化。在发病 45min 后，患者通过急诊医疗服务系统到达急诊室。到达时患者的生命体征为：体温 37.5℃，血压 165/95 mmHg，心率 94 次/min，呼吸频率 18 次/min，脉搏血氧饱和度 98%（鼻导管吸氧，2L/min）。

主要的异常检查结果包括收缩期喷射样杂音，以及左侧胸骨下缘喀喇音。神经系统检查结果为：GCS 15 分，NIHSS 15 分，眼外肌完整，左侧面

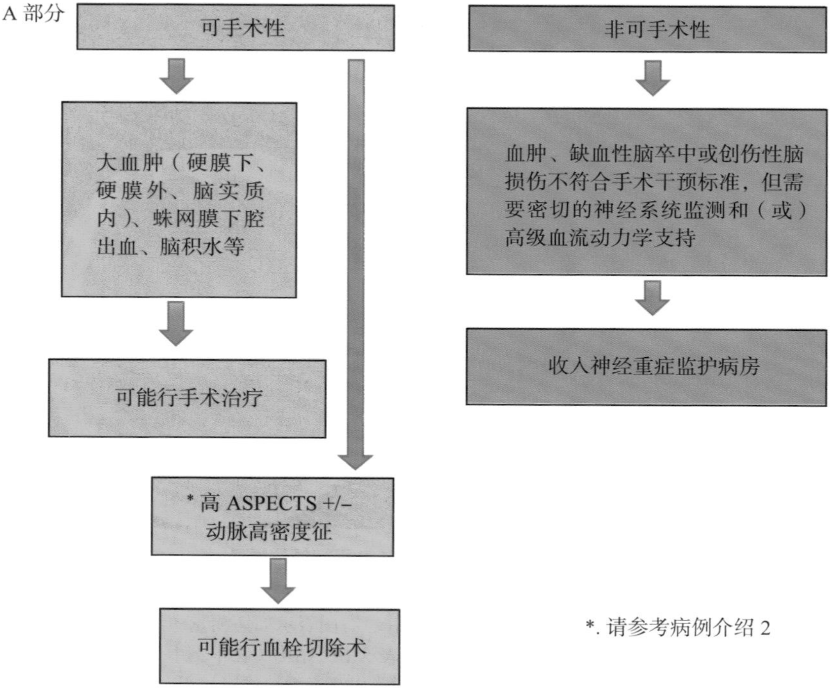
A 部分
可手术性
大血肿（硬膜下、硬膜外、脑实质内）、蛛网膜下腔出血、脑积水等
可能行手术治疗
* 高 ASPECTS +/– 动脉高密度征
可能行血栓切除术
非可手术性
血肿、缺血性脑卒中或创伤性脑损伤不符合手术干预标准，但需要密切的神经系统监测和（或）高级血流动力学支持
收入神经重症监护病房
*. 请参考病例介绍 2

▲ **图 15-2　当患者的临床表现与神经影像学（在本例中为头部 CT 平扫）相符时，进入规则的 A 部分。病因可细分为可手术性和非可手术性相关**

部下垂，左侧偏瘫，左侧单侧感觉丧失，轻度构音障碍。

实验室检查显示：血肌酐 1.7mg/dl，血小板计数正常，APTT、PT、INR 正常。

行急诊头部 CT 相关图像如下所示（图 15–3）。

患者的临床表现与局灶性脑表现相符。头部 CT 扫描显示急性出血（橙箭）累及右侧额叶和顶叶，累及中央前回（初级运动皮质）和中央后回（初级感觉皮质）。还可以看到几毫米的血肿周围水肿带形成（蓝箭），以及右图

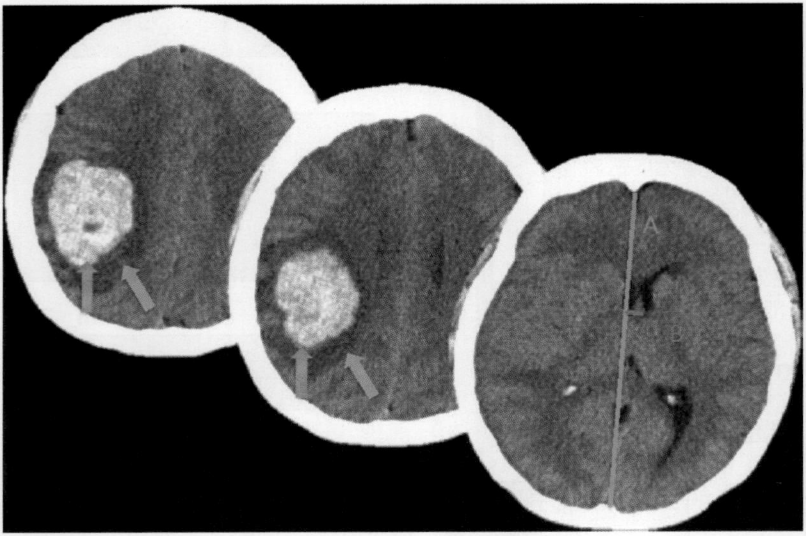

▲ **图 15-3　病例 1 的头部 CT 平扫轴位影像**

左图和中图显示了血肿的特征性影像学表现。橙箭显示高密度影，提示急性血肿。蓝箭显示血肿周围的低密度带，提示血肿周围水肿。右图表示如何测量中线偏移。标记为“A”的绿线表示中线。标记为“B”的红线表示中央结构（在本例中为透明隔）被推离中线的距离，即中线偏移的距离。该测量通常以毫米为单位。

中显示的 3mm 的中线移位。

中线移位表示中线结构向右或向左偏移的程度。使用的中线结构是松果体，更常见的是透明隔（分隔侧脑室的组织）。首先画一条线连接大脑镰的前部和后部（分隔 2 个半球的厚硬脑膜），以此线来测量中线移位，上图中用绿线 A 表示。之后，从 A 线到透明隔画一条垂线，用红线 B 表示。B 线的长度（以毫米为单位）即为中线的偏移量。中线移位与意识水平直接相关[7]。

上述影像学检查结果与患者的临床表现及体征一致。其年龄、并发症和血栓的位置提示患者需要行进一步的影像学检查，但这些检查结果对其主要的治疗策略影响不大。该例患者的治疗包括立即逆转其凝血障碍和控制血压[1]。神经外科评估也可以在急诊科获得。表 15-1 强调了一些影像学和临床表现，这些结果提示患者可从手术中获益。

急性自发性脑出血患者通常需要入住重症监护病房（ICU），重症监护有几个原因，维持氧合和脑灌注、止血和严密的血压管理只是 ICU 中减少继发性损伤的一些措施[1]。

2. 病例分析 2

患者女性，39 岁，白人，有 4 个子女，近期因左侧脚踝扭伤使用了行走管型石膏。在和丈夫散步时，出现左侧肌无力，口齿不清，发病 30min 后来到急诊。

初始生命体征为体温 36.8℃，血压 154/82mmHg，心率 95 次/min，呼吸频率 16 次/min，脉搏血氧饱和度 100%（氧流量 2L/min）。体格检查显示心脏率和节律无异常，无颈动脉杂音，左脚踝轻微肿胀。GCS 15 分，NIHSS 16 分，左侧偏瘫，左侧单侧感觉丧失，构音障碍，右眼凝视，右侧眨眼反射消失。

实验室检查未见明显异常。

急诊头部 CT 的相关图像如图 15-4 所示。

患者的临床表现与局灶性脑表现相吻合。该 CT 影像包含 2 个重要信息：①患者的脑组织结构良好，绿圆圈显示脑灰 - 白质分界清晰完整（G= 灰质、W= 白质），红框显示基底节区显像正常（C= 尾状核、L= 豆状核、IC= 内囊后肢、T= 丘脑）；②右大脑中动脉（MCA）高密度影提示急性血栓（橙箭，冠状面清晰可见）。患者的头 CT 与大脑中动脉缺血性脑卒中继发的临床表现相符。根据时间、临床表现及无出血或明显的缺血性改变（超过 1/3 的大脑半球低密度），该患者符合静脉溶栓治疗适应证。那是否考虑为其行血栓切除术呢？为解答这个问题，应使用 Alberta 脑卒中操作早期 CT 评分（Alberta Stroke Program Early CT Score，ASPECTS）对其头部 CT 的所有缺血性改变进行量化，通过血管成像确认有无大血管闭塞，并量化症状的严重程度。

缺血性改变可以使用 ASPECTS 评分量化。ASPECTS 评分基于标准头部 CT 平扫以识别 MCA 循环内早期缺血性改变，总计 10 分。ASPECTS 10 分表示无缺血性改变，ASPECTS 0 分表示整个 MCA 分布的缺血性变化。通常

表 15-1　基于病理学的急诊手术指征

病　理		考虑进行急诊手术干预
急性脑实质内血肿[1]	A. 幕上	手术的有效性尚未得到充分证实[1]。一些有限的证据表明，手术清除对距离脑表面 1cm 以内的叶状血凝块及 GCS 9～12 分的患者或许有益[11]
	B. 小脑	直径＞3cm 且满足下列条件中的 1 项或多项
		① 病情恶化
		② 脑干受压
		③ 脑积水
急性硬膜下血肿[12]		无论 GCS 评分，血凝块厚度＞10mm 或中线偏移＞5mm
		GCS＜9 分，血凝块厚度＜10mm，中线移位＜5mm，外加下列条件中的 1 项或多项
		① 从受伤到住院期间临床症状恶化（GCS下降＞1分）
		② 瞳孔不对称、固定或散大
		③ ICP ＞ 20mmHg
急性硬膜外血肿[13]		无论 GCS 评分，血肿量＞30cm³
		GCS ＜ 9 分伴有瞳孔异常
急性缺血性卒中[6]		提示血管内治疗，如果
		① mRS 0～1 分
		② 颈内动脉（Internal carotid artery，ICA）或大脑中动脉（Middle cerebral artery，MCA）近端闭塞
		③ NIHSS ≥ 6 分
		④ ASPECTS ≥ 6 分
		⑤ 发作≤ 6h

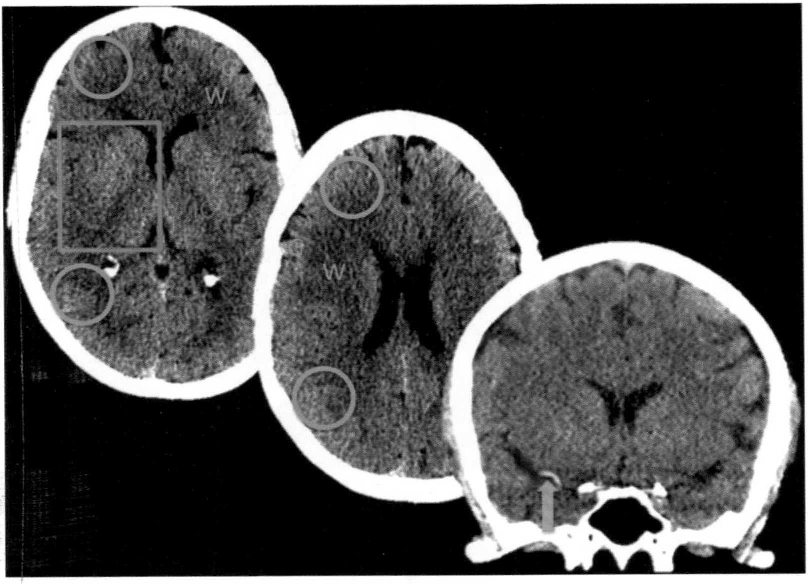

▲ 图 15-4　病例 2 的 CT 平扫图像

轴位图像（左、中）显示为正常的脑组织。G. 灰质；W. 白质；C 尾状核；L. 豆状核；I. 岛叶；IC. 内囊；T. 丘脑。绿圆圈显示灰、白质分界，红框显示基底节的完整结构。右侧冠状面图像显示右侧大脑中动脉高密度影（橙箭），提示急性血栓

情况下，ASPECTS ≥ 6 分的患者应考虑行血栓切除术 [6, 8-10]。

为了计算 ASPECTS 得分，将头部 CT 平扫分为 2 个层级：神经节（识别基底神经节所有部分的 CT 层面）和神经节上（基底神经节以上的层面）。然后，根据这些层面将 MCA 范围划分为 10 个切面，其中神经节层面 7 个，神经节上层面 3 个（图 15-5）。应检查所有的 CT 层面；本示例仅分别显示了神经节和神经节上 2 个层级中的一个切面 [8-10]。

该患者的 ASPECTS 评分是 10 分。同时，她的 CT 血管造影如图 15-6 所示。

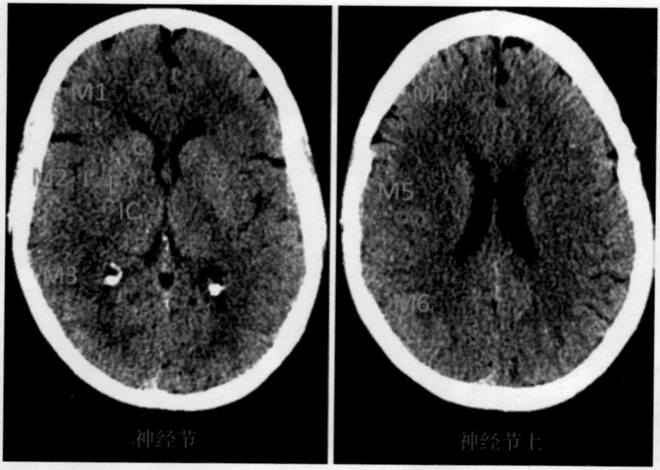

▲ **图 15-5** 头部 CT 平扫正常轴位图像，通过识别 MCA 动脉的 10 个切面计算 ASPECTS

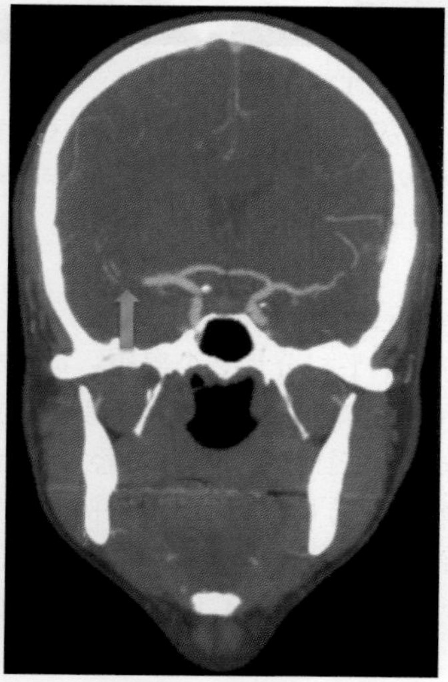

◀ **图 15-6** 头部冠状位 CT 血管造影显示右侧 MCA 血栓（橙箭）。证实头部 CT 平扫下的高密度征象（图 15-4）

血栓在 CT 血管造影冠状面上清晰可见（橙箭）。根据患者的临床表现，首选血栓切除术，进行急诊神经介入治疗。

3. 病例分析 3

患者男性，49 岁，美国非洲裔，无既往病史，在过去 15 年里没有进行常规体检。患者突发全脑头痛，伴恶心、呕吐。在头痛初次发作后 3h 到达急诊。

到达时的生命体征为体温 37.9℃，血压 184/91mmHg，心率 98 次/min，呼吸频率 20 次/min，脉搏血氧饱和度 98%（氧流量 2L/min）。

查体显示 GCS 12 分（E2V4M6），无明显的四肢乏力、感觉障碍或脑神经障碍。头部 CT 平扫见图 15-7。

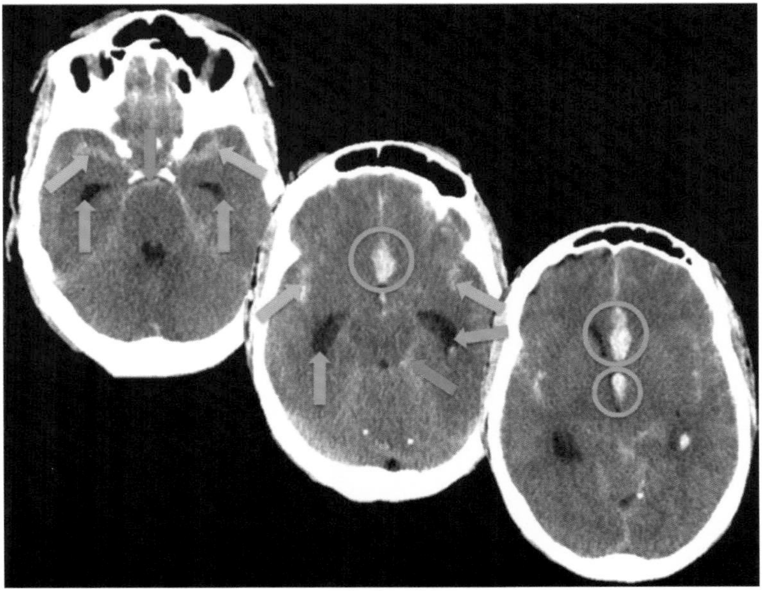

▲ **图 15-7**　轴位头部 CT 平扫显示基底池（红箭）、侧裂（蓝箭）、大脑半球内裂（绿圆）和第三脑室（橙圆）内急性出血。侧脑室的颞角扩大（橙箭），提示梗阻性脑积水

患者的临床表现是恶性头痛。虽然他的整体感觉神经被抑制，但最初的主诉仍是剧烈的头痛。患者的影像结果和临床表现相符。头部 CT 可见基底池（红箭）、侧裂（蓝箭）、半球内裂（绿圆圈）、脑室内（橙圆圈）均有出血。双侧颞角扩大（橙箭），与精神状态下降相关，提示梗阻性脑积水。

该患者需要行紧急脑室外引流、控制血压并进入 ICU（可能的话，最好是神经重症监护病房）。患者需要行血管成像，通常是头部 CT 血管造影，以帮助确定动脉瘤的位置和最佳治疗方法。在这个病例中，根据头部 CT 上的出血表现，直接为患者进行了脑血管造影，证实了前交通动脉瘤破裂的怀疑（图 15–8）。

规则的第 2 部分主要针对那些扫描结果和临床表现不符的患者。容易遗漏的最关键和预后不良的病因通常是血管源性的。由于大多数血管损害都有治疗时间窗，因此确定脑损伤的局灶性和全身性表现的发作时间是非常重要的。全身性表现患者的血管病因是基底动脉闭塞，其首发症状具有多样性，且预后不良。

为了发现血管病因，我们需要对大脑的血管供应进行全面的评估，包括

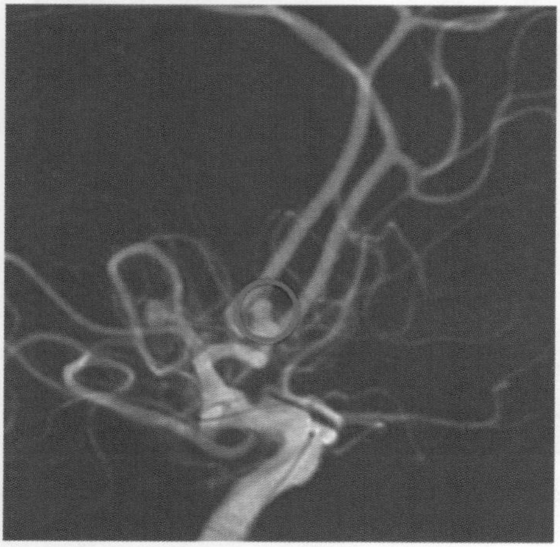

◀**图 15–8　脑血管造影斜视图**
绿圆圈代表前交通动脉瘤

颈部血管系统和这些动脉的起源。可考虑的两种评估方式是头颈部的 CT 血管造影和 MR 血管造影。为简单起见，该规则采用可及性高且可快速获得结果的 CT 血管造影。

灌注成像也可在神经系统急症患者的决策中发挥作用，特别是在鉴别缺血性损伤时。这类图像可以通过 MR 或 CT 获得。考虑到可及性和快速性，我们将重点放在 CT 灌注成像的使用上。理论上，灌注成像可以协助我们评估可挽救的半暗带或脑组织。

一旦致病性血管病变被排除，患者最初的临床表现可以协助指导鉴别诊断。下面的病例显示了规则的 B 部分（图 15–9）。

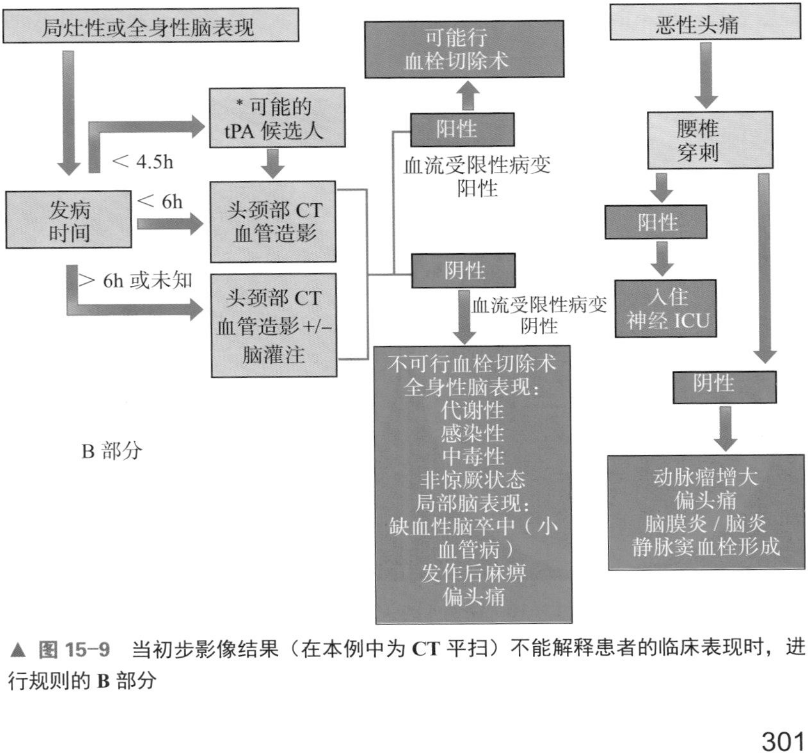

▲ **图 15–9**　当初步影像结果（在本例中为 **CT** 平扫）不能解释患者的临床表现时，进行规则的 **B** 部分

4. 病例分析 4

患者男性，51 岁，白人，每天 1 包烟，肥胖，无初级保健医师，在与家人一起吃早餐时，出现急性右侧肢体无力和无法言语的症状，在发病 45min 后通过 EMS 被送至急诊室。到达时生命体征如下：体温 36.9℃，血压 175/97mmHg，心率 87 次/min，呼吸频率 18 次/min，脉搏血氧饱和度 100%（鼻导管吸氧 2L/min）。患者处于警觉状态，伴有完全性失语症；双眼偏向左侧，右颞区眨眼反射消失；右侧偏瘫，右臂和右腿感觉丧失；NIHSS 25 分。实验室检查显示血小板计数和血糖正常。急诊头部 CT 检查如图 15-10。

根据规则，第 1 步是确定初始影像是否有助于解释患者的临床表现。患者的头 CT 扫描看似正常（图 15-11），ASPECTS 10 分，临床表现符合局灶性脑表现，但不能用其 CT 扫描结果进行解释。距患者最后一次正常表现的

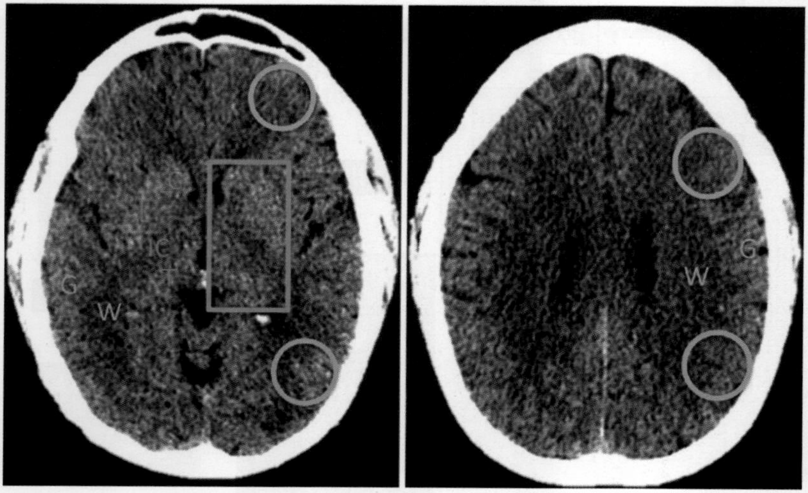

▲ **图 15-10　病例 4 的头部 CT 平扫轴位影像**

图像显示为正常的脑组织。ASPECTS 10 分。G. 灰质；W. 白质；C. 尾状核；L. 豆状核；I. 岛叶；IC. 内囊；T. 丘脑；绿圆 . 灰、白质分界；红框 . 基底神经节的完整结构

时间不到 3h，临床表现和检查结果高度提示缺血性损伤，似乎是静脉溶栓的候选患者。下一步是快速评估头颈部的血管系统。与病例 2 中高密度 MCA 提示的急性血栓不同，病例 4 中神经系统改变的病因尚未确定。此后，该患者完善了头颈部的急诊 CT 血管造影（CT angiography，CTA）（图 15–11）。

患者的头颈部 CTA 提示可能有颈内动脉（ICA）闭塞（绿圆），头部的颈动脉未见明显血流通过（红框）。结合他的高 NIHSS、高 ASPECT 评分、发病时间短及大血管闭塞，该患者是静脉溶栓和血栓切除术的候选患者，需要紧急神经介入会诊，并最终收入 ICU。

5. 病例分析 5

患者女性，66 岁，白人，有高血压病史，鼻旁窦手术后 5 年，在家中出现急性发作性头痛，持续 3d 来诊。头痛伴有恶心、呕吐，并伴有主观体温升高和疲劳。患者一直在服用非处方止痛药，她的初级保健医师怀疑其症状是鼻旁窦感染，并嘱其服用抗生素，但止痛药和抗生素治疗均未奏效。令家属担心的是，患者头痛剧烈，而且从头痛症状开始起，就出现言语混淆。

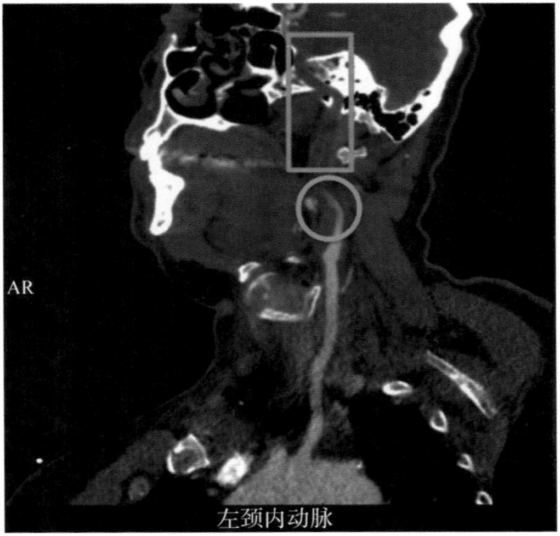

◀ **图 15–11　头颈部 CT 血管造影左颈内动脉斜视图**

绿圆突出显示了左侧颈内动脉造影剂混浊消失，提示闭塞；而红框突出显示了左侧颈内动脉从颈部中段到颅内部分没有造影剂混浊

患者到达急诊室时的生命体征为血压 163/87mmHg，心率 105 次/min，呼吸频率 12 次/min，血氧饱和度 98%（辅助呼吸）。体格检查显示，患者看起来比描述的年龄年轻，心脏和呼吸音正常，GCS 13 分（E3V4M6）。从神经系统检查方面讲，患者言语刺激可睁眼，但在刺激消失时会再次回到睡眠状态。患者有间歇性言语错乱，无脑神经问题或四肢无力，无皮疹。急诊头部 CT 平扫结果如下所示（图 15–12）。

头部 CT 平扫可见左大脑外侧裂内高密度，高度提示 MCA 动脉瘤。值得注意的是，CT 显示无蛛网膜下腔出血，无脑室增大（未显示）。患者的症状符合恶性头痛的表现，最初的头部 CT 也确实有明显的异常，很可能是动脉瘤，但 CT 本身并不能完全解释其临床症状。虽然规则的下一步（图

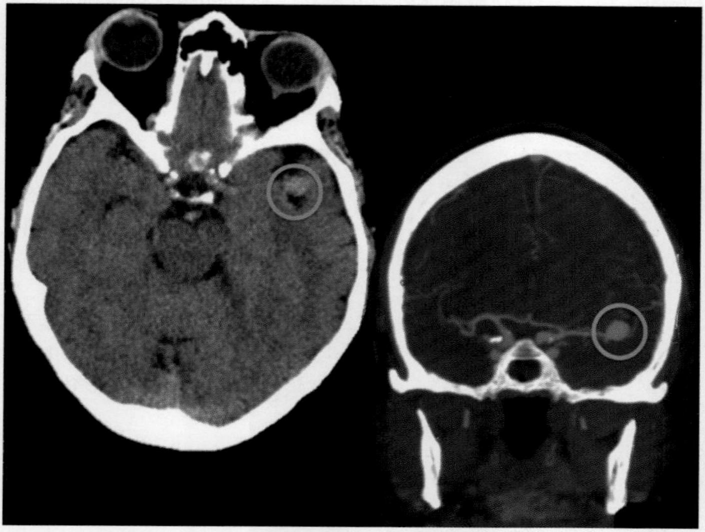

▲ **图 15–12** 左侧为头部 CT 平扫轴位图像，左侧大脑侧裂可见高密度影，可能是动脉瘤（绿圆）。右侧图像是头部 CT 血管造影的冠状面图像，可以清楚地看到一个较大的左侧大脑中动脉动脉瘤（绿圆）

15–9）是进行腰椎穿刺，但在急诊科已完成了头部 CTA 检查（图 15–12）。CTA 证实了左侧 MCA 动脉瘤，但仍未对患者的临床表现做出进一步的解释。

问题是：她的病史是否与 3d 前发生动脉瘤破裂相符？答案是：有可能。确定这一点的最有效的方法是行腰椎穿刺。该规则中的腰椎穿刺阳性（图 15–9）将识别脑脊液中的血液和（或）血液分解产物，并有助于鉴别该动脉瘤是否为偶然发现。从第 1 管至第 4 管脑脊液中的红细胞变化率，以及第 4 管中红细胞的数量已被证明有助于区分真正的蛛网膜下腔出血和腰椎穿刺所致的外伤性出血。红细胞增加率约为 60%，并且红细胞数＞ 10 000 提示为真正的蛛网膜下腔血 [14]。

血液分解产物有 2 种不同的鉴别方法：黄色素的目视检查法和分光光度法。后者可能具有更高的敏感性和特异性，这取决于发作至行腰椎穿刺的时间 [15-17]。当头部 CT 呈阴性时，是否采用腰椎穿刺排除动脉瘤性蛛网膜下腔仍存在争议。在 CT 阴性的情况下，在发作后 6h 内行腰椎穿刺的发生率可能较低 [18]。发作 6h 后，头部 CT 的灵敏度下降，使出血原因的鉴别更具挑战性。尽管如此，对于急性脑卒中性头痛且诊断不明确的患者，通过腰椎穿刺仍可获得潜在的重要信息。

该患者腰椎穿刺的蛛网膜下腔出血诊断为阴性，但疑似脑膜脑炎（表 15–2）。可能是病毒性的，但考虑到低糖（脑脊液中的低糖）和最近的抗生素使用情况，部分治疗的细菌性脑膜脑炎仍然需要鉴别。

这个病例中的动脉瘤是偶然发现的，但仍然很重要。由于动脉瘤的位置和大小，最终仍需手术治疗，但该患者的急诊治疗方法与被认为是动脉瘤破裂时的处理方法截然不同。腰椎穿刺是一项重要的诊断手段，有时是判断动脉瘤是否破裂的唯一方法。从腰椎穿刺获得的信息将有助于对患者进行分类。在这个病例中，如果在急诊室进行了腰椎穿刺，并且更早地确定了动脉瘤的偶发性质，那么患者可能不再需要入住 ICU 或进行紧急神经外科会诊。

6. 病例分析 6

患者女性，21 岁，白人，在一起车祸中被车尾撞倒并经历了长时间的救援。在现场，患者被发现有头皮撕裂伤，GCS 3 分，收缩压 90+mmHg。当场进行了气管插管，之后被送往急诊室。

表 15-2 脑脊液结果，显示低糖和淋巴细胞增多

检 验	第 1 管	第 4 管
红细胞	105	77
白细胞	923	1065
淋巴细胞	90%	93%
葡萄糖		33（外周血 108）
蛋白质		310

到达急诊室时生命体征为体温 37.8℃，血压 83/49mmHg，平均动脉压（mean arterial pressure，MAP）60mmHg，心率 105 次/min，呼吸频率 18 次/min，吸入氧浓度 40%，血氧饱和度 98%。患者的初步评估包括明显的枕部头皮撕裂出血、手臂和背部轻微擦伤，颈部由颈托固定，GCS 3T（E1、VT、M2），瞳孔等大且反应灵敏，角膜反射灵敏，咳嗽无力及过伸姿势。实验室检查方面除白细胞计数升高（16×10^9/L）外，无明显异常。进行了急诊头部 CT 平扫，结果如图 15-13 所示。胸部、腹部、骨盆和颈椎 CT 均为阴性。

就神经系统检查结果而言，该患者符合脑损伤的全身性表现。其头部 CT（图 15-13）显示为部分基底池（橙箭）轻度受压或年轻健康大脑的正常变异。明确可见的是蛛网膜下腔和灰、白质分界处少数高密度影（蓝箭）。高密度影代表小面积的急性出血和挫伤可能。

虽然她的头部 CT 有一些异常，但是其神经功能改变与 CT 表现不符。如果我们遵循这个规则，将进入考虑 tPA 治疗急性缺血性脑中风的范围。鉴于损伤的机制和 CT 上的高密度是明确的溶栓禁忌，故不可行溶栓治疗，考虑有可能是头部和颈部的血管损伤导致了该患者的神经功能障碍。事实上，有几个因素可能会影响患者的神经功能，包括脑灌注压力（CPP）降低［CPP= 平均动脉压（MAP）– 颅内压（ICP）］、弥漫性轴索损伤（diffuse axonal injury，DAI）和（或）血管损伤造成的缺血。

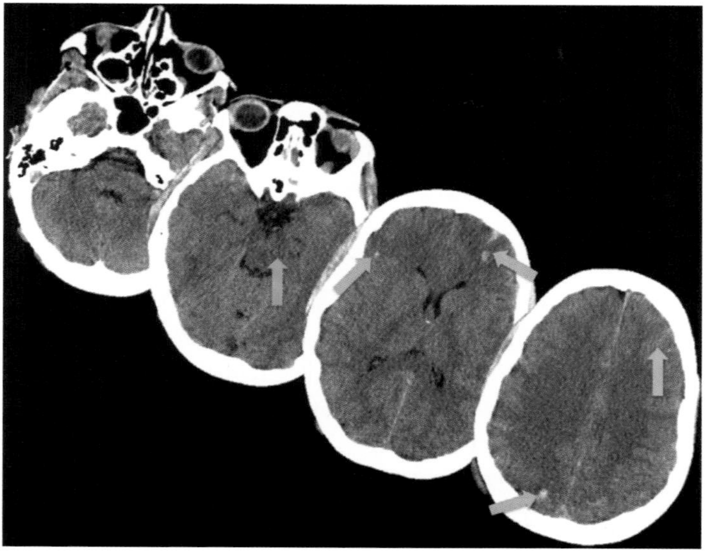

▲ **图 15-13 病例 6 头部 CT 平扫轴位影像**

检查结果显示基底池轻度受压（橙箭），蛛网膜下腔及脑实质内小块高密度区，提示挫伤

血管损伤造成的缺血往往很少见，但如果没有发现并进行相应的治疗，可能会导致较高的并发症发生率和死亡率。对于钝性血管损伤患者的最佳筛选方法仍存在争议，但研究表明 64 层 CTA 可作为具有显著损伤机制的患者的筛查工具[19-25]。该患者头颈部 CTA 检查未见异常。

虽然她的 CT 表现提示弥漫性轴索损伤，但 CT 在准确识别弥漫性轴索损伤方面存在局限性。与 MRI 诊断弥漫性轴索损伤直接相关的 CT 表现是脑室出血（intraventricular hemorrhage，IVH）的严重程度[26, 27]。该患者最初的头部 CT 上无 IVH。

对于患者不一致的临床表现和影像学结果，最可能的解释是低 CPP，这在严重的创伤性脑损伤中一直备受关注。这种考虑使低血压和（或）升高的颅内压成为该患者的主要问题。她需要在复苏的同时请神经外科评估以确定她的 ICP[28]。放置脑室外引流后测定 ICP 为 32mmHg，故 CPP 较低。她在急诊科接受了积极的复苏和基本的治疗来降低 ICP，最终 MAP 和 ICP 均有所改善，并收入 ICU。之后行 MRI 显示无 DAI 征象。患者在 ICU 住了很长一段时间，出院后被送往长期急性护理机构，在事故发生 6 个月后重返工作岗位。

7. 病例分析 7

患者男性，75 岁，美国非裔，既往高血压、高脂血症和服用香豆素后心房颤动病史，表现为左侧无力和说话含糊不清。他的妻子在他坠床后发现了他，并表示他最后一次表现正常是在出现上述表现前 10h 左右。

生命体征为无发热，心率 105 次/min，血压 175/90mmHg，呼吸频率 18 次/min，氧饱和度 95%（辅助呼吸）。神经系统检查显示 NIHSS 18 分，左侧面部、左臂和左腿瘫痪；构音障碍；左侧视野缺损；左侧手臂无法检查。除了 INR 1.7，患者的实验室检查未见明显异常。完善急诊 CT 平扫，结果如图 15–14 所示。

头部 CT 符合多种新旧变化（图 15–14）。我们最应该关注的是右基底神经节（绿圆）的变化。很难区分右脑这些低密度灶的时间，特别是考虑到他的微血管改变（橙箭）和左半球的其他低密度（红圆）。如果我们认为患者右半球的变化是急性的，那么他的 ASPECTS 将评为 8 分。

虽然在患者头部 CT 上发现了一些异常，但初始的影像并不能完全解释他的临床症状。考虑到视野的变化和缺失，患者的检查结果更符合较大的皮质损伤。患者的初始影像和神经学发现之间的差异有几个可能的原因。根据规则 B 部分，需要立即确定的 2 种情况是：患者可能遭受了在 CT 上不明显的缺血性脑卒中，或者他的脑组织处于缺血状态，但尚未完全梗死。他在 tPA 窗口期外，也不符合血管内治疗的正式标准。基于灌注影像，许多血管内治疗中心认为大血管闭塞和潜在可逆性缺血的患者作为血栓切除术候选者具有更长的时间窗口。考虑到患者的高 ASPECTS 和高 NIHSS，对他进行了头颈部 CTA 及脑部 CT 灌注检查（图 15–15 和图 15–16）。

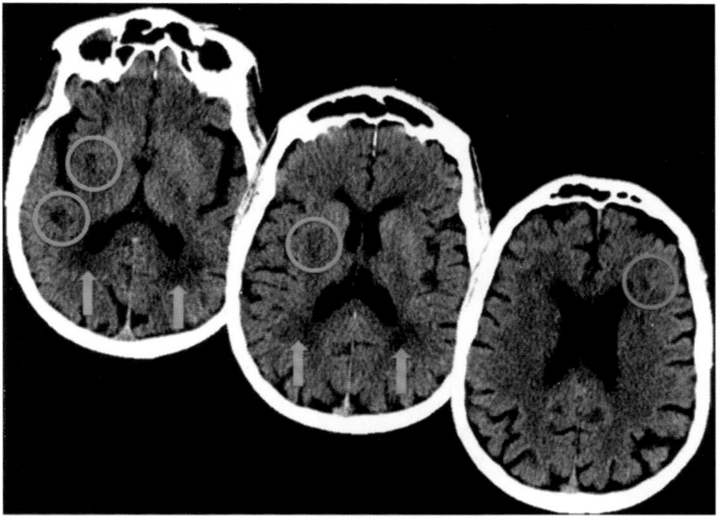

▲ **图 15-14　病例 7 头部 CT 平扫轴位图像**

橙箭表示侧脑室周围的低密度在枕角区域更为突出。绿圆表示右侧基底神经节及其周围的低密度，时间未知。红圆表示左侧额叶低密度，时间同样未知

CTA（图 15-15）表示右侧 MCA 闭塞（橙箭）。左侧重建的 CT 灌注图像（图 15-16）提示可能存在明显的半暗带（绿色区域，与缺血并引起症状但尚未梗死的组织一致）。相比之下，右半球的核心梗死区（红色区域，与梗死且无法挽救的组织一致）要小得多。灌注图像（右图，从左上角顺时针开始）表示脑血容量（单位 ml/100g）、脑血流量［单位 ml/（100g · min）］、达峰时间（TTP，单位 s）、平均通过时间（MTT，单位 s）。这些图像显示 MTT 和 TTP 延长、CBF（黄箭）及 CBV（红箭）降低，代表了核心梗死。图像上还显示了半暗带，TTP 和 MTT 延长、CBF 降低（绿箭）、CBV 稳定（蓝箭）。这一发现表明，核心梗死较小，但半暗带相对较大，该患者的大部分急性症状来自于可挽救的大面积组织。这可能表明通过血栓切除术实现再

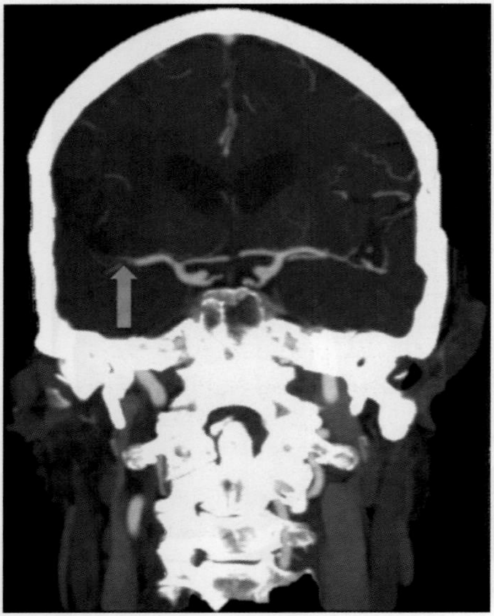

◀ **图 15-15　头部 CTA 冠状位图像**

橙箭表示左侧 MCA 近端血流消失。根据患者表现，这可能代表急性血栓阻塞血液流动

灌注可以重建仍然存活的神经元组织的脑血流。

针对这一特殊患者群体的研究仍处于起步阶段，但确实表明梗死的增长是可变的，使得一些患者在 6h 后仍有存活组织。灌注成像（无论是 CT 还是 MRI），可能有助于识别这些患者[29-31]。当患者有大血管闭塞和严重的临床症状且发作时间未知时，CT 灌注成像常可用于协助做出血栓切除术的临床决策。

8. 病例分析 8

患者男性，64 岁，白人，伴有肥胖、高血压、血脂异常、2 型糖尿病和丙型肝炎，出现急性头晕和呕吐。患者家人注意到他右侧肢体不能活动，后来有所减轻。上述事件发生后 90min，患者通过 EMS 被送至急诊室。

到达急诊室时生命体征为体温 37.5℃，心率 110 次/min，血压 135/92mmHg，呼吸频率 30 次/min，脉搏血氧饱和度 85%（非重复吸入式面罩）。体格检查

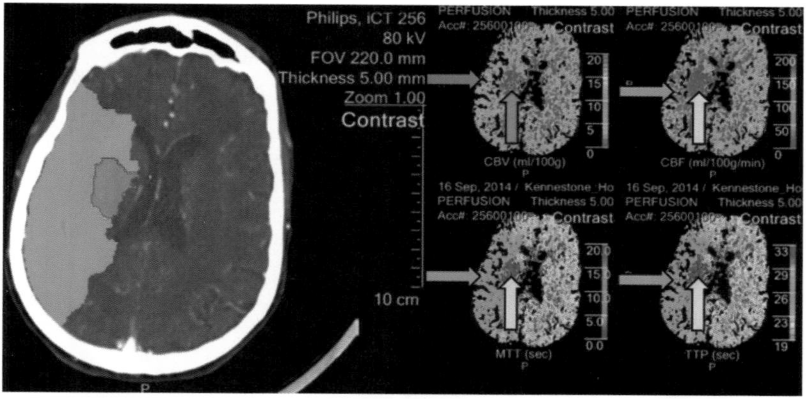

▲ 图 15-16　头部 CT 灌注图像

右侧图像是对左侧图像进行的计算机重建。绿色区域表示可挽救的组织或半暗带，红色区域表示已经梗死的区域，代表核心梗死。右侧图像从左上角顺时针开始：脑血容量（cerebral blood volume，CBV）、脑血流量（cerebral blood flow，CBF）、达峰时间（time to peak，TTP）、平均通过时间（mean transit time，MTT）。核心梗死表现为 TTP、MTT 延长、CBF 降低（黄箭）和 CBV 降低（红箭）。半暗带表现为 TTP、MTT 延长，CBF 降低（绿箭），CBV 稳定（蓝箭）

显示，男性、肥胖、口腔周围有深色呕吐物、呼吸窘迫、双侧呼吸音粗及 GCS 7 分（E1V1M5）。最初，患者可以快速定位左侧，右侧上肢回缩，仅对疼痛刺激有反应，且不能听从命令指示或回答问题。NIHSS 17 分。对患者进行紧急气管插管，同时放置鼻胃管减压，胃内容物呈咖啡色。即时实验室检查显示血红蛋白值为 100g/dl，INR 1.8，但没有之前的血液学指标进行比较。急诊头部 CT 扫描如图 15-17。

患者最初的表现符合脑功能障碍的全身性表现。回顾他的头部 CT，很明显，患者的体格检查与 CT 不一致。他的左侧额叶（绿圆）可能有一些微小的变化，但当回顾整个 CT 时，它只是在一个层面上，这就不太可能解释他的神经症状。

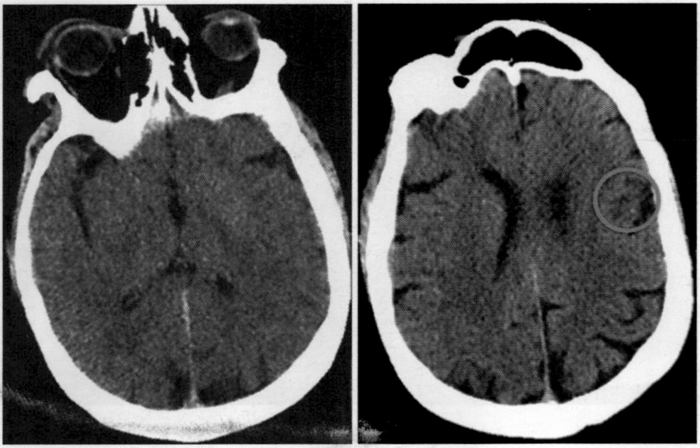

▲ 图 15-17 病例 8 头部 CT 平扫轴位图像

绿圆表示左侧额叶小块低密度区。关于低密度的病因有几种可能性，但均不能解释该患者的表现

根据患者的既往病史、最初的头晕和呕吐，以及目前意识水平低下，仍提示可能是累及基底动脉的脑缺血，可能是血栓切除术的候选对象。根据他的表现和不显著的头部 CT，规则 B 部分建议考虑溶栓，并寻找大血管闭塞。考虑到咖啡样呕吐物和 INR 升高，患者不适合静脉注射 tPA。头颈部 CTA 检查并未发现大血管闭塞或血流受限。这并不能保证患者没有缺血性脑卒中，但他不是需要紧急干预的对象。进一步检查发现患者有高氨血症且尿素氮升高，提示是基于上消化道出血的肝性脑病。

三、结论

急性神经损伤患者高度依赖于快速、准确的诊断，医学影像对其诊断具有重要意义。无论最初采用何种影像学检查手段（MRI 或 CT），最重要的是患者的影像学检查结果是否能解释其症状和体征。如果两者不一致，则应进行进一步的影像学检查，以确定可能需要紧急干预的病因。